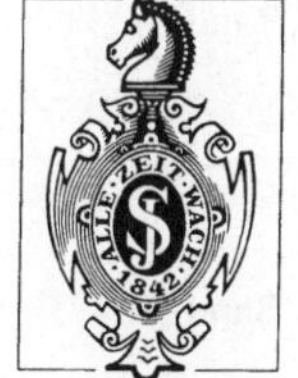

Schriftenreihe Neurologie 32

Band 23 **Schnüffelsucht und Schnüfflerneuropathie**
Von H. Altenkirch

Band 24 **Chronomorphologie der zerebralen Durchblutungsstörungen**
Von R. Schröder

Band 25 **Comparative Neuropathology of Chronic Experimental Allergic Encephalomyelitis and Multiple Sclerosis**
By H. Lassmann

Band 26 **Visuelle Halluzinationen im hemianopen Feld bei homonymer Hemianopsie**
Von H. W. Kölmel

Band 27 **Die Strahlenmyelopathie. Klinische Analyse des Krankheitsbildes**
Von P. Berlit

Band 28 **Nebenwirkungen von Antiepileptika bei Langzeitmedikation**
Eine klinisch-statistische Studie
Von K.-H. Krause

Band 29 **Sakkadische Augenbewegungen in der neurologischen und ophthalmologischen Diagnostik**
Von O. Meienberg

Band 30 **Lokale IgG-Produktion im Liquor bei multipler Sklerose**
Von H. Schipper

Band 31 **Verlaufsformen der experimentell-allergischen Neuritis**
Elektrophysiologische Untersuchungen und Behandlung durch Plasmaseparation
Von H. Wiethölter

Band 32 **Immunsuppressive Therapie der multiplen Sklerose mit Cyclosporin A und Azathioprin**
Von L. Kappos

Ludwig Kappos

Immunsuppressive Therapie der multiplen Sklerose mit Cyclosporin A und Azathioprin

Langzeiteffekte, Risiken, kernspintomographische und immunologische Befunde

Mit 20 Abbildungen

Springer-Verlag Berlin Heidelberg New York
London Paris Tokyo Hong Kong

Priv.-Doz. Dr. med. Ludwig Kappos

Leiter der Neurologischen Universitätspoliklinik
Kantonsspital Basel
Petersgraben 4

CH-4031 Basel

ISBN-13: 978-3-642-74877-6 e-ISBN-13: 978-3-642-74876-9
DOI: 10.1007/978-3-642-74876-9

Softcover reprint of the hardcover 1st edition 1990

2125/3130 (3011)-543210 – Gedruckt auf säurefreiem Papier

"Unkenntnis der Ätiologie, Fehlen von der menschlichen Erkrankung vergleichbaren tierexperimentellen Befunden und nicht zuletzt der individuelle, oft wechselnde und immer unvorhersehbare Verlauf der Erkrankung sind u.a. als Ursachen für unsere therapeutische Unsicherheit und Hilflosigkeit zu nennen. Die häufigen Spontanremissionen (nach großen Statistiken kommen solche bei 50 bis 30 % der Kranken vor) haben zur "Entdekkung" zahlreicher Behandlungsmethoden geführt, deren günstige Erfolge aber bisher in keinem Fall kritischen Nachprüfungen standhielten."

(Mertens 1955)

Inhaltsverzeichnis

1 Einführung

1.1 Übersicht zu Thematik und Gliederung

Die Forschung auf dem Gebiet der multiplen Sklerose dient drei zentralen Zielen: der Aufklärung der Pathogenese dieser nach wie vor rätselhaften Erkrankung, der Entwicklung spezifischer diagnostischer Tests und schließlich, für den Patienten von unmittelbarer Bedeutung, der Erprobung neuer therapeutischer Strategien. Diesem letzteren Ziel ist auch die vorliegende Abhandlung gewidmet.

Es besteht heute kaum ein Zweifel darüber, daß pathologische, autoaggressive Reaktionen des Immunsystems entscheidend an der Entstehung und am Verlauf der multiplen Sklerose beteiligt sind. Die Würzburger Neurologische Klinik war Ende der 60er Jahre die erste in Deutschland, in der durch die Gabe von Immunsuppressiva, vorwiegend Azathioprin, versucht wurde, diese autoaggressiven Reaktionen einzudämmen. Insofern bestehen gute Voraussetzungen, um einerseits die Langzeitwirkung, andererseits - nicht minder wichtig - die Risiken dieser Therapie bei multipler Sklerose zu untersuchen. Um die Langzeiteffekte von Azathioprin auf den Verlauf der MS einzuschätzen, wurden hinsichtlich der wesentlichen Kriterien gut vergleichbare Paare von Patienten mit und ohne Azathioprin-Therapie nach einem Zeitraum von mindestens zehn Jahren nachuntersucht (s. Abschnitte 2.1 und 3.1).

Im zweiten Teil, der sich mit den Langzeitrisiken der Azathioprin-Therapie befaßt (Abschnitte 2.2 und 3.2), werden die Ergebnisse einer nahezu vollständigen Katamnese aller Patienten mit MS dargestellt, bei denen vor 1974 in der Neurologischen Universitätsklinik Würzburg eine Azathioprin-Therapie begonnen wurde. Die gefundene Mortalität sowie Malignominzidenz wird mit den Daten der Normalbevölkerung und den Angaben aus der Literatur verglichen.

Die bisherige immunsuppressive Therapie war relativ ungezielt, zytostatisch, und führte zwar zu einer Unterdrückung pathogener Immunmechanismen, daneben aber auch zu Störungen anderer sich häufig teilender Zellen. Als Prototyp einer neuen Generation nicht zytostatischer, sondern gezielt und reversibel immunsuppressiv wirkender Substanzen stand seit Anfang der 80er Jahre Cyclosporin A zur Verfügung. Durch seine spezifische Wirkung ist eine bedeutende Verbesserung der Ergebnisse bei Organtransplantationen erzielt worden. Der dritte Abschnitt dieser Arbeit befaßt sich mit der weltweit ersten kontrollierten Vergleichsstudie zur Wirkung von Cyclosporin bei multipler Sklerose (s. Abschnitte 2.3 und 3.3).

Die Entwicklung neuer, gezielter auf den zugrundeliegenden immunpathologischen Prozeß einwirkender Therapiemaßnahmen erfordert auch eine möglichst exakte Beurteilung des Krankheitsverlaufes selbst und der begleitenden immunologischen Phänomene. In Ergänzung der zur klinischen

Beurteilung herangezogenen, teils altbewährten, teils neuentwickelten Instrumente zur Quantifizierung des neurologischen Befundes und zur Selbstbeurteilung der Patienten, wurde erstmals systematisch die magnetische Resonanztomographie eingesetzt (s. Abschnitte 2.3.6.7 und 3.3.9). Um auch, möglichst exakt, auftretende immunologische Veränderungen zu erfassen, wurden während dieser prospektiven Therapiestudie sowohl die Verteilung der mittels monoklonaler Antikörper phänotypisch charakterisierten Lymphozytensubpopulationen bestimmt, als auch funktionelle Parameter in Kulturexperimenten erfaßt und mit der Art der Therapie und dem klinischen Verlauf korreliert (s. Abschnitte 2.3.6.8 und 3.3.10).

1.2 Multiple Sklerose

1.2.1 Definition, Häufigkeit, Historisches, pathologische Anatomie

Die multiple Sklerose ist eine entzündliche demyelinisierende Erkrankung des zentralen Nervensystems. Sie ist einerseits durch das typische histologische Bild mit verschiedene Teile des ZNS betreffender Demyelinisierung, relativer Aussparung der Axone und sekundärer Gliose definiert, andererseits durch eine typische klinische Konstellation mit Symptomen, die auf mehrere, örtlich voneinander abgesetzte Bereiche des ZNS hinweisen. Sie verläuft entweder in Schüben mit mehr oder weniger vollständigen Remissionen oder, bei weniger als einem Drittel der Patienten, chronisch-progredient.

Häufigkeit: Die Prävalenz wird für die Bundesrepublik Deutschland zwischen 68 und 89 pro 100.000 angegeben, die jährliche Inzidenz mit 2,03 bis 2,41 pro 100.000 (Bauer 1987). Das Verhältnis von Frauen zu Männern beträgt etwa 1,8:1.

Historisches: Die älteste dokumentierte Kasuistik betrifft die Heilige Lidwina van Schiedam (Holland), die von 1380 bis 1433 lebte und schon im 15. Lebensjahr erkrankte (Medaer 1979). Die klinische Symptomatik mit zeitlich abgesetzten Ereignissen und teilweisen Remissionen, Schwäche beider Beine und später des rechten Armes, Fazialisparese, Visusminderung beider Augen, Sensibilitäts- und Schluckstörungen wäre durchaus mit den heutigen klinischen Diagnosekriterien vereinbar. Eine pathologisch-anatomische Untersuchung ihrer Gebeine 1957 an der Universität von Leyden bestätigte das Vorliegen einer langjährigen Paraparese und mit Wahrscheinlichkeit einer Lähmung des rechten Armes.

Jan Cruveilhier (1829) veröffentlichte in seiner pathologischen Anatomie des menschlichen Körpers als erster sowohl eine klinische als auch eine makroskopisch pathologisch-anatomische Beschreibung des Krankheitsbildes. Kurz danach fand Carswell (1838) mit seiner Beschreibung französischer Patienten, die er während seiner Studienjahre in Paris gesehen hatte,

Eingang in die englischsprachige Literatur. Romberg (1840) beschreibt in seinem "Lehrbuch der Nervenkrankheiten des Menschen" eine junge Patientin mit Hemiplegie, zunächst auf einer, dann auf der Gegenseite, die bei der Autopsie "gelbe Erweichungsherde" um die Seitenventrikel hatte. Frerichs (1849) in Göttingen hat eine Reihe von "Fällen von Hirnsklerose" publiziert. Charcot (1868) ist jedoch derjenige, dem wir die erste eindeutige Beschreibung des klinischen Bildes der multiplen Sklerose und die erste Korrelation der klinischen Symptomatik mit den pathologischen Veränderungen verdanken. Durch ihn wurde die Erkrankung allgemein bekannt und ihr der Name "Sclérose en plaques" verliehen.

Pathologische Anatomie: Die für die MS charakteristische Läsion ist eine multifokale Demyelinisierung (oder auch "Plaquebildung") im ZNS. Es wird zwischen akuten oder "aktiven", chronisch aktiven und chronisch inaktiven Plaques unterschieden (Weller 1985). Demyelinisierungsareale können sich im gesamten Gehirn und Rückenmark finden, allerdings mit einer deutlichen Häufung in der Umgebung der Liquorräume (Adams u. Kubik 1952). Trotz der zufällig erscheinenden Verteilung gelten die periventrikuläre weiße Substanz, die graue Substanz in der Umgebung des Aquaeductus cerebri, der Boden des IV. Ventrikels, periphere zerebrale Gyri, das Corpus callosum, der Sehnerv und die Sehbahn als Prädilektionsstellen. Im Rückenmark finden sich Plaques meist in den lateralen Arealen und Hintersträngen, im Halsmark mehr als doppelt so oft als in den übrigen Bereichen (Oppenheimer 1978). Während die einzelnen Plaques selten größer als 1,5 cm im Durchmesser sind, können sie konfluieren und größere Demyelinisierungsflächen bilden, die um Venolen angeordnet erscheinen.

Makroskopisch erscheinen *aktive Plaques* weißlich-gelb, glänzend und leicht erhaben, ältere sind mehr gräulich, eingefallen, von härterer Konsistenz (Lumsden 1970; Charcot 1868). Lichtmikroskopisch finden sich perivaskuläre Infiltrate ("Cuffs") von Lymphozyten, Plasmazellen und Monozyten sowie Makrophagen. Vor allem Lymphozyten bilden einen diffusen entzündlichen Randsaum um den ganzen Plaque (chronisch aktiv) oder durchsetzen ihn vollständig (aktiv), sind hier aber nicht mit konventionellen Färbungen von proliferierten Oligodendrozyten zu unterscheiden (Peters 1958). Mit Hilfe monoklonaler Antikörper konnte gezeigt werden, daß die überwiegende Mehrheit der Lymphozyten in aktiven MS-Plaques T-Lymphozyten sind (Traugott et al. 1983), wobei Zellen mit dem T-Helfer-Phänotyp an den Rändern der aktiven Plaques und der umgebenden weißen Substanz zu überwiegen scheinen. Plasmazellen befinden sich in den perivaskulären "Cuffs" und vorwiegend an den Rändern der Plaques, während Makrophagen mit charakteristischer vakuoliger Struktur in Bereichen zu finden sind, in denen die Demyelinisierung in vollem Gange ist. Elektronenoptisch lassen sich Myelinbestandteile in den Makrophagen nachweisen. Die entzündlichen Veränderungen werden von einer Astrozytenproliferation begleitet, die nach Abklingen der Entzündung als Gliose zu der namensgebenden Änderung der Gewebsbeschaffenheit, zur "Sklerose" führt. Aktive MS-Plaques zeigen ein Ödem, das vor allem um die postkapillären Venolen herum und zwischen den demyelinisierten Fasern nachzuweisen ist. In der Elektronenmikroskopie ist eine Schwellung der perivaskulären Astrozytenfortsätze, aber auch eine Erweiterung der extrazellulären Räume zu sehen (Powell u. Lampert 1983).

In *älteren Plaques* ist im Gegensatz dazu kein Ödem mehr sichtbar. Sie sind scharf gegenüber dem normal myelinisierten Gewebe demarkiert. Innerhalb der Plaques finden sich entmyelinisierte Axone, vermehrt Astrozytenfortsätze und ein auffälliger Mangel an Oligodendroglia. An den Rändern solcher Plaques sind Axone mit dünnen Myelinscheiden zu erkennen (Pèrier u. Grègoire - 1965). Solche, auch "Markschattenherde" (Schlesinger 1909) genannte, Bereiche finden sich nach neueren Erkenntnissen ebenso - als deutliche Hinweise auf stattfindende Remyelinisierung - in "aktiven" MS-Herden (Prineas 1985).

Obwohl auch eine Schwellung oder Degeneration von Axonen beobachtet werden kann, werden diese Strukturen typischerweise von der Entzündung ausgespart. Ihre Schädigung scheint mehr ein Nebenprodukt des demyelinisierenden Prozesses zu sein, evtl. durch lokales Ödem oder toxische Produkte bedingt (Batchelor 1985). Bei chronischer Entmarkung ist sie als Folge der nicht mehr vorhandenen Markscheiden-Axon-Interaktion anzusehen.

1.2.2 Derzeitiges Verständnis der Pathogenese und Ätiologie.

Das pathologisch-anatomische Bild der MS-Läsion, insbesondere nach der in den letzten Jahren möglichen näheren immunhistochemischen und -zytologischen Charakterisierung der zellulären Infiltrate (s. oben), gilt als das Hauptargument für eine zentrale Rolle des körpereigenen Immunsystems in der Pathogenese der MS. Tabelle 1.1 zeigt weitere Befunde, die diese Annahme stützen.

In den letzten Jahren wurden unter Ausnutzung moderner Technologien aus verschiedenen Bereichen Bausteine für das Verständnis der Ätiopathogenese zusammengetragen, ohne daß sich jedoch das Gesamtbild schon klar erkennen ließe. Eine ganze Reihe von Übersichtsartikeln der letzten Jahre ist der Ordnung dieser Vielzahl von Einzelbefunden gewidmet (Batchelor 1985; McDonald 1986; McFarlin u. McFarland 1982; Lisak 1986; Oger et al. 1983; Reder u. Arnason 1985; Silberberg 1986; Wekerle u. Fierz 1985).

Nachfolgend soll eine gewichtete Zusammenfassung erfolgen, die keinen Anspruch auf Vollständigkeit erhebt. Hierzu sollen Ergebnisse aus 1. Epidemiologie, 2. Genetik, 3. Virologie und 4. den EAE-Untersuchungen zusammengefaßt werden.

Tabelle 1.1. Wichtige Befunde, die für eine Immunpathogenese der MS sprechen

---

1. Histologisches Bild der Läsionen

1.1 Vermehrtes Vorkommen aktivierter T-Lymphozyten in aktiven MS-Plaques (1)

1.2 Nachweis von oligoklonalem IgG in den Plaques mit großer Ähnlichkeit zu Liquor-IgG (2)

2. Liquorbefunde, die eine autochthone Immunantwort im ZNS belegen

2.1 Erhöhter IgG-Index (weniger regelmäßig - IgA, - IgM) (3)

2.2 Nachweis von oligoklonalen IgG-Banden (4)

2.3 Erhöhter Anteil freier leichter Immunglobulinketten (5)

2.4 Erhöhte Titer antiviraler Antikörper (am häufigsten gegen Masern, aber auch gegen eine Reihe anderer Viren (6))

2.5 Nachweis aktivierter Lymphozyten (7)

3. Hinweise auf eine systemische Immunregulationsstörung

3.1 Änderungen des quantitativen Verhältnisses von phänotypisch charakterisierten Lymphozytensubpopulationen im Blut in Abhängigkeit von der Krankheitsaktivität:

3.1.1 Relative Verminderung von "Suppressor" (CD8+) T-Zellen in aktiven Phasen der Erkrankung (8)

3.1.2 Verminderung von "Suppressor-Inducer" (CD4+ 2H4+) T-Zellen in Phasen der Krankheitsaktivität (9)

3.1.3 Vermehrtes Vorkommen aktivierter (Ta1+) T-Lymphozyten in aktiven Phasen der Erkrankung (10)

3.2 Veränderte Reaktion immunkompetenter Zellen von MS-Patienten in funktionellen Tests

3.2.1 Verminderte "T-Suppressor-Funktion" in Phasen der Krankheitsaktivität (11)

3.2.2 Erhöhte In-vitro-IgG-Sekretion (12)

3.2.3 Verlängerte Expression von IL2-Rezeptoren und stärkere Reaktion auf IL2 bei T-Lymphozyten von MS-Patienten (13)

3.2.4 Verminderte Interferon-Produktion (?) (14)

3.2.5 Verminderte Natural-Killer-Aktivität (?) (15)

3.2.6 Erhöhte Prostaglandin-Produktion durch Makrophagen und Monozyten (16)

3.2.7 Verminderte Suppression der gegen Viren gerichteten Immunantwort (17)

3.3 Nachweis von Immunkomplexen in Serum und Liquor (18)

4. Häufigkeit bestimmter HLA-Antigene bei MS-Patienten (A3,B7,DR2,DQw1,Dw2) (19)

5. Ähnlichkeiten mit der experimentellen Autoimmun-Enzephalomyelitis (EAE) (20)

Literaturangaben zu Tabelle 1.1

(1) Boos et al. (1983); Brinkman et al. (1982); Hauser et al. (1986); Nyland et al.(1982 a,b); Traugott et al. (1983, 1985); Woodroofe et al. (1986)

(2) Ebers (1984); Walsh u. Tourtellotte (1986)

(3) Kabat et al. (1942); Keir et al. (1982); Lowenthal et al. (1960); Tourtellotte u. Ma (1978); Tourtellotte et al. (1984)

(4) Delmotte (1971); Delmotte et al. (1977); Lowenthal (1964)
(5) Link and Zettervall (1970); Rudick et al. (1986)
(6) Felgenhauer et al. (1985); Norrby (1978)
(7) Hafler et al. (1985); Levinson et al. (1983); Noronha et al. (1985); Weber et al. (1987)
(8) Bach (1985); Hauser et al. (1982); Kastrukoff and Paty (1984); Reinherz et al. (1980)
(9) Morimoto et al. (1987); Rose et al. (1985, 1987)
(10) Hafler et al. (1985)
(11) Antel et al. (1986); Gonzalez et al. (1979)
(12) Antel et al. (1984); Goust et al. (1982); Hauser et al. (1986); Kelley et al. (1981); Levitt et al. (1980); Rastogi et al. (1983)
(13) De Freitas et al. (1986); Selmay et al. (1986)
(14) Hirsch et al. (1985); Neighbour (1984); Vervliet et al. (1985)
(15) Neighbour (1984); Rauch et al. (1985)
(16) Dore-Duffy et al. (1985)
(17) Craig et al. (1983)
(18) Salmi et al. (1982); Unger et al. (1985)
(19) Compston (1986); Dejaegher et al. (1983); Delank u. Lambert (1982); Ebers (1983); Ebers et al. (1982); Francis et al. (1987); Ho et al. (1982); Meyer-Rienecker et al. (1982); Stewart u. Kirk (1983)
(20) s. Abschnitt 1.2.2.2

1.2.2.1 Epidemiologische Befunde

Nur kurz gestreift seien hier wesentliche methodische Probleme epidemiologischer Studien bei der MS (Gonzalez-Scarano et al. 1986).

- Schwierigkeiten bei der Fallfindung (unterschiedliche Diagnosekriterien, Abhängigkeit von der Güte der medizinischen Versorgung, wechselndes Manifestationsalter etc.),
- relative Seltenheit und damit Bedarf an großen Kollektiven,
- Prävalenz abhängig von Überlebenszeit, diese wiederum von der medizinischen Versorgung.

Untersuchungen seit Beginn dieses Jahrhunderts (Bramwell 1903; Davenport 1922) haben insgesamt gesehen eine ungleichmäßige geographische Verteilung der MS-Prävalenz, -Inzidenz und -Mortalität (Kurtzke u. Lux 1985; Resch 1982) belegen können. Mit zunehmendem Abstand vom Äquator in nördlicher Richtung (weniger gut belegt auch in südlicher) steigt die Prävalenz von unter 10/100000 auf Werte zwischen 40 und über 100/100000 (Kurtzke 1983; Ritter u. Poser 1982). Migrationsstudien (Gonzalez-Scarano et al. 1986; McDonald 1984) weisen darauf hin, daß der Umzug aus Gebieten mit niedriger in Gebiete mit hoher Prävalenz eine Erhöhung des Erkrankungsrisikos ergibt und umgekehrt. Betrachtet man zusätzlich auch das Alter beim Umzug, scheint es, daß Emigranten überwiegend das Risiko des

Landes beibehalten, in dem sie bis zum 15. Lebensjahr gelebt hatten (Alter et al. 1978; Dean u. Kurtzke 1971; Detels et al. 1978).

Leider sind oft die untersuchten Kollektive für eine Aufgliederung in Altersgruppen nicht groß genug, auch fehlen häufig zuverlässige Prävalenzdaten für die Ursprungs- und Immigrationsländer. Insofern sind die Aussagen über das kritische Emigrationsalter zu relativieren (Gonzalez-Scarano 1986). Bei der Interpretation der unterschiedlichen Häufigkeitsverteilung von MS-Erkrankungen wurde primär an klimatische Einflüsse (Norman et al. 1983) und (evtl. davon abhängig) an ein derselben geographischen Verteilung folgendes infektiöses Agens gedacht (Poser et al. 1981). Zusätzlich gestützt wurde die Annahme einer infektiösen Genese durch die Beobachtung sogenannter "Epidemien" auf Inseln des nördlichen Atlantischen Ozeans (insbesondere auf den Faroern) mit einer Latenz von 2 - 20 Jahren zur Besetzung durch englische Truppen im 2. Weltkrieg (Gonzalez-Scarano et al. 1986; Kurtzke u. Hyllested 1986). Diese "Epidemien" werden inzwischen angezweifelt (Poser et al. 1988; Lauter u. Firnhaber 1988).

Andere Autoren sehen die geographischen Unterschiede mehr als Folge unterschiedlicher genetischer Zusammensetzung der einzelnen Populationen (Ebers et al. 1986; McDonald 1984, 1986; Raymond 1986), wofür z. B. das geringe Vorkommen der MS bei Angehörigen der gelben Rasse sowohl in ihren Ursprungsländern als auch in verschiedenen Gebieten der USA spricht (Detels et al. 1972, 1977; Kuroiwa et al. 1983).

Zusammenfassend sprechen die epidemiologischen Ergebnisse für einen Einfluß von Umgebungsfaktoren auf die Manifestation der Erkrankung, ohne jedoch diese näher einkreisen zu können. Ohne eine exaktere Spezifizierung von Hypothesen seitens der Grundlagenforschung, sind weiterführende Beiträge aus der Epidemiologie z. Zt. eher unwahrscheinlich.

1.2.2.2 Genetische Studien (Baraitser 1982; Compston 1986; Ebers 1983)

Neben der oben bereits erwähnten verminderten Empfänglichkeit einzelner Rassen für die MS (McDonald 1986), sprechen auch Familien- (Haile et al. 1983; Sadovnik u. Macleod 1981; Spielman u. Nathanson 1982) und insbesondere Zwillingsuntersuchungen (Ebers et al. 1986; McFarland et al. 1983) für die Bedeutung genetischer Faktoren. So ist das Risiko für Verwandte ersten Grades eines MS-Kranken, ebenfalls an MS zu erkranken, etwa 10-15mal höher als in der Normalbevölkerung. Aufgrund der niedrigen Gesamtinzidenz hat diese Risikoerhöhung auf etwa 0,5 - 1,5 % keine Konsequenzen für die genetische Beratung. Der Anteil hinsichtlich der MS konkordanter eineiiger Zwillinge beträgt 25 - 30 %, während bei zweieiigen Zwillingen eine Konkordanzrate von 2 - 10 % angegeben wird. Die am wenigsten durch Selektionseffekte verfälschte, große kanadische Zwillingsstudie (Ebers et al. 1986) ergab eine Konkordanzrate von 2,3 % für dizygote Zwillinge, was der angegebenen Rate bei Geschwistern (1 - 2 %) sehr nahekommt. Erste Ergebnisse aus der Anwendung der magnetischen Resonanztomographie zur Erkennung subklinischer MS-Erkrankungen weisen darauf hin, daß bei Berücksichtigung auch dieser Untersuchungsmethode die Konkordanzrate für homozygote Zwillingspaare auf über 35 % ansteigen könnte (Ebers et al. 1986; McFarland et al. 1985).

In zahlreichen Studien wurde nach gehäuftem Vorkommen bestimmter genetischer Merkmale bei MS-Patienten gefahndet (Compston 1986; Ebers 1983; Stewart u. Kirk 1983). Es konnte nachgewiesen werden, daß eine Verknüpfung zwischen MS und einem Teil des 6. Chromosoms, speziell der HLA-Region, besteht, welche bekanntlich eine wichtige Rolle bei der genetischen Kontrolle der Immunantwort spielt. Bei Nordeuropäern mit MS lassen sich gehäuft die HLA-Antigene A3, B7, DR2, Dw2, DR3 und DQw1 nachweisen (Dejaegher et al. 1983; Delank u. Lambert 1982; Engell et al. 1982; Francis et al. 1986, 1987; Ho et al. 1982; Meyer-Rienecker et al. 1982; Weitkamp 1983). Diese Assoziationen finden sich aber nicht bei Untersuchungen von MS-Familien und Zwillingspaaren (Compston 1986; Ebers et al. 1982). In unterschiedlichen ethnischen Gruppen finden sich auch unterschiedliche HLA-Antigen-Assoziationen (Brautbar et al. 1977; McDonald 1986, 1984; Naito et al. 1982). Offenbar ist das Vorkommen dieser Antigene weder notwendig noch ausreichend für die Erkrankung an MS, obwohl sie eine gewisse Bedeutung zu haben scheinen. Sie könnten in ihrer jeweiligen Population Marker für ein gemeinsames, bisher unentdecktes Suszeptibilitätsgen sein. Wahrscheinlicher ist es aber, daß mehr als ein genetischer Faktor existiert. So wurden Assoziationen mit anderen HLA-Loci, nämlich Bf und C4 (Bertrams 1982; Compston 1986; Schröder et al. 1983; Stewart et al. 1979; Stewart u. Kirk 1983), beschrieben sowie mit einem Bereich des 14. Chromosoms, der für die Codierung von schweren Immunglobulinketten zuständig ist (McDonald 1986; Pandey et al. 1981). Zusammenfassend belegen diese Studien einen starken genetischen Einfluß auf die Empfänglichkeit für die Erkrankung. Dabei müßte jedoch eine genetische Heterogenität angenommen werden und die Mitbeteiligung anderer bisher noch nicht ausreichend untersuchter Gene im Sinne einer polygenen Vererbung. Von der Anwendung neuer molekularbiologischer Methoden zur DNA-Analyse sind in der nächsten Zeit weitere Aufschlüsse zu erwarten.

1.2.2.3 Virologische Befunde

Viren haben schon seit langem eine bedeutende Rolle in den Überlegungen zur Ätiopathogenese der MS gespielt. Dies zum einen wegen der bereits gestreiften epidemiologischen Hinweise auf ein infektiöses Agens, zum anderen, weil es nachgewiesene viral bedingte, mit Demyelinisierung einhergehende Erkrankungen des ZNS gibt, einerseits im Tierreich - so z.B. die Visna-Erkrankung von Schafen (Sigurdsson et al. 1957) oder die Theilersche Enzephalomyelitis bei Mäusen (Dal Canto u. Lipton 1979; Olitsky 1939) -, andererseits auch bei Menschen, so die progressive multifokale Leukenzephalopathie durch JC- und SV40 PML-Virus (Johnson et al. 1977; ter Meulen u. Hall 1978; ter Meulen et al. 1983). Mit der Anwendung neuentwickelter Verfahren zur Virusisolierung sowie der Elektronenmikroskopie wurden verschiedene Viren und virusähnliche Strukturen in Gehirnen von MS-Patienten beschrieben, ohne daß die Befunde später bestätigt werden konnten (Burks et al. 1980; Chevassut 1930; Gudnadöttir et al. 1964; Melnick et al. 1982; ter Meulen et al. 1972). Mit der Anwendung der Methode der In-situ-Hybridisierung, welche die Identifizierung von Virus-DNA und -RNA erlaubt, konnten Genome verschiedener Viren im ZNS von MS-Kranken nachgewiesen werden (Haase et al. 1981, 1984; Fraser et al. 1981; Murray et al. 1987). Offenbar ist die Persistenz von Viren oder ihren Bestandteilen im ZNS eine durchaus nicht ungewöhnliche Erscheinung mit allerdings noch weitgehend unbekannten pathogenetischen Implikationen. Viel Aufmerksamkeit hatten schon in den 70er Jahren die mehrfach bestätigten Befunde von erhöhten, intrathekal entstandenen Virusantikörpertitern, vor allem gegen Masernvirus, aber auch gegen Herpes simplex, Vaccinia, Varicella zoster und viele andere, eregt (Adams u. Imagawa 1962; Norrby 1978; Salmi et al. 1983; ter Meulen et al. 1983). Gerade die breite Streuung der Zielviren dieser Antikörper spricht für ein unspezifisches Phänomen, das mehr auf eine allgemeine B-Zell-Aktivierung schließen läßt.

Das Krankheitsbild der postinfektiösen Enzephalomyelitis (verursacht durch Masern-, Varicella-zoster-, Influenza-, Rubella-Viren oder als Komplikation der Pocken- und Tollwutimpfung; Johnson 1982, 1985; Miller et al. 1956; ter Meulen et al. 1983) weist auf einen Pathomechanismus hin, der zwar durch ein Virus ausgelöst wird, in seiner weiteren Entfaltung aber das Virus nicht mehr braucht (Gendelman et al. 1984; Johnson et al. 1984). Eingehende Untersuchungen der Arbeitsgruppe um ter Meulen (Massa et al. 1986; Nagishima et al. 1978, 1979; ter Meulen et al. 1984; Wege et al. 1984; Watanabe et al. 1983) mit der durch JHM- Coronaviren induzierten Enzephalomyelitis der Ratte konnten zeigen, daß Viren ein der menschlichen MS sowohl hinsichtlich des Verlaufs mit Schüben und Remissionen, als auch hinsichtlich begleitender Immunphänomene (z.B. intrathekale IgG-Sekretion mit oligoklonalen Banden, die keineswegs virusspezifisch bleiben; Dörries et al. 1987) sehr nahestehendes Krankheitsbild verursachen können, aber im Sinne einer virusinduzierten Autoimmunreaktion. Ähnlich wie in der EAE, und wie es ansatzweise auch im menschlichen Bereich nachgewiesen werden konnte, unterliegt die Ausprägung des Krankheitsbildes einer sehr strikten genetischen Kontrolle. So gilt das oben Gesagte für die Lewis-Ratte. Bei BN-Ratten fehlt die Immunreaktion gegen JHM-Virus, es kommt zur Viruspersistenz und zu einem ganz anderen histopathologischen Bild.

Zusammenfassend kristallisieren sich die in Tabelle 1.2 aufgeführten Möglichkeiten der Virusbeteiligung an der MS-Entstehung heraus.

Tabelle 1.2. Mögliche Virusbeteiligung an der MS-Entstehung

1.	Direkte Infektion
1.1	von Oligodendrozyten
1.2	des Gefäßendothels, damit Schädigung der Blut-Hirn-Schranke und Übergang myelinotoxischer Antikörper in das ZNS
2.	Indirekte Wirkung
2.1	Befall immunregulierender Zellen - Störung des immunologischen Gleichgewichts
2.2	Auslösung einer Immunreaktion gegen Myelinbestandteile wegen identischer Peptidsequenzen von Virus und Myelin (molecular mimicry)
2.3	Induktion antiidiotypischer Antikörper, die mit Virusrezeptor auf Oligodendrozyten oder mit Myelin reagieren
2.4	Freisetzung von Myelinbestandteilen nach Virusbefall und Ermöglichung einer dagegen gerichteten Immunattacke
2.5	Immunreaktion auf Virus verursacht Mitschädigung umgebender hirneigener Strukturen ("Bystander"-Effekt)

1.2.2.4 Experimentelle Autoimmunenzephalomyelitis und das Verständnis der Immunpathogenese der MS

(Übersichten bei Alvord 1970; Arnason 1983; Bernard et al. 1983; Lassmann 1983; Paterson 1976; Raine 1985; Wekerle u. Fierz 1985)

Die Entdeckung der EAE geht auf Beobachtungen von z.T. tödlichen akuten disseminierten Enzephalomyelitiden bei sonst Gesunden zurück, die Ende des letzten Jahrhunderts mit einem von Pasteur (1885) in Kaninchenhirnen hergestellten Rabies-Impfstoff immunisiert wurden. Rivers et al. (1933) beschrieben dann als erste eine (mehr chronische) EAE bei Affen, denen wiederholt normales Hirngewebe injiziert wurde. Mit der Hinzugabe von Adjuvanzien (Freund et al. 1947; Kabat et al. 1946) aus Öl und Bakterienbestandteilen konnte die Zeit bis zur Krankheitsmanifestation verkürzt und die Reproduzierbarkeit des Prozesses verbessert werden. Kies (1959) konnte nachweisen, daß basisches Myelinprotein das spezifisch für die EAE verantwortliche neurale Antigen ist (Kies et al. 1958). Durch Stoffe, welche die Histaminfreisetzung verstärken, u.a. Bordetella pertussis, konnte auch bei sonst resistenten Spezies eine EAE ausgelöst werden, möglicherweise über eine histaminabhängige Öffnung der Blut-Hirn-Schranke (Levine u. Sowinski 1973). Von Anfang an wurde die EAE als mögliches Modell für menschliche demyelinisierende Erkrankungen angesehen, insbesondere für die MS, wobei die Kontroverse, ob dieser Vergleich angebracht sei, durch neuere Erkenntnisse immer wieder angeheizt wurde (vgl. Alvord 1984). Die akute EAE entspricht vom histologischen Bild her am ehesten der akuten disseminierten Enzephalomyelitis des Menschen und wohl auch frühen Phasen der MS-Plaquesbildung, während die chronische (Stone u. Lerner 1965) und chronisch rezidivierende EAE (Wisniewski u. Keith 1977) aufgrund des Verlaufes, des histologischen Bildes und der auftretenden immunologischen Veränderungen (autochthones IgG, oligoklonale Banden) noch am besten mit der MS zu vergleichen wäre (Lassmann 1983; s. Tabelle 1.3).

Entsprechend den verschiedenen Induktionswegen unterscheidet man die *aktive*, d.h. durch Injektion von ZNS-Homogenat oder mehr oder weniger gereinigtem basischen Myelinprotein gemeinsam mit Freundschem Adjuvans ausgelöste EAE, von der sogenannten *passiven*, die durch Injektion bereits pathogener Zellen ausgelöst wird.

Die *akute, aktiv induzierte EAE* konnte bei praktisch allen Säugetieren ausgelöst werden, auch bei einzelnen Vogelarten. Es handelt sich um eine im wesentlichen durch T-Zellen vermittelte zellgebundene Immunantwort, die sich gegen definierte Epitope des basischen Myelinprotein-Moleküls (MBP) richtet; die enzephalitogenen Epitope unterscheiden sich in den einzelnen Spezies.

Den Ablauf der akuten EAE kann man in drei Hauptphasen unterteilen (s. Tabelle 1.4):

- Induktionsphase,

- eigentliche Erkrankungsphase,

- Erholungsphase.

Für die Induktion der akuten EAE ist es erforderlich, daß Antigen (MBP) den T-Zellen in den Lymphknoten präsentiert wird. Dies geschieht durch sogenannte akzessorische Zellen, die wahrscheinlich von Makrophagen abstammen. T-Zellen, die MBP, wenn es von akzessorischen Zellen gemeinsam mit Histokompatibilitätsantigenen präsentiert wird, erkennen können, werden dadurch zur Proliferation angeregt; es entwickeln sich Klone von MBP-reaktiven Zellen. Bereits 1960 konnte Paterson über die ersten Experimente mit passiv bzw. adoptiv übertragener EAE berichten: Ratten wurden aktiv mit MBP und Freundschem Adjuvans immunisiert und ihre Lymphknoten kurz vor Ausbruch der EAE entfernt; Injektion der so gewonnenen Lymphknotenzellen in gesunde, syngene Tiere, führte bei diesen zum Ausbruch einer klinisch und histologisch der normalen EAE direkt vergleichbaren Erkrankung. Dadurch und durch die Etablierung von MBP-spezifischen enzephalitogenen T-Zell-Linien (Ben-Nun et al. 1981;

Tabelle 1.3. Vergleich von menschlicher MS, akuter und chronisch remittierender EAE

	AKUTE EAE	CHR. REZIDIV. EAE	MS
ANTIGEN	MBP, Hirn-, Rückenmarkgewebe, speziesabhängige Epitope	reines MBP meist nicht ausreichend, Proteolipid ?	unbekannt
HISTOLOGIE			
perivaskuläre entzündliche Infiltrate	ja	ja	ja
Primäre Demyelinisierung	gering, selten*	ja	ja
Axonaussparung	nein*	überwiegend	überwiegend
Fokale Nekrose	ja*	nein	nein
Remyelinisierung	nein*	ja	ja
Gliose	nein	ja	ja
AUTOCHTHONES OLIGOKLONALES IgG im ZNS	ja	ja	ja
GENETISCHE KONTROLLE	ja	ja	ja
ALTERS- und GESCHLECHTS-ABHÄNGIGKEIT	ja	ja	ja
VERLAUF	monophasisch letal oder Immunität nach Ausheilung (lebenslang)	chronisch progredient oder chronisch remittierend	chronisch progredient oder chronisch remittierend

* variiert in Abhängigkeit vom Inokulat

Ben-Nun u. Cohen 1982), öffneten sich neue Möglichkeiten zur Erforschung der exakten Abläufe bei der EAE, die auch Rückschlüsse auf die menschliche MS erlauben (Wekerle et al. 1985): Während normalerweise Lymphozyten die Blut-Hirn-Schranke nicht durchbrechen können, sind aktivierte Lymphozyten in der Lage, in das ZNS überzutreten. Erkennen sie dort nicht "ihr" Antigen, treten sie wieder in den Kreislauf über. Es konnte nachgewiesen werden, daß innerhalb des ZNS Astrozyten - sofern durch Gamma-Interferon, zum Teil auch andere Lymphokine, aktiviert - die Funktion antigenpräsentierender Zellen übernehmen können und in der Lage sind, Antigen, insbesondere basisches Myelinprotein, gemeinsam mit Transplantationsantigenen der Klasse II an ihrer Zelloberfläche zu präsentieren (Fierz et al. 1985). Erkennen nun die durch das ZNS ziehenden aktivierten T-(Helfer)- Lymphozyten dieses Antigen, kommt es zur eigentlichen Immunreaktion und über die Freisetzung von weiteren Lymphokinen zur Rekrutierung von sogenannten Effektorzellen, vor allem Makrophagen (Phase II). Es kommt unter anderem zu einer weiteren Öffnung der Blut-Hirn-Schranke in diesem Bereich und zur direkten Schädigung der Oligodendrogliazellen. Die oben erwähnten T-Lymphozyten sind ganz überwiegend vom sogenannten CD4 (Helfer)-Phänotyp. Andere Zellen, vom CD8 (Suppressor)-Phänotyp, scheinen eine Rolle bei der Steuerung der Immunreaktion zu spielen und diese zu limitieren (Phase III). Tiere, die eine aktiv induzierte EAE überlebt haben, sind gegenüber neuerlicher Induktion geschützt; überträgt man ihre Zellen auf andere, gesunde Tiere, sind diese auch geschützt (Bernard 1977; Welch et al. 1980). Man nimmt an, daß dies auf die übertragenen CD8-Zellen zurückzuführen ist. Solche CD8 (Suppressor)-T-Zellen scheinen auch ohne manifeste Erkrankung induzierbar zu sein. So sind auch Tiere immun und können Immunität übertragen, die mit basischem Myelinprotein und *in*komplettem Freundschem Adjuvans injiziert wurden und deshalb *keine* manifeste EAE entwickelten (Arnason 1983).

Wenn Zellen "immuner" Tiere in vitro mit MBP oder Concanavalin A aktiviert werden, übertragen sie nicht Immunität, sondern die Erkrankung selbst (Killen u. Swanborg 1982). Es zeigt sich also, daß Ausbruch, bzw. Unterdrückung der Erkrankung von einem delikaten Gleichgewicht zwischen Helfer-, Effektor- und Suppressor-Mechanismen abhängen, das - vorläufig nur im Tierexperiment - durchaus von außen beeinflußbar ist.

Tabelle 1.4. Zusammenfassende Hypothese zur Pathogenese der multiplen Sklerose in Anlehnung an Befunde in der EAE

I. Induktionsphase

1. Eine genetische Disposition z.B. bezogen auf Immune-Response(Ir)-Gene oder/und bestimmte enzephalitogene Epitope auf T-Zellen) muß zusammenkommen mit der Aktivierung enzephalitogener T-Lymphozyten des normalen Immunrepertoires außerhalb des ZNS (denkbar im Rahmen einer allgemeinen Stimulation, z.B. bei Infektionen durch bestimmte Viren über molekulares Mimikry oder über direkte (infektiöse) Änderungen im Gleichgewicht der T-Zell-Subpopulationen etc.).

2. Nur aktivierte (nichtruhende) Lymphozyten penetrieren, unabhängig von ihrer Antigenspezifität, die noch intakte Blut-Hirn-Schranke (BHS) und erreichen so das Hirnparenchym. Von ihnen freigesetzte Mediatoren (z.B. Interferon-Gamma) stimulieren (Astro-, Mikro-)Gliazellen zur Expression von Histokompatibilitätsantigenen der Klasse II und ermöglichen so eine Präsentation von Autoantigenen. Die Zielzellzerstörung durch enzephalitogene Zellen löst Mikroläsionen aus. Diese leiten die folgende Phase ein: die

II. eigentliche Erkankungsphase, bestehend aus

1. der Entzündung mit lokaler Öffnung der Blut-Hirn-Schranke, Attraktion und Stimulierung weiterer Entzündungszellen (Granulozyten, Histiozyten, Makrophagen und B-Lymphozyten). In dieser Phase findet auch

2. die Demyelinisierung statt, deren Mechanismus noch nicht voll verstanden wird. Neben den Makrophagen spielen hier offenbar Antikörper gegen Membran/Myelin-Komponenten eine Rolle (z. B. gegen PLP oder MOG), die aufgrund der lokalen Blut-Hirn-Schrankenstörung aus der Blutbahn übertreten können und/oder lokal produziert werden.

III. Erholungs- bzw. Gegenregulationsphase

Gegenläufige Regelkreise systemischer (Suppressorzellen) und/oder lokaler Natur (Astro/Gliazellen, Suppressorfaktoren) werden aktiviert; falls diese überwiegen, kommt es zur Reparatur der Blut-Hirn-Schranke und Remyelinisierung und/oder Gliazellproliferation; falls die Gegenregulationsmechanismen unterliegen, kommt es zum Weiterschwelen des entzündlichen Prozesses, evtl. Übergreifen auf andere Areale.

Die Rolle von B-Zellen und der sogenannten humoralen Immunantwort insgesamt in der akuten EAE scheint nur sekundär zu sein; es ist gelungen akute EAE auch bei Vögeln, denen die Bursa fabricii entfernt worden war, auszulösen (Arnason 1983). B-Zellen erscheinen im ZNS etwa gleichzeitig mit den Makrophagen, also einige Tage nach den T-Zellen und sind für die autochthone Produktion von oligoklonalem IgG verantwortlich. Die Funktion dieses oligoklonalen IgG, das im Liquor bei der isoelektrischen Fokussierung in Form abgesetzter Banden erscheint, ist - ähnlich wie bei der MS - nicht geklärt. Es scheint mehr Ausdruck einer unspezifischen B-Zell-Stimulation zu sein (Oger et al. 1983; Whitacre et al. 1982). Antikörper könnten jedoch eine wichtige Rolle bei der Demyelinisierung selbst spielen. Bekanntlich findet man bei der akuten, zellinieninduzierten EAE keine eigentliche Demyelinisierung (s. Tabelle 1.3). Gibt man aber kurz nach Injektion enzephalitogener T-Zell-Linien einen monoklonalen Antikörper gegen ein Glykoprotein des ZNS-Myelins hinzu, entsteht eine ausgeprägte Demyelinisierung, die nach Antikörperapplikation allein nicht auftritt (Schlüsener et al. 1987; Linington et al. 1988). Offenbar sind aktivierte T-Lymphozyten in der Lage, in der von ihnen induzierten enzephalitischen Phase, die Blut-Hirn-Schranke auch für spezifische Antikörper zu öffnen. Erst das Zusammenwirken von zellulären und humoralen Vorgängen scheint das Vollbild der entzündlichen Demyelinisierung hervorzurufen.

So wie die EAE als Modell das Verständnis der MS-Pathogenese verbessern hilft, ist verschiedentlich auch versucht worden, Ergebnisse aus therapeutischen Experimenten mit EAE-Tieren auf die MS-Therapie zu übertragen (Arnason 1983; Davison u. Cuzner 1980). Dabei fällt auf, daß eine breite Vielfalt von Substanzen in der Lage ist, die Entstehung einer EAE zu verhindern oder deutlich abzumildern, wenn sie bereits früh in der Immunisierung gegeben werden. Hier scheinen auch eine Reihe von unspezifischen Effekten maßgebend zu sein. Eine größere Bedeutung scheinen solche Substanzen zu haben, die auch nach der Phase I der EAE-Entstehung die Symptomatik zu bessern vermögen (eigentlich therapeutischer versus präventiver Effekt).

1.2.3 Diagnose

Am weitesten verbreitet sind die diagnostischen Kriterien, die von Schumacher et al. (1965) speziell für den Gebrauch bei Therapiestudien entwickelt wurden. Sie sind in Tabelle 1.5 zusammenfassend wiedergegeben.

Pathologisch-anatomische Untersuchungen (s. 1.2.1, Peters 1958) und die Kernspintomographie (Kappos et al., unveröffentlichte Beobachtung) zeigen, daß auch die graue Substanz befallen sein kann. Es gibt eindeutig verifizierte MS-Erkrankungen vor dem 10. und nach dem 50. Lebensjahr (Kurtzke 1970; Noseworthy et al. 1983; Sheremata et al. 1981). Insofern sind die Kriterien 4 und 5 zu relativieren. Sie dienen mehr der Vereinfachung, da die differentialdiagnostische Abgrenzung von hereditären und metabolischen Störungen vor dem 10. ebenso wie von degenerativen, vaskulären Schäden nach dem 50. Lebensjahr sehr schwierig sein kann (Kappos 1985).

Die Schumacher-Kriterien stützen sich ausdrücklich nur auf Anamnese und klinisch-neurologischen Befund. Apparative Untersuchungen können die Diagnostik dadurch erleichtern, daß klinisch inapparente Herde nachgewiesen werden und damit das Kriterium des polytopen Befalls erfüllt wird. So kann z.B. bei einer klinisch rein spinalen Erkrankung der Nach-

Tabelle 1.5. Diagnosekriterien nach Schumacher et al. (1965)

1. Objektive pathologische Befunde bei der neurologischen Untersuchung, die auf eine Störung des zentralen Nervensystems zurückzuführen sind.

2. Es müssen entweder durch den neurologischen Befund oder die Anamnese eindeutige Hinweise auf die Beteiligung von zwei oder mehr voneinander räumlich getrennten Bereichen des zentralen Nervensystems bestehen.

3. Zeitlich muß die Erkrankung abgelaufen sein, entweder
   a) in zwei oder mehr Episoden von Verschlechterung, die jeweils durch eine Periode gleichbleibenden Befindens oder Besserung von einem oder mehr Monaten getrennt sind, wobei jede Episode mindestens 24 Stunden angedauert haben muß,

   b) oder langsame bzw. stufenweise Progression von Beschwerden und Symptomen über einen Zeitraum von mindestens 6 Monaten.

4. Die Symptome sollten primär auf Störungen im Bereich der weißen Substanz des zentralen Nervensystems hinweisen.

5. Manifestationsalter zwischen 10 und 50 Jahren.

6. Die Beschwerden und Symptome der Patienten sollen nach dem Urteil eines erfahrenen Neurologen nicht durch eine andere bekannte neurologische Erkrankung besser erklärbar sein.

weis einer abgelaufenen Optikusneuritis durch verzögerte Latenzen in den visuell evozierten Potentialen erfolgen, oder die Kernspintomographie kann bei einer noch monosymptomatischen Erkrankung mehrere Demyelinisierungsherde nachweisen. Eine große Bedeutung zur Einengung der Diagnose haben die Liquorbefunde gewonnen. Hierzu zählt in erster Linie die Erhöhung des autochthon produzierten Immunglobulins G im Liquor sowie der Nachweis oligoklonaler IgG-Banden in der isoelektrischen Fokussierung. Auch diese sind jedoch nicht spezifisch. Sie können bei anderen (entzündlichen) neurologischen Krankheitsbildern ebenfalls vorkommen. Aufgrund der zunehmenden Bedeutung der paraklinischen Befunde haben Poser et al. (1983) ergänzte Kriterien aufgestellt (s. Tabelle 1.6).

1.2.4 Verlauf, Prognose hinsichtlich Behinderung und Arbeitsfähigkeit

Der Spontanverlauf der multiplen Sklerose ist ausgesprochen variabel. Er kann vom zufällig im hohen Alter autoptisch festgestellten, klinisch asymptomatischen Patienten bis hin zum innerhalb einiger Wochen tödlich verlaufenden Schub variieren (Kurtzke 1970). Nur etwa 10 bis 20 % (Panelius 1969; Gudmundsson 1971; Confavreux 1980) der MS-Patienten haben von Anfang an einen stetig, mehr oder weniger schnell progredienten Verlauf ("primär chronisch progredient"). Mehr als 4/5 beginnen mit Schüben und Remissionen, wobei die meisten irgendwann im weiteren

Tabelle 1.6. Kriterien für die klinische Diagnose MS (Nach Poser CM et al. 1983)

Allgemeine Voraussetzungen: Erkrankungsbeginn nicht vor dem 10. und nicht nach dem 59. Lebensjahr; Ausschluß anderer neurologischer Erkrankungen durch einen kompetenten Neurologen.

1. Klinisch gesicherte Diagnose:
   entweder
   - 2 Schübe und 2 voneinander räumlich abgetrennte Herde im ZNS, durch den neurologischen Befund dokumentiert
   oder
   - 2 Schübe, 1 Herd im neurologischen Befund, 1 zusätzlicher Herd durch paraklinische Untersuchungen belegt.

2. Durch Laboruntersuchungen untermauerte Diagnose
   entweder
   - 2 Schübe, 1 Herd durch neurologische Untersuchung oder paraklinische Befunde dokumentiert, zusätzlich Nachweis von oligoklonalen Banden oder/und erhöhter autochthoner IgG-Produktion im ZNS
   oder
   - 1 Schub, 2 Herde im neurologischen Untersuchungsbefund und Nachweis oligoklonaler Banden und/oder erhöhten IgG
   oder
   - 1 Schub, 1 Herd durch neurologischen Befund und ein Herd durch paraklinische Untersuchung und Nachweis oligoklonaler Banden und/oder erhöhten IgG im Liquor.

Verlauf auch in eine Phase der chronischen Progredienz übergehen. Das mittlere Intervall zwischen Erkrankungsbeginn und Übergang in die chronische Progredienz wird mit etwa 7 Jahren angegeben (Hashimoto u. Paty 1986); etwa 50 % der Patienten sind 10 Jahre nach Krankheitsbeginn in das Stadium der chronischen Progredienz übergegangen (Müller 1949). Der Übergang ist wahrscheinlicher und schneller bei höherem Erkrankungsalter (Müller 1949).

Bei immerhin 5 % der Patienten beträgt das Intervall zwischen 1. und 2. Schub mehr als 15 Jahre; nur etwa 25 bis 30 % erleben den 2. Schub innerhalb des 1. Jahres der Erkrankung (Mc Alpine et al. 1972). Schwierigkeiten bereitet eine einheitliche Definition des Begriffes "Schub". Insbesondere die Abgrenzung gegenüber temporären Symptomen, die auf äußere Einwirkungen wie Hitze und fieberhafte Erkrankungen, Traumen bzw. emotionalen Streß zurückzuführen sind, ist nicht immer möglich. Auch Übermüdung kann zu einer Verschlimmerung vorbestehender Symptome führen. Die am meisten akzeptierte *Definition von Schüben* beinhaltet das Auftreten von neuen Symptomen oder klinischen Befunden oder die Verschlechterung vorbestehender, mit einer Mindestdauer von 24 Stunden, ohne vorausgehende mögliche auslösende Ereignisse (Schumacher et al. 1965). Oft werden Patienten neue Beschwerden berichten, ohne daß im neurologischen Befund eine Objektivierung möglich ist. Der Einsatz der magnetischen Resonanztomographie hat gezeigt, daß neue Läsionen auftreten können ohne irgendwelche Symptome oder Befunde (Paty et al. 1986;

eigene Beobachtungen, s. Abschnitt 3.3.9). Noch größere Probleme ergeben sich, wenn man versucht, exakt die Zeitdauer des Schubes und den Beginn bzw. das Ende der Remissionsphasen zu bestimen. Meist werden relativ willkürlich alle Symptome, die sich innerhalb von 8 Wochen entwickeln, als Teil desselben Schubes gerechnet (Rose et al. 1970). Angesichts dieser Überlegungen ist es nicht verwunderlich, daß die angegebene Schubrate, d.h. die Anzahl der Schübe pro Jahr, sehr stark zwischen den einzelnen Autoren variiert. Es werden Werte zwischen 0,14 (Gudmundsson 1971) und 1,15 (Thygesen 1953) angeführt. Die meisten Untersucher sind sich einig, daß die Schubrate mit der Erkrankungsdauer spontan abnimmt (Müller 1949; Mc Alpine 1972), daß sie mit der Frequenz der klinischen Untersuchungen zunimmt (Fog u. Linneman 1970) und in prospektiven Untersuchungen meist höher gefunden wird, als in retrospektiven (Fog u. Linneman 1970; Patzold 1985). Ein enger Zusammenhang zwischen Schubrate und Entwicklung dauerhafter Beeinträchtigung besteht offenbar nicht (Patzold u. Pocklington 1982).

Besser geeignet zur Beurteilung der Prognose scheint das jeweils erreichte Ausmaß der funktionellen Beeinträchtigung zu sein. Allerdings leidet die Vergleichbarkeit der verschiedenen Untersuchungen an den unterschiedlichen Meßinstrumenten. Von sehr groben Einteilungen wie: "arbeitsfähig", "gehfähig", "bettlägerig", "tot" (Ipsen 1950), bis hin zu äußerst detaillierten Funktionsprüfungen unter Einsatz verschiedener Apparaturen (Potvin u. Tourtellotte 1985), reichen die eingesetzten Parameter.

Während Kriterien wie Arbeitsfähigkeit auch von äußeren Faktoren abhängig sind (Art des Berufes, soziales Umfeld) sind die Skalierungen des neurologischen Befundes, je detaillierter sie sind, um so mehr Verfälschungen durch Beurteiler und Beurteilten sowie durch natürliche Fluktuationen ausgesetzt. Gerade zusammenfassende Skalen müssen das Problem lösen, daß die multiple Sklerose interindividuell in unterschiedlichem Ausmaß jeden Bereich des zentralen Nervensystems, sei es die Motorik, die Sensibilität oder geistige bzw. sensorische Funktionen, beeinträchtigen kann. Die meisten Skalen stützen sich zum überwiegenden Teil auf die - auch am ehesten meßbare - Gehfähigkeit. Die trotz ihrer Mängel am weitesten verbreitete Skala ist die von Kurtzke (1983) (s. Anhang 4). Diese Skala ist in zwei Teile gegliedert. Der erste besteht aus einer Reihe von Einzelskalen ("Funktionssysteme": Pyramidenbahn, Zerebellum, Hirnstamm, Blase/Mastdarm, Sensibilität, Visus, geistige Funktionen). Diese Einzelskalen dienen dann zur Errechnung der Gesamtbehinderungsskala (EDSS). Von der internationalen Föderation der Multiple-Sklerose-Gesellschaften wurde ein gemeinsames Minimalprogramm zur Beurteilung von MS-Patienten vorgeschlagen (IFMSS 1985). Es enthält neben der Kurtzke-Skala auch demographische Informationen, eine mehr die Behinderung im täglichen Leben erfassene Skala (Incapacity Status Scale) und eine Skala, welche die äußeren Lebensumstände erfaßt (Environmental Status). Eine ausführliche Diskussion dieses "Minimalprogramms" findet sich bei Slater u. Raun (1984), Kritiken bei Willoughby u. Paty (1988) und Kurtzke (1988).

Die erste systematische Untersuchung über die Prognose hinsichtlich der *Arbeitsfähigkeit* stammt von Mueller (1949): 40 % der Patienten waren innerhalb der ersten 5 Jahre arbeitsunfähig, 50 % innerhalb der ersten 10, 66 % innerhalb der ersten 15 Jahre. Ipsen (1950) berichtet über 50 %, die innerhalb von 5 Jahren nach Beginn der Erkrankung nicht mehr arbeiten konnten, ebenso Müller (1966). In einer exakteren Studie haben Bauer u. Firnhaber (1963) festgestellt, daß 5 Jahre nach Beginn 71 % teilweise, davon 32 % voll arbeitsfähig, waren. Zwischen dem 10. und 15. Jahr der Erkrankung waren 11 % voll arbeitsfähig. Unter den Patienten, die länger als 15 Jahre erkrankt waren, blieb der Anteil der voll arbeitsfähigen mit 12-16 % und der teilweise arbeitsfähigen mit 35-40 % in etwa gleich. Dies wurde auch durch die Untersuchung von Poser (1978) bestätigt. Offenbar gibt es eine Anzahl von Patienten, die lange und nur mit geringer Behinderung überleben. Mc Alpine (1961) hat als erster systematisch auf das Phänomen der *"benignen" MS* hingewiesen. Er fand, daß gut 30 % seiner Patienten nach einer Mindestnachbeobachtungszeit von 10 Jahren überhaupt nicht oder nur geringgradig behindert waren. Andere Autoren sind mit z.T. abweichenden Definitionen von benignem Verlauf zu recht unterschiedlichen Ergebnissen gekommen (Tabelle 1.7). Der Vergleich wird nicht nur durch die unterschiedlichen Definitionen erschwert, sondern auch durch unterschiedliche Nachbeobachtungszeiten und schließlich die Tatsache, daß manche Autoren von vornherein chronisch progrediente Patienten ausgeschlossen bzw. die in der Zwischenzeit verstorbenen Patienten für die Berechnung nicht mehr berücksichtigt haben.

Der Anteil sogenannter *maligner Verläufe* mit schwerer Behinderung innerhalb der ersten 5 Jahre der Erkrankung wird in Prozentsätzen zwischen 3 (Poser 1978) und 8,3 (Confavreux et al. 1980) angegeben. Tödliche Verläufe innerhalb der ersten 5 Jahre sind eher ungewöhnlich; die Statistiken schwanken zwischen 0 (Bauer et al. 1965) und 4,5 % (Mc Alpine 1972; Müller 1949).

Zuverlässige *prognostische Indikatoren* konnten bisher in keiner systematischen Untersuchung zweifelsfrei erarbeitet werden (Übersicht bei Matthews 1985; Thompson et al. 1986; Poser 1982, Weinshenker et al. 1989 a,b). Noch am engsten mit dem weiteren Verlauf korreliert ist der nach 5 (bzw. - etwas enger - nach 10) Jahren erreichte Behinderungsgrad. Die meisten Autoren stimmen darin überein, daß ein von Anfang an chronisch progredienter Verlauf eine schlechtere Prognose in der Mehrzahl der Fälle bedingt, allerdings ist nicht geklärt, ob dieser Effekt nicht zumindest teilweise auf das gerade bei diesen Patienten höhere Alter bei Beginn der Erkrankung zurückzuführen ist (Matthews 1985).

Tabelle 1.7. Häufigkeit und verschiedene Definitionen von "benignen" Verläufen

	n	Anzahl der benignen Verläufe	verwendete Kriterien
Müller R. (1949)	810	34 %	nach 15 Jahren keine "Invalidität"
Mac Lean u. Berkson (1951)	278	42 %	10 Jahre nach Diagnose gehfähig und arbeitsfähig
Abb u. Schaltenbrand (1956)	535	23 % 41 %	nach 10 Jahren voll arbeitsfähig nach 10 Jahren halb- und volltags arbeitsfähig
Mc Alpine (1961)	241	32 %	nach 10 bis 14 Jahren: Gehstrecke ohne Hilfe etwa 2 km, arbeitsfähig
Bauer u. Firnhaber (1963)	536	35 - 40 %	nach 15 Jahren: teilweise oder voll arbeitsfähig
Poeck u. Markus (1964)	220	17,5 %	nach 14 Jahren: "geringe Behinderung"
Riser et al. (1971)	203	36 %	nach 10 Jahren: "geringe Behinderung"
Müller (1966)	73	27 %	nach 11 bis 15 Jahren: teilweise oder voll arbeitsfähig
Kurtzke et al. (1977)	527	ca. 20 %	nach 10 bis 15 Jahren: EDSS 0 - 2
Bonduelle et al. (1979)	175	20 %	nach 10 Jahren: "geringe Behinderung"
Poser (1978)	175	30 %	nach 15 Jahren: Arbeitsunfähigkeit nur gering oder nicht eingeschränkt
Confavreux et al. (1980)	349	14,3 %	nach 10 bis 15 Jahren: wie Mc Alpine nach über 15 Jahren: noch gehfähig (mindestens 500 m, auch mit Stock)
Thompson et al. (1986)	111	42 %	nach über 10 Jahren: EDSS $\leq$ 3,0
Weinshenker et al. (1989)	1099	40 %	nach 10 Jahren: EDSS < 3,0

1.2.5 Mortalität

Es gibt verschiedene Möglichkeiten, die Lebenserwartung von MS-Patienten abzuschätzen. Eine in der Literatur verbreitete ist es, die *mittlere Dauer der Erkrankung* von den ersten Anzeichen bis zum Tode zu errechnen (s. Tabelle 1.8). Die Zahlen der einzelnen Autoren sind jedoch meist nicht gut vergleichbar; dies zum einen, wegen der unterschiedlichen Sensitivität und Spezifität der angewendeten diagnostischen Kriterien, zum anderen, weil sich manche Untersuchungen auf epidemiologische Erhebungen beziehen, während andere die Auswertung selbst nachuntersuchter Patienten darstellen. Andere wiederum beziehen in die Berechnung nur die in einem bestimmten Zeitraum verstorbenen Patienten ein. Trotz all dieser Einschränkungen läßt sich aus der Tabelle 1.8 durchaus ein Trend hin zu längerer mittlerer Überlebenszeit erkennen. So sind die Überlebenszeiten, die vor 1950 berichtet wurden, kaum höher als zehn Jahre, während die Daten, die später als 1970 publiziert wurden, "spontane" Überlebenszeiten von 25-30 Jahren ansetzen. Es bietet sich an, diese Verlängerung der mittleren Überlebenszeit auf die verbesserte Therapie, vorwiegend septischer Komplikationen in der Antibiotika-Ära, zu beziehen (Bauer 1983); ein Teil der Entwicklung läßt sich aber sicherlich allein schon auf die verfeinerten diagnostischen Kriterien zurückführen und die verbesserte neurologische Versorgung, die in der Tendenz den Anteil früher und vor allem auch milder Verläufe erhöht, die sonst gar nicht erkannt worden wären.

Eine zuverlässigere Methode ist die Berechnung von sogenannten *Überlebenswahrscheinlichkeitskurven* anhand möglichst epidemiologisch gewonnener Kollektive. Diese werden entweder systematisch retrospektiv oder noch besser prospektiv betrachtet. Die beobachtete Mortalität kann dann mit den Überlebenswahrscheinlichkeitskurven der nach Alter und Geschlecht parallelisierten Normalbevölkerung (erwartete Mortalität) statistisch verglichen werden. Von dieser, mit erheblich mehr Aufwand verbundenen Möglichkeit, haben bisher nur wenige Autoren Gebrauch gemacht (Stazio et al. 1964; Leibowitz et al. 1969; Mac Lean u. Berkson 1951; Kurtzke et al. 1970; Poser et al. 1986; Phadke 1987). Der Prozentsatz, der nach einem bestimmten Zeitraum im Anschluß an die Diagnose noch am Leben befindlichen Patienten, kann so mit dem jeweiligen Irrtumswahrscheinlichkeitsintervall angegeben und mit demjenigen der Normalbevölkerung verglichen werden.

Während in den ersten 5 Jahren nach Erkrankungsbeginn für die meisten Altersgruppen die Differenz von erwarteter zu beobachteter Todesrate relativ gering war, stieg sie ab dem 10. Erkrankungsjahr in praktisch allen Berichten steil an (s. Tabelle 1.9). Wegen dieses nichtlinearen Verlaufes der Überlebenswahrscheinlichkeitskurven ist es wenig sinnvoll, sogenannte jährliche Todesraten zu berechnen. Ebensowenig kann man mittlere Todesraten (also über mehrere Jahre gemittelte Todesraten) heranziehen, insbesondere wenn sie aus Untersuchungen mit unterschiedlich langen Nachbeobachtungszeiträumen stammen.

Tabelle 1.8. Mittlere Krankheitsdauer der multiplen Sklerose, Angaben verschiedener Autoren

Autor	Jahr	Land	n	Dauer in Jahren
Bramwell	1917	England	170	12
Curtius	1933	Deutschland	100	10
Brain	1936	England	171	12 - 14
Drobnes	1937	Deutschland	46	12,5 (verstorb. Patienten)
Sällström	1942	Schweden	285	9 (Prävalenzstudie)
R. Müller	1949	Schweden	180	16 - 34
Carter et al.	1950	USA	46	13 (Autopsiefälle)
Ipsen	1950	USA	784	20 W/14 M (Prävalenzstudie)
Allison	1950	Nordirland	40	20 (Prävalenzstudie)
Abb u. Schaltenbrand	1956	Deutschland	240	11 (verstorb. Patienten)
H.R. Müller	1961	Schweiz	73	14 W (Prävalenzstudie) 12 M (verstorb. Patienten)
Hyllested	1961	Dänemark	854	25
Poeck u. Markus	1964	Deutschland	220	15
Stazio et al.	1964	Kanada	128	21
Mc Alpine et al.	1965	England	840	25
Leibowitz et al.	1967	Israel	266	17
Gudmundsson	1971	Island	94	25 (Prävalenzstudie)
Kurtzke et al.	1971	USA	527	30 (Prävalenzstudie, junge Armeeangehörige)
Percy et al.	1971	USA	67	25
Confavreux et al.	1980	Frankreich	349	30
Phadke	1987	England	216	25 (Prävalenzstudie, verstorbene Patienten)

Tabelle 1.9. Literatur zur Überlebenswahrscheinlichkeit nach definierten Zeitintervallen. Untersuchungen mit mehr als 100 Patienten. In Klammern die von den Autoren angegebenen Erwartungswerte

Autor (Jahr) Land	Patienten-Anzahl	Beobachtungs-intervall	% Überlebende ab Beginn der Erkrankung (% erwartete)				Kommentar
			n. 5 J.	n. 10 J.	n. 15 J.	n. 20 J.	
Ipsen (1950) USA	785	10 - 20 J.	M 94 W 96	68 76			epidemiologische Untersuchung
Mac Lean (1951) USA	406	10 - 16 J.	92,7 (97,2)	79,5 (93,5)			epidemiologische Untersuchung
Stazio (1964) Kanada	128	10 J.		70 (94 %)			epidemiologische Untersuchung
Kurtzke et al. (1970) USA	527	0 - 20 J.	96,7 (98,7)	90,1 (97,3)	83,7 (95,3)	66,1	vorwiegend junge Armeeangehörige
Phadke (1987) Schottland	199	0 - 65 J.		M 87 (98) W 86 (98)		M 53 (96) W 57 (96)	Sterberegister (epidemiolog. Erfassung)
Eigene Daten (1987)	202	10 - 16 J.	94* (98)	86* (97)	78* (94,2)	64,2* (90,4)	immunsuppressiv behandelte Patienten

*ab Diagnosestellung

Bisher existieren keine nach bestimmten Therapien aufgegliederten Mortalitätsstatistiken, obwohl dies als ein sinnvolles Kriterium vorgeschlagen wird (Matthews 1985). Die in den zitierten Untersuchungen erfaßten Patienten sind alle, bis auf intermittierende Kortisoneinnahme oder ACTH-Gabe, als nicht immunsuppressiv therapiert anzusehen. Der Anteil, der an der MS selbst und ihren Komplikationen verstorbenen Patienten, schwankt von Autor zu Autor zwischen 60 und 90 %.

1.2.6 Malignominzidenz

Über das Krebsrisiko bei MS-Kranken ohne immunsuppressive Behandlung fehlten bisher systematische Untersuchungen. Die Arbeiten von Kurtzke et al. (1970), Stazio et al. (1964), Lumsden (1979) und Allen et al. (1978) geben keine erhöhte Inzidenz von Malignomen bei MS-Kranken an, lediglich Zimmerman und Netsky (1950) fanden eine erhöhte Häufigkeit in einer unkontrollierten Serie von 41 Autopsien. Als einzige kam eine Untersuchung von Palo et al. (1977) in Finnland zu dem Schluß, daß MS-Patienten ein geringeres Malignomrisiko im Vergleich zur Normalbevölkerung hätten. In der epidemiologischen Untersuchung von Phadke 1987 in Schottland, wurden bei 216 erfaßten verstorbenen MS-Patienten 25 (11,5%) Malignome gefunden. In der kürzlich vorgetragenen noch unveröffentlichten Arbeit von Wynn et al. (1987) sind bei 212 MS-Patienten aus Rochester, Minnesota, mit einer Gesamtnachbeobachtungsdauer von etwa 3000 Personen-Jahren, 24 (11,3 %) histologisch gesicherte Neoplasien gezählt worden. In beiden Untersuchungen bestand kein statistisch signifikanter Unterschied zur Normalbevölkerung.

1.3 Therapie der multiplen Sklerose

Mehr als 100 verschiedene Verfahren wurden seit der Erstbeschreibung der multiplen Sklerose bis in unsere Tage hinein mit wechselndem Erfolg zur Therapie dieser Erkrankung eingesetzt (Aronson et al. 1982; Schimrigk 1988). Die meisten davon gingen von bestimmten Annahmen zur Pathogenese aus, beginnend mit der Annahme einer Infektion (Charcot), "zerebraler Thrombose" durch "weiße Blutzellen", "Degeneration von Gliazellen", Einfluß von "lipolytischen Fermenten" oder anderer metabolisch-toxischer Ursachen. Alle diese Therapien, obwohl oft mit gegenläufigen Wirkungen, konnten für sich Besserungen in Anspruch nehmen, teilweise bis zu 100 %. Diese offensichtliche Widersprüchlichkeit der Ergebnisse führte zu einem, vor allem in den letzten 15 bis 20 Jahren, doch zunehmenden Bewußtsein für die Problematik der Therapiebeurteilung. Diesem Thema ist Abschnitt 1.3.1 gewidmet. Die Therapieansätze bei der multiplen Sklerose können, je nach verfolgtem Ziel, in symptomatisch und pathogenetisch orientierte aufgegliedert werden. Letztere, insbesondere die immunsuppressiven und immunmodulierenden Ansätze, werden hier besprochen.

1.3.1 Probleme bei der Therapiebeurteilung

Schumacher et al. (1965) und Brown et al. (1979) fassen die wesentlichen Probleme der Beurteilung der Wirksamkeit von Therapien bei der multiplen Sklerose wie folgt zusammen: fehlende Präzision bei der Diagnose, wechselhafter und unberechenbarer Verlauf mit häufigen Spontanremissionen, Fehlen einer direkten Methode zur Beurteilung der Krankheitsaktivität, der maskierende Effekt bereits bestehender (dauerhafter) Schädigungen auf neue Aktivität, psychologische Störungen, insbesondere hysterische Tendenzen bei manchen Patienten, schließlich die Notwendigkeit große Gruppen von Patienten unter standardisierten Therapiebedingungen über lange Perioden zusammenzuhalten, die sich aus der chronischen und wechselhaften Natur der Erkrankung ergibt.

Dem Problem der Diagnose kann wohl am besten begegnet werden, wenn die strengen klinischen Kriterien von Schumacher et al. (1965), eventuell in ihrer Ergänzung durch Poser et al. (1983) (s. Abschnitt 1.2.3), angewandt und diagnostisch strittige Fälle aus Therapiestudien ausgeklammert werden.

Da die bisherigen Bemühungen prognostische Kriterien herauszuarbeiten keine zufriedenstellenden Ergebnisse zeigten, bleibt als einzige Möglichkeit, eine valide Aussage über Therapien treffen zu können, Studien nur mit ausreichend großen Patientenzahlen durchzuführen, die randomisiert auf die Therapiegruppen verteilt werden, so daß sich die unterschiedlichen Verläufe und Spontanprognosen statistisch ausbalancieren. Will man einen Effekt auf den Verlauf der Erkrankung erfassen, müssen Mindesttherapiedauern von 2 bis 3 Jahren angesetzt werden.

Die oft latenten, gerade noch kompensierten, krankheitsbedingten Störungen des MS-Kranken können leicht von Erwartungshaltungen und Stimmungen beeinflußt werden. Somit ist auch der Einfluß des Plazeboeffektes besonders groß. Auch die quantifizierte klinisch-neurologische Beurteilung bleibt subjektiv gefärbt. Insofern wird man eine Studie nur dann akzeptieren können, wenn sie doppelblind geführt ist. Dies wirft natürlich erhebliche organisatorische Probleme auf, wenn man die erforderliche große Patientenzahl und lange Studiendauer berücksichtigt.

Das schwierigste Problem ist die Erfassung der tatsächlichen Krankheitsaktivität. Seit den ersten Ansätzen von Alexander (1951) ist eine Reihe von Vorschlägen zur mehr oder weniger detaillierten quantifizierten Erfassung des neurologischen Befundes in der Literatur beschrieben (Übersicht bei Potvin u. Tourtellotte 1985; Willoughby u. Paty 1988). Eine noch so detaillierte Skala kann jedoch das prinzipielle Problem nicht lösen, daß die neurologische Symptomatik mehr Ausdruck der Lokalisation als der Größe von MS-Läsionen ist. Erst die Einführung der magnetischen Resonanztomographie bringt uns die Lösung dieser Problematik etwas näher (Paty et al. 1986; Kappos et al. 1986).

Wichtige Voraussetzung für die Therapiebeurteilung ist die klare Formulierung von Therapiezielen. Die möglichen Therapieziele kann man wie folgt zusammenfassen:

a) partielle oder komplette Rückbildung eines Schubes,
b) Prävention von Schüben oder Verminderung der Schubrate,
c) Prävention einer kontinuierlichen Verschlechterung,
d) Rückbildung von Symptomen oder Beschwerden bei stabilem oder sogar progressivem Krankheitsbild, d.h. eine Verbesserung der Funktion.

In Anlehnung an Sibley (1970) kann man die bisher eingesetzten Therapien in drei Gruppen einteilen:

a) vollwirksame Maßnahmen, die den Prozeß zum Stillstand und/oder vorhandene Störungen teilweise oder vollständig zur Rückbildung bringen.
b) Ineffektive Maßnahmen, die eine Besserung aufgrund von Plazebowirkung hervorrufen, insbesondere in frühen Phasen der Erkrankung.
c) Partiell wirksame Maßnahmen, bei welchen es schwierig ist, den Plazeboeffekt von der tatsächlichen, aber eingeschränkten klinischen Wirkung zu unterscheiden.

Gerade die Abgrenzung der dritten Gruppe von der zweiten macht die Anwendung des diffizilen Instrumentariums kontrollierter Studien erforderlich. Übersichten über die Umsetzung der neueren Therapieforschung auf das Krankheitsbild der multiplen Sklerose finden sich in den Beiträgen von Schumacher et al. (1965), Brown et al. (1979) sowie in den Zusammenfassungen einer internationalen Konferenz über Therapiestudien bei MS (Herndon u. Murray 1983). Die eigene Zielsetzung und Anwendung wird in den Kapiteln 2 und 3 dargestellt und diskutiert.

1.3.2 Symptomatische Therapie

Die Fortschritte in der symptomatischen Therapie der MS haben wesentlich zur Verbesserung der Prognose dieser Erkrankung in den letzten zwei Jahrzehnten beigetragen (vergleiche Bauer 1983). Besonders für eine solche Behandlung geeignete Symptome, sind die Spastizität, die Blasen- und Mastdarmstörungen, paroxysmale Phänomene, Schmerzen sowie reaktive und direkt krankheitsbedingte psychische Störungen. Nähere Ausführungen hierzu würden den Rahmen der vorliegenden Arbeit sprengen, es sei deshalb auf entsprechende Übersichten verwiesen (Kappos 1987; Schapiro et al. 1984; La Rocca 1984; Schoenberg 1983).

1.3.3 Pathogenetisch orientierte Therapieansätze

Tabelle 1.10. Möglichkeiten zur therapeutischen Beeinflussung des Immunsystems, die bei MS Anwendung fanden

1. PAUSCHALE IMMUNSUPPRESSION

   a) hormonelle Therapie (z. B. Kortikosteroide)

   b) zytostatische Medikamente (z.B. Azathioprin, Cyclophosphamid (1), Cytosin-Arabinosid (2), Methotrexat (3))

   c) Entfernung zirkulierender Antikörper (Plasmaaustausch, Adsorptionsverfahren (4))

   d) chirurgische Entfernung lymphatischer Organe (Thymektomie (5))

   e) Bestrahlung lymphatischer Gewebe (6)

2. GEZIELTE IMMUNMODULATION

   a) immunmodulierende Medikamente (z.B. Cyclosporin A, Ciamexone (7))

   b) spezifische Antiseren (z.B. Antilymphozytenglobulin (8))

   c) monoklonale Antikörper (9)

   d) Desensibilisierung durch Verabreichung des Antigens oder ähnlicher Substanzen (MBP (10), COP I (11))

   e) Interferone (Alpha, Beta (12))

   f) Immunglobuline (13)

   g) (ungesättigte Fettsäuren (14))

   h) (hyperbarer Sauerstoff (15))

   i) Immunstimulanzien (z. B. Transferfaktor, Laevamisol (16))

Literatur zu Tabelle 1.10

(1) Carter et al. (1986); Drachman et al. (1975); Fishbeck et al. (1983); Fisher (1975); Girard et al. (1967); Gonsette et al. (1977); Gonsette und Demonty (1986); Goodkin et al. (1986); Haerer et al. (1987); Hauser et al. (1983); Hommes et al. (1975, 1980, 1983); Kornhuber und Mauch (1986); Likosky et al. (1987); Myers (1987); Theys et al. (1981); Weiner et al. (1984)

(2) Cendrowski (1974); Gore et al. (1979); Jordan (1983); Tourtellotte et al. (1980)

(3) Neuman und Ziegler (1972)

(4) Dau et al. (1980); Ghezzi et al. (1980); Giordano et al. (1982); Hauser et al. (1984 a,b); Hoecker et al. (1984); Khatri et al. (1984, 1985); Maida et al.

(1986); Mc Leod et al. (1983); Mc Farland und Rose (1982); Medaer et al. (1984); NIH (1986); Reuther et al. (1983); Rose et al. (1983); Sears (1984); Sibley et al. (1977); Stefoski et al. (1982); Summer (1983); Thies et al. (1982); Tindall et al. (1982); Valbonesi et al . (1981); van den Noort und Waksman (1980); Warren et al. (1982); Weiner et al. (1983); Weiner und Dawson (1980)

(5) Trotter et al. (1985)

(6) Cook et al. (1986)

(7) Bicker (1986)

(8) Frick et al. (1979); Kastrukoff et al. (1978); Lhermitte et al. (1979)

(9) Hafler et al.(1986); Weiner et al. (1986)

(10) Alvord et al. (1979); Gonsette et al. (1977); Salk et al. (1980)

(11) Abramsky et al. (1977); Bornstein et al. (1982, 1987); Weiner (1987)

(12) Abb et al. (1982); Berry (1982); Bever et al. (1986); Camenga et al. 1986); Fog (1980); Jacobs et al. (1981, 1982, 1984, 1985, 1986); Knobler et al. (1984); Lisak (1986); Mc Farlin (1985); Panitch (1987); Panitch et al. (1987); Rice et al. (1985); Ruutiainen et al. (1983)

(13) Rothfelder et al. (1982); Schuller und Govaerts (1983)

(14) Bates et al. (1978); Millar et al. (1973); Paty (1983)

(15) Barnes et al. (1985); Fischer et al. (1983); Harpur et al. (1986); Mc Leod (1985); Neiman et al. (1985); Neubauer (1978); Wiles et al. (1986); Wood et al. (1985)

(16) Basten et al. (1980); Fog et al. (1978); Gonsette et al. (1982); Lamoureux et al. (1981)

1.3.3.1 Übersicht

Von den vielen therapeutischen Prinzipien, die für sich in Anspruch nehmen, in die Pathogenese der MS einzugreifen, haben sich nur wenige bis in unsere Tage gehalten. Eine Übersicht über die bisherigen Ansätze gibt ein Sammelband der internationalen MS-Gesellschaften (Aronson et al. 1982). Im Vordergrund des Interesses stehen heute, entsprechend dem derzeitigen Verständnis der Pathogenese, immunsuppressive und immunmodulierende Maßnahmen (s. Tabelle 1.10).

Am breitesten akzeptiert wird wohl die Wirkung von Kortikosteroiden im akuten Schub; von den Maßnahmen zur langfristigen Beeinflussung der Erkrankung sind am besten belegt, jedoch noch umstritten, die Immunsuppression mit Azathioprin und Cyclophosphamid. Jeweils durch *eine* methodisch anspruchsvolle Studie gestützt, aber bisher nicht weiter bestätigt oder falsifiziert sind:

- die Wirkung von Plasmaaustausch bei schubförmigen und schubförmig progredienten Verläufen (Khatri et al. 1985),
- die Bestrahlung des lymphatischen Gewebes bei schweren, chronisch progredienten Verläufen (Cook et al. 1986),
- die intrathekale Gabe von Interferon Beta zur Minderung der Schubfrequenz (Jacobs et al. 1986),

- und die Desensibilisierung mit Copolymer I (COP I) bei schubförmigen Verläufen im frühen Stadium (Bornstein et al. 1987).

Alle anderen genannten Verfahren haben sich entweder nicht bewährt (Thymektomie, Antilymphozytenglobulin, MBP, Fettsäuren, O_2, Transferfaktor, Levamisol) oder befinden sich noch im Stadium von Phase-I-Studien. Übersichten finden sich bei Hughes (1986), Kappos (1988), Matthews (1985), Mertin (1985), Scheinberg und Raine (1984). Im folgenden wird die Wirkung der Kortikosteroide sowie von Azathioprin und Cyclosporin A, die im Rahmen dieser Untersuchung eingesetzt wurden, etwas näher besprochen.

1.3.3.2 Kortikosteroide

Bei der multiplen Sklerose ist sowohl die anti-inflammatorisch-antiödematöse als auch die immunsuppressive Wirkung von Bedeutung. Einige tierexperimentelle Befunde weisen auf eine kortikoid-bedingte Verbesserung der Impulsübertragung entlang demyelinisierter Axone hin (Levin et al. 1974; Arnason et al. 1974). Mehrere kleine Studien (z. B. Miller et al. 1961; Tourtellotte u. Haerer 1965) sowie eine große, doppelblind durchgeführte Multicenter-Studie in den USA (Rosen et al. 1970), konnten einen günstigen, jedoch nicht überwältigenden Effekt auf die Rückbildung von Schüben nachweisen. In der großen kooperativen US-Studie trat nach 4 Wochen bei 65% der ACTH-behandelten und bei 48% der plazebobehandelten Patienten eine Besserung ein. Ein Effekt auf die längerfristige Prognose ist nie dokumentiert worden, bei langfristiger Behandlung überwiegen die Nebenwirkungen bei weitem den erwarteten Effekt. Eine kontrollierte Studie von Millar et al. (1967) zeigte eher sogar negative Effekte in der ACTH-behandelten Gruppe gegenüber Plazebo innerhalb einer 18-Monatsperiode. Die Bevorzugung von ACTH in solchen Studien hat mehr historische Gründe, aber keine sachliche Begründung (Hughes 1984; Maida u. Summer 1979).

Inwiefern die hochdosierte Stoßtherapie ("Pulse") mit etwa 1 g Prednisonäquivalent pro Tag Vorteile gegenüber der mitteldosierten (ca. 100 mg Prednisonäquivalent pro Tag) hat, läßt sich noch nicht endgültig beurteilen. Eine kleine Studie von Barnes et al. (1985) sowie eine Untersuchung von Milligan et al. (1987) legen eine Überlegenheit der hochdosierten Behandlung nahe.

1.3.3.3 Azathioprin (s. Abb. 1.1)

a) Chemie, Metabolismus, Wirkungsweise

Azathioprin ist ein Hypoxanthin-Analogon, das aufgrund seiner strukturellen Ähnlichkeit mit DNA-Bausteinen die DNA/RNA-Synthese hemmt, somit als S-phasenspezifischer Antimetabolit wirkt. Es wird im Organismus in die Metaboliten 1-Methyl-4-nitro-5-thiomidazol und 6-Mercaptopurin gespalten. 6- Mercaptopurin wird in die 6-Thioinosinsäure transformiert, die einerseits über die Hemmung des Starterenzyms in einer Art Pseudo-Feedback-Mechanismus, andererseits kompetitiv aufgrund der Strukturähnlichkeit zu Xanthinsäure und Adenylsukzinat die Purinbiosynthese hemmt. Ein geringer Anteil von 6-Mercaptopurin wird schließlich zu einem nukleotid-ähnlichen Element metabolisiert und als falscher Baustein in die Nukleotidketten eingefügt (Bader 1984; Elion u.Hitchings 1975; Neumann 1987; WHO 1981). Azathioprin war ursprünglich in der Onkologie eingesetzt worden, wobei man dort auf die ausgeprägte immunsuppressive Wirkung, vor allem nach längerer Verabreichung, aufmerksam wurde. Hitchings und Elion (1959) sowie Calne et al. (1962) konnten die immunsuppressiven Eigenschaften von 6-Mercaptopurin im Tiermodell nachweisen. Der exakte zelluläre Mechanismus der immunsuppressiven Wirkung ist nach wie vor nicht ganz geklärt. Man nimmt an, daß es primär schnell zirkulierende, unreife Zellen des Immunsystems beeinträchtigt, während reife Zellen wenig beeinflußt werden (Spina 1984).

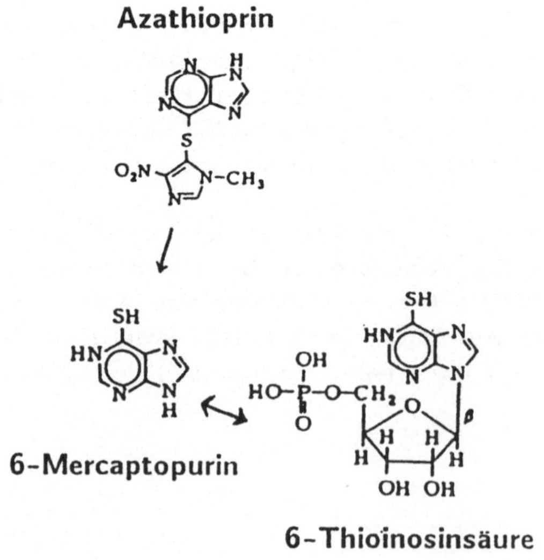

Azathioprin

6-Mercaptopurin

6-Thioinosinsäure

Abb. 1.1. Strukturformel von Azathioprin, 6-Mercaptopurin und 6-Thioinosinsäure

b) Nebenwirkungen, Malignomrisiko

Als Frühreaktionen können gastrointestinale Nebenwirkungen in Form von Übelkeit, Erbrechen, Durchfall auftreten, unter Umständen auch ein Ikterus, seltener eine akute Pankreatitis. Allergische Hautreaktionen sind sehr selten. Die Spätreaktionen beinhalten einerseits die knochenmarkdepressive Wirkung mit Leuko-, in geringerem Ausmaß auch Erythro- und Thrombopoesestörung. Andererseits kann es zur Hepatotoxizität bis hin zur Leberzirrhose kommen, sehr selten zu atrophischen Störungen der Haut und ihrer Anhangsgebilde, praktisch nie zu ausgeprägter Alopezie. Aufgrund der immunsuppressiven Wirkung besteht eine erhöhte Anfälligkeit gegenüber Infekten. Im Tierexperiment sind chromosomale Aberrationen sowie aufgrund seiner Plazentagängigkeit (Saariskoski u. Seppäla 1973), toxische Wirkung auf den Fetus und ein direkt teratogener Effekt beschrieben. Zu der Häufigkeit des Auftretens von Malignomen unter Azathioprin-Therapie gibt es Daten vor allem aus dem Bereich der Transplantationsmedizin und der rheumatoiden Arthritis. In Tabelle 1.11 sind die wesentlichen Studien mit Sammelstatistiken aufgeführt. Zusammengefaßt sprechen diese Arbeiten für eine etwas vermehrte Inzidenz von Lymphomen sowie von Plattenepithelkarzinomen der Haut (Walder u. Robertson 1971) bei azathioprinbehandelten Patienten. Das Gesamtrisiko an Malignomen zu erkranken, ist bei Transplantationspatienten unter Immunsuppression 2- bis 3mal höher als erwartet (Kinlen 1979). Bei Patienten mit Autoimmunerkrankungen, z. B. rheumatoider Arthritis, läßt sich dies nicht eindeutig bestätigen, da auch ohne immunsuppressive Therapie das Malignomrisiko möglicherweise erhöht ist (Isomaki 1978; Prior 1985). Lhermitte et al. (1984) haben eine deutlich erhöhte Inzidenz von Mammakarzinomen in einer Gruppe von 131 MS-Patienten gefunden. Die Interpretation ihrer Arbeit fällt jedoch schwer, da sie keine epidemiologische Kontrollgruppe verglichen hatten.

c) Bisherige Ergebnisse bei der multiplen Sklerose

Erste Behandlungsversuche bei MS-Kranken mit Azathioprin bzw. 6-Mercaptopurin datieren auf die frühen 60er Jahre (Aimard u. Girard 1962). Tabelle 1.12 gibt eine vollständige Übersicht der seither publizierten Studien. Veröffentlichungen der gleichen Gruppe, die auch gleiche Patienten miteinbeziehen, wurden jeweils zusammengefaßt. In Anlehnung an die Kriterien von Koller (1981) wurden die Studien der methodischen Typen III - V berücksichtigt:

I. Kasuistische Sammlung ausgewählter Fälle ohne Vergleich

II. Kasuistische Sammlung ausgewählter Fälle mit geeigneten Vergleichen

Tabelle 1.11. Übersicht der Literatur zur Malignominzidenz bei immunsuppressiver Therapie (I. Transplantationspatienten, II. Patienten mit Autoimmunerkrankungen, vorzugsweise rheumatoider Arthritis, III. MS-Patienten)

Autor/Land (Jahr)	Patienten-anzahl	Beobachtungs-intervall	immunsuppressive Therapie (nichtsteroidal)
I. Schneck u. Penn USA (1971)	5.170	?	vorwiegend Azathioprin
Walder/Austral. (1971)	51	6 Jahre	Azathioprin
Hoover u. Fraumeni, USA (1973)	6.297	mind. 1 Mon. nach Transplantation 1951 - 1971	Azathioprin ?
Kinlen et al., Austral., NZ u. UK (1979)	3.823	mind. 3 Mon. nach Transplantation 1970 - 1977/78	Azathioprin
Vollenweider Schweiz (1982)	420	mind. 2,5 Jahre nach Transplant. 1964 - 1978	Aza und ALG
II. Kirsner/USA (1979)	126 + Kontrollgr.	9 Jahre	komb. Immunsuppr. bzw. KEINE
Hazleman/UK (1985)	311 (214 + Kontrollgr.)	11 Jahre	214 Aza/Chlor/Cyclo 97 KEINE Immunsuppr.
Kinlen/UK (1985)	1.634	1 - 12 Jahre	1.109 Pat. Aza 461 Pat. Cyclo 63 Pat. Chlor
Isomaki/Finnl. (1978)	46.101	9 Jahre	K E I N E
Prior/UK (1985)	489	mind. 2 Jahre Diagn.: 1964 - 1981	K E I N E
Katusic/IS (1985)	521	Diagnose von 1950 - 1974	K E I N E
III. Lhermitte/Frankr. (1984)	131 + Kontrollgr.	120 Mon. (30 - 187 Mon.)	Azathioprin bzw. KEINE
Ventre/Frankr. (1985)	313	1 - 16 Jahre	Azathioprin andere Immunsuppr.
Sabouraud et al., Frankr. (1984)	240	1 - 16 Jahre	Aza/Cortison

Abkürzungen:

Aza	= Azathioprin	N-H-Lymphom	= Non-Hodgkin-Lymphom
Chlor	= Chlorambucil	Plattenpith.-Ca.	= Plattenepithelcarzinom
Cyclo	= Cyclophosphamid	Immunsuppr.	= Immunsuppressiva
ALG	= Anti-Lymphozyten-Globulin	Transplant.	= Transplantation
		Kontrollgr.	= Kontrollgruppe

Tabelle 1.11. (Fortsetzung)

Inzidenz aller Malignome beob.	:	erw.	erhöhte Inzidenz best. Malignome Malignomart	beob.	:	erw.	Bewertung der Methode
52	:	?	N-H-Lymphome intrazerebral	11	:	?	große Sammelstatistik ohne statist. Auswertung
18	:	?	Plattenepithel-Ca. Haut	15	:	?	einseitige Methode nicht signifikant
44	:	n.e.	Lymphome N-H-Lymphome	m 17 w 8	: :	0,5 0,2	epidemiolog. Studie hoch signifikant
69	:	19,5	N-H-Lymphome Plattenepithel-Ca. Haut	34 3	: :	0,6 0,1	epidemiolog. Studie hoch signifikant
25	:	?	Lymphome/ Leukämien Hauttumoren	10 6	: :	? ?	langes Intervall ohne statist. Auswertung
9	:	9+	K E I N E				nur kleine Kontrollgruppe fraglich signifikant
10	:	10+	K E I N E				nur kleine Kontrollgruppe fraglich signifikant
65	:	40,3	N-H-Lymphome Plattenepithel-Ca. Haut	6 3	: :	0,55 0,6	prospektive epidemiolog. Studie/hoch signifikant
m 407 w 795	: :	354 784	Lymphome/Myelome Lunge/Bronchus	130 m 717	: :	60 133	epidemiolog. Studie hoch signifikant
42	:	31,1	Lymphome/Myelome Leukämien	11	:	1,3	epidemiolog. Studie hoch signifikant
20	:	20,8	Myelome	4	:	0,8	epidemiolog. Studie weites Konfidenzintervall
10	:	4+	epitheliale	10	:	?	nur kleine Kontrollgruppe fraglich signifikant
4	:	?	K E I N E				nicht signifikant
8	:	?	K E I N E				nicht signifikant

beob. = beobachtet
erw. = erwartet
insges. = insgesamt
komb. = kombinierte

n.e. = nicht errechnet
m = männlich
w = weiblich

+ kein epidemiolog. Vergleichskollektiv

Tabelle 1.12. Studien zur Wirkung von Azathioprin bei multipler Sklerose

Autor (Jahr)	behand. Patienten	ausgewertete Patienten	Kontrollgruppe	Verlaufsform
Erfahrungsberichte ohne eigenes Vergleichskollektiv (III)				
1. Silberberg et al. (1973)	12	12		6 schubförmig 6 progredient
2. Lance et al. (1975)	14	14	Patienten als eigene Kontrolle	10 schubförmig 4 progredient
3. Oger et al. (1977), Sabouraud et al (1984)	102	67 (66 %)	Patienten als eigene Kontrolle	schubförmig, schubf.-progr.
4. Mertens, Dommasch (1977), Dommasch et al. (1980)	195	101 (52 %)	Patienten als eigene Kontrolle	alle
5. Rosen (1979)	a) 85 b) 22	a) 85 (100 %) b) 22 (100 %)	a) Patienten als eigene Kontrolle b) 20 unbehandelt	a)chron.-progr. schubf.-progr. b)chron.-progr. schubf.-progr.
6. Müller et al. (1976, 1981)	88 (?)	78 (?)	-	überwieg. primär chron.-progr.
7. Lhermitte et al. (1984)	211	145 (69 %)	-	schubförmig 97, progredient 48
Erfahrungsberichte mit eigenem Vergleichskollektiv (IV)				
8. Swinburn u. Liversedge (1973)	24	19 (79 %)	24	schubförmig
9. Aimard et al. (1977, 1978, 1983)	277	175 (63 %)	unsystematisch, historisch	alle
10.Frick et al., (1971, 1974 a+b, 1977, 1978)	?	79 (?)	Patienten als eigene Kontrolle	58 schubförmig 21 chronisch-progredient
Prospektive kontrollierte vergleichende Studien (V)				
11.Neumann u. Ziegler (1972)	15	15 (100 %)	12	alle
12.Mertin et al. (1980, 1982)	22	19 (86 %)	22	alle
13.Patzold et al. (1978, 1982, 1985)	74	nach 1 Jahr: 60 (81 %) nach 2 Jahren: 47 (69 %)	nach 1 Jahr: 55 (81 %) nach 2 Jahren: 47 (69 %)	alle
14.Zeeberg et al. (1982, 1985)	17 (?)	10	11	chronisch-progredient
15.British-Dutch (1988)	174	161 (93 %)	171 (95 %)	alle

Tabelle 1.12. (Fortsetzung)

Therapie Dosis; Dauer	Beobachtungsdauer	Ergebnis	Kommentar
2-4,7 mg/kg/die; 1,3 Jahre	x: 1,5 Jahre	kein Effekt	kleine Studie keine Kontrolle
3 mg/kg/die Aza, Cortison 150, ausschl. Antilymphozytenglobul. für 12 Monate	2 Jahre	Schubrate gemindert, nach Absetzen wieder erhöht	Kombinationstherapie, keine Kontrolle
3 mg/kg/die; über 5 Jahre	über 10 Jahre	Schubrate vermindert 59 % stabil, 45 % rezidiv nach Beendigung der Therapie	keine Kontrolle lange Nachbeobachtungszeit
2 mg/kg; etwa 2,5 Jahre	etwa 3 Jahre	Schubrate vermindert, geringe Progression	keine Kontrolle nur 50 % der Behandelten erfaßt
100-200 mg/die; a) 6-12 Jahre b) 3-6 Jahre	a)6-12 Jahre b)3-6 Jahre	a)Progression deutlich "aufgehalten" b)rollstuhlpflichtig und schlechter: 9 % der Aza-, 65 % der unbehand. Pat.	a)große Einzelserie ohne Kontrollen b) randomisierte, offene Studie, 1 Untersucher
200-100 mg/die+Prednisolon 10-20 mg/die; 1-8 Jahre	x: 8 Jahre	primär chronisch progr.: 27 % stabil; sekundär chron.-progr.: 35 % stabil	keine Kontrollgruppe
2,5 mg/kg/die	x: 9,5 Jahre	a)65% stab., 35% verschlecht. b)35% stab., 65% verschlecht.	keine Kontrollgruppe
2,5 mg/kg/die	2 Jahre	kein stat. signifikanter Unterschied bzgl. Schubrate und Progred.; Schubrate unter Aza numerisch geringer	einf.blind, randomisiert (?), kl.Gruppe, kurze Nachbeobacht.zeit
150 mg Aza/die; mittl. Behandl.-dauer ca. 4 Jahre	9 Jahre	Schubrate vermindert geringe Progression	größtes,am längsten nachbeob. Kollektiv schlecht kontrolliert nicht vollständ. erf.
100-150 mg/die; Dauer etwa 2,5 Jahre	2,5 Jahre	Schubrate vermindert, Progression fraglich, abgemildert	keine Kontrolle
5 mg Mercaptopurin, 25 mg Methotrexat für 3 Monate	10 - 24 Monate	kein Unterschied	doppelblind randomisiert, kl. Gruppen, kurze Behandlungs- und Beobachtungszeit
Aza 3 mg/kg/die; 15 Monate, 1. Woche: Antilymphozytenglobuline, 1.-4. Woche: Prednisolon	15 Monate	kein signifik. Unterschied, Tendenz zugunsten Aza (geringe Schubrate)	doppelbl., Kontr.gr. vor Therapie deutl. besser als Verum, kurze Beobacht.zeit, kleine Gruppen
Aza 2 mg/kg/die + Cortison; 1-2 Jahre	1-2 Jahre	geringere Progression bei schubf. Progredienten; Schubrate nicht beeinflußt	random., nicht blind Aza-Pat. waren zu Beginn schlechter
Aza 2,5 mg/kg/die; 18 Monate	über 2 Jahre	Aza: 4 v. 10 verschlechtert; Plac: 7 v. 11 verschlechtert (nicht signifikant)	kleine Studie, in beiden Gruppen Besserung
Aza 2,5 mg/kg/die; 36 Monate	3-4 Jahre	geringere Progression und Schubrate unter Aza (statistisch eben noch signifikant)	größte Doppelblindstudie, fragl. Compliance, Erkrankungsdauer b. Eintr.

III. Umfassender Erfahrungsbericht ohne eigenes Vergleichskollektiv

IV. Umfassender Erfahrungsbericht mit eigenem Vergleichskollektiv

V. Prospektive kontrollierte vergleichende Studie

Zusammenfassend kann festgestellt werden, daß bisher über die Therapieergebnisse bei über 1000 Patienten in unkontrollierten sowie ca. 600 in kontrollierten Studien berichtet wurde. Während die eindeutig negativen Studien in der Regel aufgrund ihres Designs und/oder der geringen Beobachtungsdauer bzw. Fallzahl angreifbar sind, sprechen die unkontrollierten Langzeitbeobachtungen vor allem von Aimard sowie die offene kontrollierte Studie von Patzold mit einer gewissen Wahrscheinlichkeit für eine Wirkung von Azathioprin, vorwiegend bei schubförmigen Verläufen.

In der kürzlich publizierten großen britisch-holländischen Doppelblindstudie (British u. Dutch 1988) wurden 354 Patienten entweder einer Plazebo- oder einer Azathioprin-Therapie über drei Jahre zugeordnet. Ab dem 2. Behandlungsjahr fand sich in der Azathioprin-Gruppe eine geringere Krankheitsprogression, der Unterschied erreichte jedoch erst nach dem 3. Behandlungsjahr statistische Signifikanz und war gering ausgeprägt. Leider wurde in dieser Studie die Compliance nur unzureichend kontrolliert und die rekrutierten Patienten waren im Mittel bei Eintritt in die Studie schon 9 Jahre erkrankt, was die Aussage etwas relativiert. Andererseits könnte ein bei Beobachtung über 2-3 Jahre geringfügiger Unterschied auf lange Sicht bei einer mehr lebensbegleitenden denn lebensverkürzenden Krankheit wie der MS durchaus von Bedeutung sein.

1.3.3.4 Cyclosporin A

a) Chemie, Wirkungsweise, Pharmakokinetik

Cyclosporin gehört zu einer neuen Gruppe von zyklischen Oligopeptiden (Abb. 1.2), die als sekundäre Metaboliten von zwei Fungi imperfecti, Cylindrocarpon lucidum Booth und Tolypocladium inflatum Gams, produziert werden (Dreyfuss et al. 1976). Es handelt sich um ein Endekapeptid mit dem Molekulargewicht 1202,6 (Petcher et al. 1976). Im Rahmen des pharmakologischen Screenings konnte Borel et al. (1976) seine spezifische immunsuppressive Wirkung auf die Lymphozyten ohne direkten antiproliferativen Effekt nachweisen (Wiesinger u. Borel 1979).

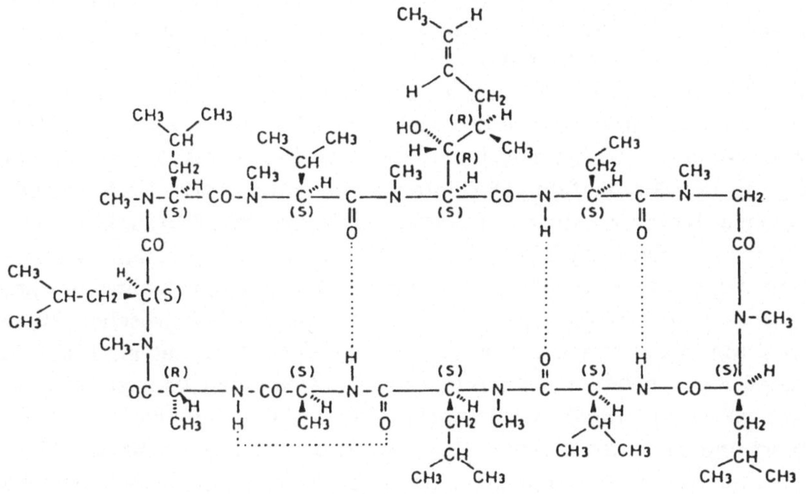

Abb. 1.2. Cyclosporin A: Strukturformel

Obwohl der exakte *Wirkungsmechanismus* immer noch nicht bekannt ist, sprechen eine Reihe von experimentellen Befunden dafür, daß es spezifisch die Transskription von Messenger-RNS hemmt, welche für die Lymphokinproduktion kodiert (Elliott et al. 1984; Granelli-Piperno et al. 1984; Kronke et al. 1984; Hess u. Colombani 1986). Es supprimiert die Synthese von Interleukin 2, Gamma-Interferon, B-Zell- und zytolytische T-Zell-stimulierenden Faktoren (Borel u. Ryffel 1985). Es scheint auch die Vorläuferzellen von zytotoxischen Effektorlymphozyten daran zu hindern, auf Interleukin 2 zu reagieren. Infolge dieser supprimierenden Effekte hemmt Cyclosporin die sogenannten "Helfer" und "zytotoxischen" T-Zellfunktionen sowohl in der Phase der primären Immunisierung, als auch während bereits bestehender Immunreaktionen (Borel u. Ryffel 1985). Die Aktivierung von Suppressor-T-Lymphozyten bleibt im wesentlichen unbeeinflußt (Wagner et al. 1985; Hess u. Colombani 1986). In der letzten Zeit wurden Beobachtungen berichtet, daß Cyclosporin den Stoffwechselweg der Polyamin-Biosynthese hemmt, was allem Anschein nach mit einer Antagonisierung des Prolaktins am Rezeptor zusammenhängt (Larson 1986). Es wird diskutiert, ob nicht auch die immunmodulatorische sowie ein Teil der Nebenwirkungen durch die Beeinflussung der Prolaktinrezeptoren wesentlich bestimmt werden (Hiestand u. Mekler 1986).

Neben anderen tierexperimentellen Modellen menschlicher Autoimmunerkrankungen (Übersicht bei Nussenblatt et al. 1986), hemmt Cyclosporin auch die Entstehung der EAE bei aktiv immunisierten Lewis-Ratten ab einer Dosis von 15 mg/kg/die. Bei anderen Tierspezies hat es ebenfalls eine protektive Wirkung auf die EAE. Bei Beginn der Therapie nach der Erkrankungsinduktion, wird die Symptomatik abgemildert und die Krankheitsdauer verkürzt. Auch der passive Transfer durch sensibilisierte Lymphozyten wird unterdrückt. Die Schutzwirkung von Cyclosporin dauert allerdings nur so lange an, wie das Medikament gegeben wird. Alle Ratten entwickelten akute Symptome innerhalb von 1 1/2 bis 2 Wochen nach Beendigung der Medikation. Die chronisch-rezidivierende EAE wurde in der einzigen hierzu publizierten Studie nicht beeinflußt (Suckling et al. 1986; Reiber u. Suckling 1986): im Gegenteil, die Symptomatik war nach Absetzen der Behandlung stärker als in der unbehandelten Kontrollgruppe.

Pharmakokinetik: Nach peroraler Aufnahme werden zwischen 20 und 50 % des Medikamentes aus dem Darm resorbiert (Wood et al. 1983). Die maximalen Konzentrationen im Blut sind 3 - 4 Stunden danach festzustellen (Keown et al. 1985). Cyclosporin wird in das lymphatische System absorbiert und über den Ductus thoracicus in das Blut gebracht. Die Elimination erfolgt fast ausschließlich in der Leber und ist biphasisch. Die erste Phase der Elimination dauert etwa 1 Stunde und entspricht der Verteilung auf das Gewebe, die 2. Phase dauert zwischen 4 und 10 Stunden. Innerhalb des Blutes ist etwa 10 % an die Leukozyten, 50 % an die Erythrozyten gebunden, der Rest verbleibt im Serum. Ein großer Vorteil gegenüber bisherigen Immunsuppressiva liegt in der guten Bestimmbarkeit des Spiegels im Blut mittels Radioimmunassay (Donatsch et al. 1981; Wonigeit 1985) oder auch über Hochdruckflüssigkeitschromatographie (Robinson et al. 1983). Seit neuestem ist auch die Bestimmung mit monoklonalen Antikörpern möglich (Quesniaux et al. 1987). Die starke und temperaturabhängige Bindung an die Erythrozyten begründet die Überlegenheit der Bestimmung im hämolysierten Vollblut im Gegensatz zu der alleinigen Bestimmung im Serum. Wegen der starken Konzentrationsschwankungen in den ersten Stunden nach Aufnahme, sollte die Bestimmung in der sogenannten "Trough"-Phase erfolgen, das heißt mindestens 12 Stunden nach der letzten Einnahme (Wonigeit 1985; Keown et al. 1985).

Während in der frühen Phase der Anwendung in der Transplantationsmedizin noch Spiegel über 1000 ng/ml akzeptiert, z.T. sogar angestrebt wurden, zielt man inzwischen in der Initialdosierung auf Blutspiegel von maximal 400 bis 800 ng/ml, in der längerfristigen Vorbeugung der Transplantatabstoßung auf 150 bis 400 ng/ml. Der letztere Dosisbereich wird auch für die Behandlung von Autoimmunerkrankungen empfohlen (von Graffenried u. Harrison 1985). Innerhalb des Körpers bindet Cyclosporin aufgrund seiner sehr starken Lipophilie ganz überwiegend an das Fettgewebe. Gewebe mit hohen Medikamentenkonzentrationen sind das Pankreas, die Nebennieren und auch die Leber. Nur geringe Spiegel wurden im Gehirn gemessen (Ried et al. 1983; Atkinson et al. 1983).

b) Nebenwirkungen

Bereits in den ersten Jahren der Anwendung von Cyclosporin fiel eine Einschränkung der Nierenfunktion auf, die zunächst jedoch, da es sich im wesentlichen um nierentransplantierte Patienten handelte, von der Grunderkrankung schlecht zu differenzieren war. Auch bei anderen Transplantatempfängern, so z. B. Herztransplantierten, war es selten möglich, eine präexistente, latente Nierenschädigung auszuschließen. Interessanterweise ist die nephrotoxische Wirkung im Tierexperiment nicht aufgefallen, da die untersuchten Spezies eine geringe Empfindlichkeit aufweisen. Der Pathomechanismus der Cyclosporin-Nephrotoxizität ist nicht vollständig geklärt. Es dürfte sich um eine kombinierte Auswirkung von drei Vorgängen handeln (Keown et al. 1987):

1) Vasokonstriktion aufgrund einer Aktivierung des Renin-Angiotensin-Aldosteron-Systems und Störung des Prostaglandin/Thromboxan A II-Gleichgewichtes,
2) Plättchenaktivierung durch vermehrte Thromboxan A II-Produktion und gebremste Bildung von prostacyclin-stimulierendem Faktor,
3) schließlich auch eine direkte Toxizität am Tubulus durch Hemmung der Atmungsketten in den Mitochondrien.

Eine Übersicht über die Pathomechanismen, das jeweilige morphologische Korrelat und die Symptomatik der Cyclosporin-Nephrotoxizität gibt die in Anlehnung an Mihatsch et al. (1985) und Mihatsch (1988) erstellte Tabelle 1.13. Klinisch findet sich eine bereits einige Tage nach Beginn der Therapie auftretende Erhöhung der harnpflichtigen Substanzen im Serum (Kreatinin, Harnstoff-N, Harnsäure) sowie gelegentlich eine Hyperkaliämie. Eine Erhöhung des Blutdruckes wurde bei Transplantationspatienten bei knapp 40 % beschrieben (von Graffenried u. Krupp 1985), wobei sie nicht immer mit einer nachweisbaren Nephrotoxizität einherging. Es werden ähnliche Mechanismen wie für die Nephrotoxizität angenommen.

Tabelle 1.13. Cyclosporin A - Nephrotoxizität. (Nach Mihatsch 1988)

A. "Funktionelle" Toxizität

Pathomechanismus: Präglomeruläre Vasokonstriktion, Aktivierung des Renin-Angiotensin-Aldosteron-Systems, erhöhte Aktivität der sympathischen Innervation, Prostaglandine (?).

Vorkommen: Immer, schon mit Beginn der Behandlung, auch bei niedriger Dosis.

Symptome: Senkung der glomerulären Filtrations- und renalen Perfusionsrate, erhöhter renaler Gefäßwiderstand, Blutdruckanstieg.

Morphologie: Keine faßbaren Veränderungen.

Reversibilität: Ja.

B. Tubulotoxizität

Pathomechanismus: Direkte toxische Wirkung auf Tubuli durch Störung der Atmungskette.

Vorkommen: Dosisabhängig (Vollblut-trough-Spiegel > 1000 ng/ml), individuelle Prädisposition (?), meist einige Wochen nach Beginn der Behandlung.

Symptome: Gering, Enzymurie (?), Aminoazidurie (?).

Morphologie: Unspezifisch: Riesenmitochondrien, Vakuolenbildung, Kalkablagerung in den Tubuli.

Reversibilität: Ja.

C. Vaskuläre Toxizität

Pathomechanismus: Direkte Gefäßwandschädigung und thrombotische Mikroangiopathie; Faktor VIII-Aktivierung, Abfall bestimmter Prostaglandine und Plättchenaggregation führen zu intravasaler Gerinnung, Arteriolopathie und Fibrose der Gefäßwände.

Vorkommen: Bei länger anhaltenden hohen Medikamentenspiegeln (> 800 ng/ml), Prädisposition (?), zusätzliche nephrotoxische Einflüsse, frühestens Monate nach Beginn der Behandlung.

Symptome: Minderung der glomerulären Filtrations- und renalen Perfusionsrate, erhöhter renaler Gefäßwiderstand, Hypertonie.

Morphologie:
1. Vakuolisierung des Gefäßendothels und der glatten Muskelzellen, Einzelzellnekrosen.
2. Bildung von Fibrin- und Plättchenthrombi, Eiweißablagerungen ersetzen nekrotische Zellen.
3. Eigentliche Arteriolopathie mit verdickter Basalmembran mit großen Eiweißablagerungen in der Gefäßwand, Verengung oder komplette Okklusion des Gefäßlumens, dadurch bedingte Ischämie und streifige intestitielle Fibrose.

Reversibilität: Nein.

Weitere häufige Nebenwirkungen sind (s. Tabelle 1.14, modifiziert nach Graffenried u. Krupp 1985): Hypertrichose, wobei sich keine Hinweise auf eine Störung des Endokriniums ergeben haben (Handelsmann et al. 1984); Gingivahyperplasie, die viele Ähnlichkeiten zu der durch Phenytoin induzierten hat; an neurologischen Komplikationen wurden feinschlägiger Tremor sowie Warm-Kalt-Parästhesien beschrieben. Zunächst nur bei Knochenmarkstransplantierten, dann in sehr geringem Prozentsatz auch bei anderen Erkrankungen, wurden zerebrale Krampfanfälle und Enzephalopathien (Groen et al. 1987) sowie Polyneuropathien beobachtet. Neben direkten toxischen Effekten von Cyclosporin, wird auch eine Hypomagnesiämie als Auslöser diskutiert (Thompson et al. 1984).

Tabelle 1.14. Beobachtete Nebenwirkungen nach Nierentransplantation (nach von Graffenried u. Krupp 1985). Langzeiterhebung bei Patienten unter Cyclosporin; n = 3068

		% der Patienten		% der Patienten
Nierenfunktionsstörung		51,7	Parästhesien	5,2
Hypertonie		38,5	Cushingoid	5,1
Infekte:	- gesamt	34,1	Hyperurikämie	4,0
	- bakterielle	18,3	Fettstoffwechselstörung	3,6
	- virale	12,6	Störung der Herzfunktion	3,2
	- Pilze	3,2	Magen-Darm-Ulzera	3,1
Hypertrichose		32,9	Hyperglykämie	2,1
Tremor		20,7	Akne	2,0
Leberfunktionsstörung		18,4	Anfälle	1,6
Gingivahyperplasie		14,8	Muskel-/Gelenkschmerz	1,1
Übelkeit		9,4		

c) Bisherige Ergebnisse in der Transplantationsmedizin und bei Autoimmunerkrankungen, laufende Studien bei MS

In der Nierentransplantation haben mehrere kontrollierte Studien und zusammenfassende Auswertungen gegenüber der konventionellen Immunsuppression mit Azathioprin und Kortikosteroiden, teilweise auch Antilymphozytenglobulin, eine Verbesserung der Transplantatüberlebensraten über ein bis zwei Jahre von 15 bis 20 % gezeigt (Opelz 1986; Rogers u. Kahan

1984). Andere Transplantationen, wie z. B. Leber- oder kombinierte Herz-Lungen-Übertragung, wurden erst durch Cyclosporin ermöglicht (Starzl et al. 1982; Reitz et al. 1982; Mc Gregor et al. 1986; Starzl et al. 1986). Nach übereinstimmender Meinung der Autoren hat Cyclosporin auch ganz wesentlich zur Verbesserung der Ergebnisse der Pankreastransplantation (Calne 1986) und der Knochenmarkstransplantation (Gratwohl u. Speck 1986) beigetragen.

Anfang 1985 waren bereits über 1000 Patienten mit Autoimmunerkrankungen mit Cyclosporin behandelt worden. Eine Reihe von Pilot- und kontrollierten Studien sind noch in Gang, so daß bisher eine sichere Aussage zur Wirkung auf Autoimmunerkrankungen und zu eventuellen Vorteilen gegenüber der konventionellen Therapie nicht möglich ist. Übersichten finden sich bei Schmitz-Schumann (1986) sowie in dem Sammelband von R. Schindler (1985). Erfahrungen liegen bereits vor bei: Uveitis, M. Behcet, rheumatoider Arthritis, systemischem Lupus erythematodes, Diabetes mellitus Typ I, endokriner Ophthalmopathie, primärer biliärer Zirrhose, M. Crohn, Glomerulonephritis, pulmonaler Sarkoidose, Psoriasis, Pemphigus und Pemphigoid, aplastischer Anämie, idiopathischer Thrombozytopenie und Myasthenia gravis.

Es sind bisher weltweit drei Studien zu Cyclosporin bei multipler Sklerose durchgeführt bzw. vor kurzem abgeschlossen worden. Eine britische kontrollierte Studie, Cyclosporin-A gegen Plazebo, wurde im Juni 1982 begonnen, hatte jedoch Probleme mit der Rekrutierung von Patienten, so daß seit Ende 1983 ein holländischer Arm hinzukam. Diese Studie wurde offiziell im September 1986 abgeschlossen (Rudge et al. 1989). Neben der eigenen Studie (s. Abschnitte 2.3 und 3.3) wurde ab Ende 1984 in den USA eine große placebokontrollierte Studie durchgeführt mit etwa 350 Patienten, die im Laufe des Jahres 1988 abgeschlossen wurde (Multiple Sclerosis Study Group 1988).

2 Methodik

2.1 Retrospektive Paarvergleichsstudie zur Beurteilung der Wirksamkeit von Azathioprin

2.1.1 Paarbildungskriterien

Aus den 277 Patienten, die 1973 und 1974 an der Neurologischen Universitätsklinik Würzburg unter der Diagnose multiple Sklerose betreut worden waren, wurden nach Aktenlage alle diejenigen für die Paarbildung ausgesucht, die die folgenden Kirterien erfüllten: gesicherte Diagnose MS (Kriterien nach Schumacher 1965); Jahrgang nach 1920; Wohnort im Umkreis von 150 km; 1973/1974 noch gehfähig (Punktwert in der EDSS nach Kurtzke (1983) unter 7,0); Einnahme von Azathioprin für die Dauer von mindestens 2 Jahren oder keinerlei immunsuppressive Behandlung. Aus dieser Grundgesamtheit wurden jeweils mit einem azathioprin-behandelten und einem nicht immunsuppressiv behandelten Patienten 42 Paare ausgesucht. Paarbildungskriterien waren:

1. EDSS-Wert 0 - 2,5; 3 - 4,5; 5 - 6,5;
2. Geschlecht;
3. Alter;
4. Erkrankungsdauer.

2.1.2 Datengewinnung

Die Patienten wurden angeschrieben und zu einer Nachuntersuchung einbestellt. Soweit auch nach mehrmaliger Aufforderung keine Nachuntersuchung in der Klinik zu ermöglichen war, wurden durch Telefonate und einen Erhebungsbogen Informationen über den aktuellen Befund von den Patienten selbst und ihren Hausärzten eingeholt. Bei verstorbenen Patienten wurden ebenfalls die Angaben des Hausarztes und die amtlichen Todesbescheinigungen ausgewertet.

Die Nachuntersuchung bestand aus einem von 2 Untersuchern erhobenen standardisierten neurologischen Befund und darauf basierend, Vergabe der entsprechenden Punktzahl für den Neurostatus (s. Anhang 3), die Funktionssysteme und den Gesamtscore nach Kurtzke (1983) sowie die Incapacity Scale (IFMSS 1985) und den "Ambulation-Index" (Hauser et al. 1983). Anamnestisch wurden Daten über Medikamenteneinnahme und Krankheitsaktivität, sowie mittels spezieller Fragebögen, Informationen zur sozialen Situation und Selbsteinschätzung der Patienten eingeholt.

2.2 Untersuchung zum Langzeitrisiko einer immunsuppressiven Therapie mit Azathioprin

2.2.1 Patientenkollektiv

Für diese Untersuchung wurden alle zwischen 1968 und 1974 an der Neurologischen Universitätsklinik Würzburg ambulant oder stationär betreuten Patienten mit der Diagnose MS ermittelt. Von diesen 727 Patienten war bei 206 zwischen 1.1.68 und 31.12.74 eine Azathioprin-Therapie begonnen worden und eine Mindesteinnahmedauer von 10 Tagen dokumentiert. Diese Patienten, die gleichzeitig auch die Diagnosekriterien nach Schumacher (1965) erfüllten, wurden Gegenstand der weiteren Untersuchung. Die hier nicht weiter berücksichtigten Patienten gliedern sich wie folgt auf: 338 mit gesicherter MS waren nach Aktenlage überhaupt nicht mit Azathioprin behandelt worden, bei 28 wurde nach 1974 die Azathioprin-Behandlung angesetzt, 9 wurden mit anderen Immunsuppressiva, jedoch nicht mit Azathioprin behandelt, und schließlich erfüllten 146 nicht die Kriterien für eine klinisch gesicherte Diagnose.

2.2.2 Auswertungskriterien, Einteilung der Patienten

Anhand der eigenen Akten und derer auswärtiger Krankenhäuser sowie der mittels standardisierter Fragebögen eingeholten Informationen von behandelnden Haus- und Fachärzten, den Patienten selbst und ihren Angehörigen sowie den zuständigen Gesundheitsämtern wurde versucht, eine möglichst lückenlose Rekonstruktion des weiteren Verlaufes bis zum Stichtag 31.08.85 bzw. zum Tode des Patienten zu erhalten. Ein Schwerpunkt wurde auf die Medikamentenanamnese sowie auf das Auftreten von Nebenwirkungen und Neoplasien gelegt. Entsprechend der Einnahmedauer von Azathioprin wurden 3 Gruppen unterschieden:

- Gruppe A: Einnahme bis 3 Monate;
- Gruppe B: Einnahme 3 Monate bis 3 Jahre;
- Gruppe C: Einnahme länger als 3 Jahre.

2.2.3 Überlebenszeitanalyse

Für jeden Patienten konnte zwischen Diagnosejahr und Ende des Beobachtungszeitraumes bzw. Sterbetag eine genaue Zeitdauer definiert werden, die als Grundlage für die Berechnung der kumulativen Überlebenswahrscheinlichkeiten in den jeweiligen Zeitintervallen diente. Als Bezugsgröße für die erwartete Mortalität wurden die Sterbetafeln des Landes Bayern für die Jahre 1970/1972 herangezogen. Dies erschien zum einen gerechtfertigt, weil die meisten Patienten aus Bayern stammten, zum anderen wurde bei einem Großteil die Diagnose im Zeitraum 1970 bis 1972 gestellt. Unter Zugrundelegung des Geschlechtes, des Alters bei Diagnosestellung und der Anzahl der Jahre unter Beobachtung jedes einzelnen Patienten, konnte aus den korrespondierenden Überlebenswahrscheinlichkeiten der bayerischen Bevölkerung die "erwartete" Anzahl der Todesfälle für jede Gruppe errechnet werden. Aus den zusammengefaßten Werten wurde eine Überlebenswahrscheinlichkeitskurve für die "Normalbevölkerung" erstellt. Die Unabhängigkeit der Überlebenskurven für die einzelnen Einnahmegruppen (A bis C) und die Normalbevölkerung wurde nach der Methode von Kaplan und Meier (1958) geprüft. Um Unterschiede in der Geschlechts- und Altersverteilung auszugleichen, wurde zusätzlich das Verfahren nach Breslow (1974, 1975) angewandt.

2.2.4 Malignominzidenz, Vergleich mit der Normalbevölkerung

Um die in dieser Untersuchung beobachtete Häufigkeit von bösartigen Neubildungen mit der in einer Normalbevölkerungsgruppe erwarteten vergleichen zu können, wurden die Daten des Statistischen Amtes des Saarlandes herangezogen, das als einziges in der Bundesrepublik über ein vollständiges Krebsregister verfügt. Anhand der uns freundlicherweise überlassenen Grunddaten dieses Registers, wurde jedem Patienten aus unserer Studie - entsprechend Geschlecht und Alter bei Diagnosestellung - die korrespondierende Geschlechts- und Altersgruppe aus der Bevölkerung zugeordnet. Die so zugeordnete "Normalinzidenz" (bezogen auf das Jahr 1980 im Saarland) wurde mit der Anzahl der Beobachtungsjahre jedes einzelnen Patienten multipliziert und ergab somit insgesamt die Anzahl der erwarteten Krebsneuerkrankungsfälle. Erwartete und beobachtete Krebsinzidenz wurde nach dem Log-Rank-Test nach der Methode von Breslow (1974) auf statistische Signifikanz hin überprüft.

2.3 Doppelblind geführte, kontrollierte Vergleichsstudie zur Wirksamkeit von Cyclosporin A und Azathioprin in der Langzeitbehandlung der multiplen Sklerose

2.3.1 Fragestellung

Es sollte verglichen werden, ob Cyclosporin A sich in seiner Wirkung auf die Krankheitsprogression der multiplen Sklerose in einem definierten Zeitraum von mindestens 2 Jahren von einer Azathioprin-Behandlung unterscheidet. Maßstab der Wirkung sollte die Veränderung in einem standardisierten, quantifizierten neurologischen Befund sowie in der, ebenfalls aus dem neurologischen Befund hervorgehenden, Behinderungsskala Expanded Disability Status Scale (EDSS, Kurtzke 1983) sein. Diese Wirkung auf die Krankheitsprogression sollte in Relation gesetzt werden zur subjektiven und objektiven Verträglichkeit.

Eine ganze Reihe von weiteren Kriterien der Krankheitsaktivität sollte ebenfalls erfaßt und bei Abschluß der Studie einer explorativen Datenanalyse unterzogen werden.

2.3.2 Ein- und Ausschlußkriterien

In die Studie aufgenommen wurden Patienten mit klinisch gesicherter Diagnose MS, entsprechend den Kriterien von Schumacher (1965). Zusätzlich sollte mindestens ein mit der Diagnose MS zu vereinbarender Liquorbefund vorliegen (mononukleäre Pleozytose und/oder gesteigerte IgG-Synthese innerhalb des ZNS und/oder Nachweis oligoklonaler Banden). Unabhängig von der Verlaufsform sollten Patienten nur dann aufgenommen werden, wenn sie innerhalb der letzten 2 Jahre entweder Zeichen einer Verschlechterung des neurologischen Befundes oder/und mindestens einen Schub der Erkrankung hatten. Die Patienten sollten ambulanzfähig, d. h. zumindest mit Hilfe gehfähig sein (Kurtzke, EDSS 0 - 6,5).

Als Ausschlußkriterien galten dementsprechend:

a) Benigner Verlauf der Erkrankung in den letzten 2 Jahren.
b) EDSS (Kurtzke 1983) 7 oder mehr.
c) Deutlich eingeschränkte intellektuelle Leistungsfähigkeit und Kooperationsfähigkeit.
d) Alter unter 18 bzw. über 50 Jahre.
e) Vorbehandlung mit Zytostatika oder Interferon innerhalb der letzten 2 Jahre.
f) Patienten mit Azathioprin-Vorbehandlung konnten ohne Unterbrechung der Medikation in die Studie aufgenommen werden,
g) Patienten im akuten Schub. Solche Patienten durften frühestens 10 Wochen nach Schubbeginn in die Studie aufgenommen werden, um die meist spontane Rückbildung der Symptomatik als Störvariable bei Beginn des Beobachtungszeitraumes zu vermeiden.
h) Andere Erkrankungen, die entweder zur Beeinträchtigung der geistigen und körperlichen Leistungsfähigkeit oder zu einer deutlich reduzierten Lebenserwartung führen.
i) Manifeste oder anamnestische Malignome.
j) Schwangerschaft.
k) Patienten mit Kinderwunsch während der Studie.

l) Beeinträchtigung der Nierenfunktion (Serum-Kreatinin über 130 umol/l), Leberfunktion (Serum-Enzyme mehr als 100% oberhalb der Norm), Leukopenie(unter 3000/mm^3) oder Thrombopenie (unter 100.000/mm^3).
m) Klinisch relevante chronisch-virale Infekte.
n) Floride, akute bakterielle, virale oder Pilzinfekte.

2.3.3 Randomisierung

Nach eingehender Aufklärung der Patienten über den Zweck der Studie, deren Ablauf und die mit der Medikation verbundenen evtl. Risiken und nach erfolgter Einwilligung, wurden die Patienten in einem geschichteten Randomisierungsverfahren einem der zwei Therapiearme zugeteilt. Als Schichtungskriterien wurden berücksichtigt:

- Vorbehandlung mit Azathioprin ja/nein;
- Behinderungsgrad nach Kurtzke (1983) bei Eintritt: 0 - 2,5 / 3 - 4,5 / 5 - 6,5;
- Verlaufsform: primär chronisch progredient/alle anderen Verläufe;
- Behandlungszentrum: Würzburg/Hannover.

Innerhalb dieser 12 Schichten wurde nach Blöcken randomisiert, deren Größe nur der Randomisierungsstelle in Basel bekannt war.

2.3.4 Behandlungsmodalitäten

Nach erfolgter Randomisierung wurden die Patienten jeweils in Abständen von 3 Monaten neu in die Studie aufgenommen. Sie erhielten im Therapiearm 1 Cyclosporin als ölige Lösung in einer Dosierung von 5 mg/kg/Tag, einmalig verabreicht, und zusätzlich die entsprechende Menge Plazebokapseln; in Therapiearm 2 erhielten die Patienten Azathioprin in einer Dosierung von 2,5 mg/kg/Tag in Kapselform sowie eine ölige Plazebolösung in entsprechender Menge. Verum und Plazebo waren äußerlich und geschmacklich nicht von einander zu unterschieden.

Dosisanpassung/Compliance: In der Cyclosporin-Gruppe wurde ein "Trough"-Vollblutspiegel (24 Stunden nach der letzten Einnahme) von 200 bis 1000 ng/ml angestrebt. Aufgrund in der Zwischenzeit erhaltener Daten aus anderen Studien wurde der angestrebte Bereich nach den ersten 6 Monaten der Studie auf 150 bis 750 ng/ml reduziert.

Bei Spiegeln außerhalb dieser Bereiche wurde jeweils schrittweise die Dosis erhöht oder vermindert. In der Azathioprin-Gruppe wurde, mangels einer verläßlichen Spiegelbestimmung, das Auftreten einer Leukopenie bzw. einer Erhöhung des mittleren Zellvolumens der Erythrozyten über die Norm als Maßstab für die Compliance angesehen. War nach 6monatiger Behandlung keine dieser Veränderungen aufgetreten, wurde die Dosis schrittweise erhöht. Eine Reduktion bzw. vorübergehendes Absetzen der immunsuppressiven Medikation erfolgte in Abhängigkeit vom Ausmaß der Erhöhung von harnpflichtigen Substanzen, Leberfermenten bzw. Abfall der Leukozyten und des Hb. Ein Leukozytenabfall bis zu 25 % der Norm wurde toleriert. Bei bakteriellen Infekten erfolgte eine gezielte antibiotische Behandlung ohne Dosisänderung, bei viralen Infekten mit erheblicher Beeinträchtigung bzw. Fieber über 38°C, Absetzen bis zur Erholung. Auch bei Auftreten anderer relevanter, wahrscheinlich medikationsbedingter Nebenwirkungen wurde die Dosierung ebenso wie bei interkurrenten Erkrankungen oder Schwangerschaft nach Maßgabe des "blinden" behandelnden Arztes reduziert oder abgesetzt.

Begleittherapie: Eine symptomatische Therapie, z. B. mit Antispastika oder physikalischen Maßnahmen wurde, nach Maßgabe des "blinden" behandelnden Arztes, ebenso wie Medikamente zur Behandlung von Begleiterkrankungen weitergeführt.

Schubbehandlung: Bei akuten Schüben mit relevanter klinischer Beeinträchtigung wurde zusätzlich zur Immunsuppression mit Cyclosporin oder Azathioprin nach einheitlichem Schema Prednison verabreicht: Tag 1-7: 100 mg; 8-14: 75 mg; 15-21: 50 mg; 22-28: 50 mg jeden 2. Tag; 29-35: 25 mg jeden 2. Tag; 36-42: 15 mg jeden 2. Tag; 43-49: 10 mg jeden 2. Tag; 50-56: 5 mg jeden 2. Tag. Jegliche Begleitmedikation wurde exakt dokumentiert.

2.3.5 Sicherung des Doppelblind-Charakters der Studie

Patienten: Aufgrund der unterschiedlichen Zubereitungsform der Medikamente (Cyclosporin A flüssig, Azathioprin in Pulverform) mußten alle Patienten sowohl eine ölige Flüssigkeit als auch Plazebo bzw. Verum in verkapselter Form erhalten.

Betreuende Ärzte: Der jeweils betreuende Arzt hatte keinen Zugang zur Information über die Randomisierung und auch nicht zu den Labordaten der Patienten.

Für die *Überprüfung der Labordaten* und die daraus evtl. resultierende Notwendigkeit einer Dosisanpassung (s. oben) war ein zweiter Arzt zuständig, der nicht in die Betreuung der Patienten miteinbezogen war. Da es möglich war, daß der betreuende Arzt, aufgrund von spezifischen Nebenwirkungen, z. B. Hypertrichose oder Gingivahyperplasie bei Cyclosporin-Patienten, in seiner "Blindheit" gefährdet wird, wurde als zusätzliche Sicherung vorgesehen, daß der klinische Erfolg der Therapie von einem dritten Arzt beurteilt wurde, der zu Beginn der Studie und in 3monatigen Abständen während der Behandlungsdauer vom jeweils anderen Zentrum anreiste. Dessen Kontakt zu den Patienten beschränkte sich auf die neurologische Untersuchung und Quantifizierung der Befunde. Sowohl er als auch die Patienten hatten die Anweisung, sich nicht über Nebenwirkungen der

Therapie zu unterhalten. Zum Ende der Behandlung wurden Patienten, betreuende und beurteilende Ärzte nach ihrer Einschätzung befragt, welchem Therapiearm der jeweilige Patient zugeordnet war.

2.3.6 Beurteilung der Therapieeffekte

2.3.6.1 Klinisch-neurologische Untersuchung

Aufgrund einer standardisierten etwa 30minütigen Untersuchung wurde von dem auswärtigen Beurteiler das vorhandene neurologische Defizit quantifiziert. Hierzu wurde eine speziell für diese Studie entwickelte und vorher an dem Kollektiv der retrospektiven Paarvergleichsstudie überprüfte Skala, der Neurostatus (s. Anhang) eingesetzt. Der Neurostatus besteht aus einem Gesamtscore, der sich aus einzelnen Untertests zusammensetzt: Schriftprobe, Zeichentest, Fernvisus, Hirnstamm, Hirnnerven, Koordinations- und Positionsversuche, Muskeltonus, Reflexe, Paresen, Gangstörungen, Sensibilitätsausfälle, psychischer Befund und vegetative Störungen. Je nach Ausmaß der Störung kann der Neurostatusgesamtscore von 0-475 Punkte reichen.

Zusätzlich zu diesem neuentwickelten Instrument wurde, um eine bessere Vergleichbarkeit mit anderen Untersuchungen zu ermöglichen, auch die weitverbreitete Behinderungsskala nach Kurtzke (EDSS, Kurtzke 1983) bestimmt, die von 0-10 reicht (s. Anhang 4) und sich ebenfalls aus einzelnen Funktionssystemen errechnen läßt); die mehr die Behinderung im täglichen Leben erfassende Incapacity-Scale (Kurtzke 1983) und der Ambulation-Index nach Hauser et al. (1983). Wegen der trotz Bemühung um Standardisierung vorhandenen Variabilität und Abhängigkeit von evtl. Erwartungshaltungen war vereinbart, daß jeder Patient immer vom gleichen Untersucher über den gesamten Studienzeitraum, jeweils ohne Kenntnis des Vorbefundes, untersucht wird.

2.3.6.2 Schubhäufigkeit

Als Schub wurde eine mindestens 4 Tage anhaltende, deutliche Verschlechterung von vorbestehenden oder Auftreten neuer neurologischer Symptome nach einer Phase der relativen Stabilität definiert. Sobald wie möglich nach Auftreten eines Schubes wurde der jeweilige Patient untersucht und, falls relevante Symptome aufgetreten waren, entsprechend dem oben erwähnten Schema mit Kortikosteroiden behandelt.

2.3.6.3 Selbstbeurteilung der Patienten

Es wurde zu Beginn und in 3monatigen Abständen von den Patienten eine Selbstbeurteilungsskala für Befindlichkeitsveränderungen bei MS ("SBÄMS", Kappos 1983) ausgefüllt. Sie ist speziell für Therapiestudien konzipiert und zielt auf die Erfassung von Veränderungen in festgelegten Zeiträumen (hier 3-Monatsintervalle). Sie erfaßt nicht absolute Werte im Vergleich zur Norm. Die Patienten werden aufgefordert, ihr akutelles Befinden sowie bestimmte Fähigkeiten und Einschränkungen zu vergleichen mit dem Zustand 3 Monate zuvor; dabei haben sie die Wahl innerhalb einer 7stufigen Skala von "+3 = sehr gebessert" bis zu "-3 = sehr verschlechtert" und der Rubrik "trifft nicht zu". Die einzelnen Fragen lassen sich thematisch in folgende Bereiche gliedern, für die jeweils auch ein Subscore errechnet werden kann: Allgemeinbefinden, emotionale Störungen, soziale Aktivitäten und Belastbarkeit, geistige Leistungsfähigkeit, Vegetativum, Motorik, Koordination, Sensibilität, Hirnnerven und Sensorik, spezifische Therapienebenwirkungen. Durch Einbau von jeweils äquivalenten Fragen können inkonsistente Stellungnahmen, z. B. im Sinne von Verleugnungstendenz oder mangelnder Sorgfalt quantitativ erfaßt werden. Aus den einzelnen Antworten kann eine Gesamtpunktzahl errechnet werden.

Zusätzlich wurden die Patienten pauschal zur Beurteilung des Therapieerfolges im jeweils zugrundeliegenden 3-Monatsintervall befragt. Sie hatten die Wahl zwischen: "keine", "leichte", "mäßige", "gute", "sehr gute" Therapiewirkung. Bei Beendigung der Studie wurde dieselbe Frage, bezogen auf den gesamten Studienzeitraum, gestellt.

2.3.6.4 Evozierte Potentiale

Von allen Patienten wurden in jährlichen Abständen während der Studie visuell evozierte Potentiale abgeleitet. Entsprechend den Empfehlungen zur Untersuchungsmethodik evozierter Potentiale in der Routinediagnostik (Hacke et al. 1985) wurden die VEP's in einem fensterlosen, ruhigen Raum unter immer gleichen Bedingungen abgeleitet. Die Stimulation erfolgte mittels optomechanischer Musterumkehr durch einen Diaprojektor und einen Drehspiegel. Mit einer Reizfrequenz von 2 Hz wurde jeweils eine Schachbrettfigur auf einem Bildschirm erzeugt und die Kästchenfarbe ausgetauscht. Leuchtdichte und Schwarz-Weiß-Kontraste waren über den Beobachtungszeitraum hinweg konstant, die Kästchengröße betrug $0{,}6^{o}$. Für die in der Regel durchgeführte foveale (= zentrale) Reizung betrug die Bildschirmgröße $8{,}6^{o}$. Der Patient wurde angehalten, jeweils mit dem einen unbedeckten Auge auf die Mitte des Bildschirmes zu fixieren. Das entstehende Potential wurde bipolar durch subkutane Platinelektroden abgeleitet, die 5 cm über dem Inion und hochparietal plaziert waren. Eine Referenzelektrode wurde frontal angesetzt. Pro Auge wurden 200 Bildumkehrdurchgänge und die entsprechend entstandenen Potentiale gemittelt, das entstehende Kurvensummenbild auf einem Bildschirm digital erzeugt. In der Bewertung wurde in erster Linie die Latenz bis zur positiven Welle P_2 (= "P_{100}") sowie die Beurteilung, ob diese Welle ausreichend von dem übrigen Potential abgrenzbar war, berücksichtigt. Der Normwert für die P_2-Latenz liegt zwischen 90 und 110 ms. Als Kriterium für die Auswertbarkeit der P_2-Welle galt eine starke Ausprägung mit klar erkennbarem N_2-P_2-N_3-Komplex mit gut definierten, steil abfallenden Schenkeln. Bei einem Teil der Patienten wurden in Zusammenarbeit mit Prof. Maurer, Universitäts-Nervenklinik Würzburg, auch die akustisch evozierten und somatosensorisch evozierten Potentiale in jährlichen Abständen gemessen.

2.3.6.5 Neuropsychologische Untersuchungen

Bei allen Studienpatienten wurde vor Beginn und in Jahresabständen ein Kurzintelligenz-Test (Lehrl et al. 1974) durchgeführt. Dieser "Mehrfach-Wortschatz-Test" (MWT) besteht aus insgesamt 33 Reihen von je 5 Worten, wovon jeweils nur eines eine sinnvolle Bedeutung hat und vom Patienten markiert werden soll. Aus der Anzahl der richtigen Markierungen läßt sich ein Rohwert errechnen, der auch in einen Intelligenzquotienten (IQ) umgerechnet werden kann. Es können Werte von unter 75 bis über 125 gemessen werden. Dieser Test soll mehr überdauernde Anteile der Intelligenz erfassen. Von Patienten mit so errechnetem IQ unter 80 wurden die Selbstbeurteilungsfragebögen (SBÄMS) nicht verwertet. Die Würzburger Patienten wurden zusätzlich in Jahresabständen mit dem Benton-Test (BT) als orientierende Untersuchung zur Erfassung psychoorganischer Störungen (Benton 1981) untersucht. Es wurde Form C mit der Instruktion A verwendet. Dabei wurden die Patienten aufgefordert, sich 10 Tafeln mit geometrischen Figuren, jeweils 10 Sekunden lang anzusehen, um sie nach Wegnahme der Vorlage sofort aus dem Gedächtnis nachzuzeichnen. Für die Wiedergabe wurde kein Zeitlimit gesetzt. Es wurde zum einen die Anzahl der richtig dargestellten Bildtafeln (maximal 10 Punkte) berücksichtigt, zum anderen die Fehlerzahl, d. h. die Anzahl falsch dargestellter oder fehlender Figuren in der Bildtafel, wobei sich auch Werte über 10 ergeben können. Methodik und Ergebnisse finden sich im Detail bei Mann (1987).

2.3.6.6 Erfassung der Compliance, Erkennung von Nebenwirkungen

Vor Beginn der Therapie, nach 14 Tagen und nachfolgend in monatlichen Abständen, waren folgende Laboruntersuchungen angesetzt: großes Blutbild und Thrombozyten, BKS, Natrium, Kalium, Kalzium, Chlor, Magnesium,

Eisen, Kupfer, Harnstoff, Harnsäure, Kreatinin, anorganisches Phosphat, alkalische Phosphatase; Gamma-GT, GOT, GPT, Bilirubin, Gesamteiweiß, Albumin, Cholesterin, Triglyzeride im Serum, Urinstatus und ggfs. Urikult, Cyclosporin-Vollblutspiegel (Radioimmunoassay nach Donatsch et al. 1981).

In 3monatigen Abständen und bei Bedarf auch dazwischen wurde vom behandelnden Arzt nach Nebenwirkungen gefragt und diese anhand einer 3-Punkt-Skala (mild, mittel, schwer) sowie nach ihrem Zusammenhang zur Studienmedikation eingeschätzt. Ebenso wurde alle 3 Monate ein internistischer Befund erhoben. Zur Bestimmung der Inzidenz wurde jede Nebenwirkung nur einmal pro Patient gerechnet, unabhängig von ihrer Dauer. Für die Bestimmung der Gesamthäufigkeit von Nebenwirkungen wurde jedes unterschiedliche Ereignis einmal pro 3-Monatsintervall berücksichtigt.

2.3.6.7 Magnetische Resonanztomographie

91 der Würzburger Patienten wurden 6 Monate vor und mit Ende der Studie einer magnetischen Resonanztomographie des Kopfes unterzogen. Zum Zeitpunkt der ersten Untersuchung waren alle Patienten für die Dauer von mindestens 18 Monaten entweder mit Cyclosporin oder Azathioprin behandelt. Die Kernspintomographie erfolgte mit einem 1,0 T Siemens Magnetom in jeweils leicht und stark T2-gewichteten Sequenzen mit einer Repetitionszeit von 2,9 s und Echozeiten von 40 und 120 ms. In jeder Sequenz wurden 22 bis 24 paraxial orientierte Schichten mit einer Schichtdicke von 5 oder 6 mm aufgenommen und auf Filmen photographisch festgehalten. Bei der Zweituntersuchung wurde besondere Sorgfalt darauf verwandt, die Position der Patienten und die Schichtführung sowie die Aufnahmeparameter exakt mit der ersten Untersuchung vergleichbar zu halten. Bei der Beurteilung der zwei Untersuchungen wurde in einem ersten Schritt die Vergleichbarkeit durch 3 Untersucher auf einer 3stufigen Skala jeweils hinsichtlich anatomischer und Kontrasteigenschaften beurteilt (Beurteilungsstufen: mäßig, gut, sehr gut). Wurden die MRT's von einem Patienten in beiden Kategorien mit "mäßig" beurteilt, schieden sie für die weitere Untersuchung aus. Anhand einer 5stufigen Skala wurden die Aufnahmen jedes einzelnen Patienten verglichen: Die Stufen reichten von: "gebessert" = eine oder mehrere Läsionen nicht mehr nachweisbar; "leicht gebessert" = eine oder mehrere Läsionen kleiner bzw. weniger intensiv; "unverändert"; "leicht verschlechtert" = eine oder mehrere Läsionen intensiver oder größer dargestellt; bis "deutlich verschlechtert" = Nachweis neuer Läsionen. Hierbei war vereinbart, daß in Fällen, in denen Kriterien für "verschlechtert" mit solchen für "verbessert" zusammentrafen, erstere gewertet wurden, da man von einer Krankheitsaktivität ausgehen mußte. Die Beurteilung von drei Untersuchern wurde zu einem Gesamtscore gemittelt.

Zusätzlich zu dieser qualitativen Beurteilung wurde mit einem Planimetriegerät der Fa. Contron im Rechenzentrum der Universität Würzburg an den photograpischen Reproduktionen der MR-Aufnahmen in jeder einzelnen Schicht die Fläche der dargestellten Läsionen bestimmt und anhand der um die Überlappung (10 %) korrigierten Schichtdicke eine Annäherung des Volumens berechnet. Diese Berechnung erfolgte durch zwei Untersucher, ebenfalls ohne Berücksichtigung des klinischen Befundes und auch der qualitativen Einschätzung.

2.3.6.8 Immunologische Verlaufsparameter

Folgende immunologische Untersuchungen wurden regelmäßig durchgeführt:

a) Phänotypische Charakterisierung der Lymphozytensubpopulationen: für die Patienten in Würzburg (n=106) vor Beginn der Therapie, nach 14 Tagen sowie bis zum Studienende in monatlichen Abständen. Für die Patienten in Hannover (n=86) vor Beginn und in vierteljährlichen Abständen bis zum Ende der Studie.
b) Lymphozytenkulturen und Messung des Wachstumsverhaltens unter Zugabe von Mitogenen vor Beginn der Behandlung und in vierteljährlichen Abständen für alle Patienten.
c) Quantitative Bestimmung der Immunglobuline A, M und G im Serum für alle Patienten in jährlichen Abständen.

Für die Durchführung von a) und b) wurden 10 ml Blut in EDTA im Laufe des frühen Vormittags abgenommen und noch vor Ablauf von 5 Stunden nach Abnahme weiterverarbeitet. Das Blut der Patienten aus Hannover wurde mit Intercity-Express innerhalb dieser Zeitspanne nach Würzburg in unser Labor gebracht.

Das EDTA-Blut wurde mehrmals mit PBS (phosphate buffered saline) im Verhältnis 1:3 verdünnt und durch anschließende Zentrifugationen in seine einzelnen Fraktionen getrennt, bis nur noch Lymphozyten und Makrophagen verblieben. Durch Adhärenz an das Plastik einer Petri-Schale bei 2stündiger Inkubation im Brutschrank wurden die Makrophagen abgetrennt. Die nur noch Lymphozyten enthaltende Suspension wurde dann für die phänotypische Charakterisierung mit den jeweiligen Antikörpern versetzt und auf Eis inkubiert. Nach Abzentrifugation der überständigen Antikörper wurden die Lymphozyten mit Fluorescein-Isothiocyanat (FITC)-Avidin versetzt und erneut auf Eis inkubiert. Die so gewonnenen antikörper-beladenen Zellen wurden anschließend in einem fluoreszenzaktivierten Zellsortiergerät (FACS, Ortho-diagnostic-systems-50) gemessen. Bei jeder Messung wurden jeweils 20.000 Zellen analysiert. Wir verwendeten monoklonale Antikörper der Fa. Becton and Dickinson:

- Anti-Leu 1 bzw. Anti-Leu 4 zur Bestimmung der Lymphozyten-Gesamtzahl (CD3-Phänotyp),

- Anti-Leu 2a zur Erfassung der T-Suppressor bzw. -zytotoxischen Zellen (CD8-Phänotyp),
- Anti-Leu 3a zur Bestimmung der T-Helfer/-Inducer-Zellen (CD4-Phänotyp),
- Anti-HLA-DR zur Erfassung der Zellen, die Ia-Antigen exprimieren, d.h. aktivierte T-Zellen und B-Lymphozyten sowie Monozyten.

Zur Bestimmung der B-Lymphozyten wurde polyklonales Kaninchen-Antihuman-Immunglobulin eingesetzt.

Für den rechnerischen Vergleich wurde der aus 20.000 Zellen im FACS errechnete Anteil mit dem aus dem Blutbild bestimmten Anteil der Lymphozyten und der Anzahl der Leukozyten multipliziert:

$$x/nl = \frac{(\text{FACS-Wert}) \times (\text{\% Lymphozyten}) \times (\text{Leukozytenzahl/nl})}{20.000 \times 100}$$

Zudem wurden Quotienten aus $CD4^+$ zu $CD8^+$, $HLA\text{-}DR^+$ zu T- und B-Lymphozyten berechnet. Die Normwerte unseres Labors sind Tabelle 2.1 zu entnehmen.

Tabelle 2.1. Normalwerte der phänotypisch charakterisierten Lymphozytensubpopulationen in unserem Labor, errechnet aus der Bestimmung bei gesunden Probanden (n=64; Alter 27,2 ± 7,4)

Subpopulation	Mittelwert	Standard-abweichung	Median	Perzentile 16 %	und 84 %
$CD4^+/CD8^+$	2.4	0.8	2.5	1.6	3.2
$HLADR^+/CD4^+$ + $CD8^+$ + Anti-Ig	0.22	0.07	0.21	0.17	0.28
$CD4^+$+$CD8^+$ /Anti-Ig^+	3.6	1.6	3.1	2.1	4.8
$CD4^+$*	6372	1438	6360	5005	7841
$CD8^+$*	2924	1106	2711	1736	3974
Anti Ig^+*	2974	1069	2949	1824	4057
HLA-DR^+*	2729	835	2756	1833	3620

* Anteil von 20.000 Messungen

Für die Durchführung der Proliferationsexperimente wurden nach der Makrophagenseparation mittels Adhärenz und nach der Entnahme von 1,5 ml der Zellsuspension für die FACS-Analyse, die verbleibenden Zellen auf 1 Mio./ml eingestellt und wie folgt weiterverarbeitet (s. Tabelle 2.2).

Tabelle 2.2. Verwendete Ansätze für die T-Zell-Kulturen

Kurzbezeichnung	Anzahl Zellen	Konzentration PHA (µg/well)	Konzentration CyA (µg/well)
P 0	1×10^5	0.0	-
P 1	1×10^5	0.25	-
P 2	1×10^5	0.5	-
P 3	1×10^5	1.0	-
P 4	5×10^4	0.0	-
P 5	5×10^4	0.25	-
P 6	5×10^4	0.5	-
P 7	5×10^4	1.0	-
C P 0	1×10^5	1.0	nur alkoholische Lösung
C P 1	1×10^5	1.0	2×10^{-6}
C P 2	1×10^5	1.0	2×10^{-5}
C P 3	1×10^5	1.0	2×10^{-4}
D 5	1×10^5	2 ug (PPD)	-
D 4	5×10^4	2 ug (PPD)	-

Es wurden folgende Stimulationsindizes berechnet:
P1/P0; P2/P0; P3/P0; P5/P4; P6/P4; P7/P4; CP1/CP0; CP2/CP0; CP3/CP0 sowie D5/P0 und D4/P4.

PHA (Phythaemagglutinin)-Kulturen: In jeweils 3 wells mit 50 µl (5×10^4 Zellen) und jeweils 3 wells mit 100 µl (1×10^5 Zellen) der Zellsuspension wurde PHA in 3 verschiedenen Mengen hinzugegeben (pro well 0,25; 0,5; 1,0 µg).

PPD (Purified Protein Derivative)-Kulturen: In jeweils 3 wells mit 100 µl Zellsuspension wurden 2 µg PPD hinzugegeben.

Kontrolle ohne Antigen: Es wurden jeweils 3 wells mit 50 und mit 100 µl Zellsuspension ohne Antigenzugabe angesetzt. Volumenunterschiede der wells wurden mit Medium ausgeglichen.

Cyclosporin-A-Kulturen: Es wurden jeweils 100 µl Zellsuspension + 1,0 µg PHA mit 4 verschiedenen Cyclosporinlösungen zu jeweils 200 µl zusammengefügt: alkoholische Lösung, $2x10^{-6}$, $2x10^{-5}$ und $2x10^{-4}$ µg Cyclosporin pro well. Bei den PHA- und PPD-Kulturen wurde nach 24 Stunden Inkubation bei 37° C und 5 % Kohlendioxid das Medium gewechselt, bei allen Kulturen nach 72 Stunden Inkubation unter den gleichen Bedingungen jeweils 10 µl 3 H Thymidin (gleich 0,2 µci) zugegeben. Nach insgesamt 96 Stunden Inkubation wurde der Einbau des radioaktiven Thymidins in einem Szintillations-Zählgerät gemessen. Die Normwerte der errechneten Stimulationsindizes finden sich in Tabelle 2.3.

Tabelle 2.3. Normalwerte der Stimulationsindizes in unserem Labor, errechnet aus den Bestimmungen bei 45 gesunden Probanden (n = 45; Alter: 25.4 ± 5.1)

Stimulations-index	Mittelwert	Standard-abweichung	Median	Perzentile 16 %	84 %
P1/P0	28.0	16.9	23.1	11.0	47.4
P2/P0	54.6	36.5	44.8	24.2	86.4
P3/P0	78.7	53.5	57.4	32.5	139.7
P5/P4	35.0	31.8	28.6	16.9	45.4
P6/P4	65.3	32.0	55.0	35.9	94.8
P7/P4	99.9	54.7	80.8	48.8	166.8
D5/P0	2.0	1.8	1.5	0.9	2.4
D4/P4	1.6	1.2	1.3	0.7	2.3
CP1/CP0	0.9	0.1	0.9	0.8	1.0
CP2/CP0	0.7	0.1	0.7	0.6	0.9
CP3/CP0	0.4	0.1	0.4	0.3	0.6

2.4 Statistische Auswertung

2.4.1 Retrospektive Paarvergleichsstudie zur Wirksamkeit von Azathioprin

Für die konfirmatorische Datenanalyse wurden nur die Daten vollständiger Paare herangezogen und Tests für verbundene Stichproben angewendet. Für die explorative Analyse wurden teilweise auch Daten aller erfaßten Patienten herangezogen, wobei sich jedoch keine ins Gewicht fallenden Unterschiede ergaben. Der quantifizierte neurologische Befund (Neurostatus) und die anderen Skalen zur Einschätzung des neurologischen Defizits sind als ordinal (also *nicht* äquidistant) skaliert anzunehmen; deswegen kamen nichtparametrische Tests zur Anwendung (im wesentlichen der Wilcoxon-Paarvergleichstest). Lediglich Variablen mit intervallskalierten, normalverteilten Daten wurden dem parametrischen t-Test unterzogen. Bei nominalen Daten wurden Chi^2-Tests für kx2-Felder-Kontigenztafeln verwendet. Korrelationen wurden für intervallskalierte Daten mit Pearsons Korrelationskoeffizienten r beurteilt, bei ordinalskalierten Daten entweder mit Spearmans Rangkorrelationskoeffizienten Rho oder bei Vorliegen vieler Bindungen mittels Kendalls Tau.

2.4.2 Retrospektive Studie zur Erfassung der Langzeitnebenwirkungen von Azathioprin

Die Mortalitätsdaten wurden mit dem Log-Rank-Test nach Kaplan und Meier (1958) verglichen; um eine möglichst genaue Korrektur evtl. unterschiedlicher Alters- und Geschlechtsverteilung zu gewährleisten, nach dem modifizierten Verfahren von Breslow (1975). Auch der Vergleich der in dieser Untersuchung gefundenen Malignominzidenz mit den Daten des Krebsregisters des Saarlandes erfolgte nach der Methode von Breslow (1975).

2.4.3 Kontrollierte Studie zum Vergleich von Cyclosporin A und Azathioprin

2.4.3.1 Auswertung der klinischen Parameter

Die zwei Hauptkriterien für die konfirmatorische statistische Analyse waren Änderungen im Neurostatus-Summen-Score und in Kurtzke's EDSS (1983). Die Einzelwerte jedes Patienten wurden durch die Anpassung von orthogonalen Polynomen 0. bis 3. Ordnung nach der Methode der kleinsten Quadrate approximiert. Die vier errechneten Koeffizienten (konstanter, linearer, quadratischer und kubischer Term) geben eine exakte Beschreibung der Entwicklung des neurologischen Defizits während des Beobachtungszeitraumes. Zur Berechnung der Polynome siehe Draper und Smith (1966), Forsythe (1957), Patzold (1985). Je größer das Gewicht eines Polynoms, desto stärker ist es im Krankheitsverlauf vertreten. Dabei ist der Koeffizient des Polynoms 0. Grades (konstanter Term) gleich der Mittellage des Krankheitsverlaufes über den Beobachtungszeitraum. Der Koeffizient des Polynoms I. Grades (linearer Term) gibt den linearen Trend, also in unserem Falle den Anstiegswinkel des neurologischen Defizits wieder. Der Koeffizient des Polynoms II. Grades (quadratischer Term) und der Koeffizient des Polynoms III. Grades (kubischer Term) beschreiben die Abweichung des Krankheitsverlaufes von der Linearität. Ist die Summe der Gewichte der Polynome II. und III. Grades groß gegenüber der Summe der Gewichte der Polynome 0. und I. Grades, so ist der Krankheitsverlauf ausgesprochen nichtlinear. Vergleicht man die Gewichte der Polynome II. und III. Grades miteinander, so läßt sich sehen, ob die Abweichung des Kranheitsverlaufes von der Linearität eher von der durch den quadratischen Term beschriebenen Art ist, d. h. konvex bzw. konkav, oder eher von der durch den kubischen Term beschriebenen Art, d. h. oszillierend.

Die Vergleiche der 4 Koeffizienten zwischen den einzelnen Patientengruppen erfolgten mittels des nichtparametrischen Wilcoxon-Mann-Whitney-Rang-Summen-Tests bei einem vorgegebenen Signifikanzniveau von 5 % und zweiseitiger Fragestellung. Sonstige statistische Berechnungen erfolgten nach den in 2.4.1 beschriebenen Gesichtspunkten.

2.4.3.2 Vorausschätzung des Stichprobenumfangs

Als Basis wurde der lineare Term eines polynominalen Ansatzes des Verlaufes des Neurostatus betrachtet. In einer offenen Vergleichsstudie von Azathioprin gegen Plazebo (Patzold et al. 1982), in der ein ähnlicher quantifizierter Befund angewendet wurde, betrug der Mittelwert in der Verumgruppe (n=30) 15 bei Patienten mit schubförmig progredientem Verlauf. Auch die Standardabweichung betrug etwa 15. Unter der Annahme, daß im Vergleich zu Azathioprin mit Cyclosporin A eine 50 %ige Reduktion dieses Wertes Delta = 0,5) erreicht wird, ergaben sich bei einer Irrtumswahrscheinlichkeit Alpha = 0,05 (zweiseitig), einem angesetzten Beta-Fehler von 0,10 (d. h. die Wahrscheinlichkeit, einen tatsächlich vorhandenen Unterschied nicht zu erkennen), Varianz (S^2) = 225 und Delta = 7,4 Stichprobenumfänge von je etwa 85 pro Therapiegruppe (Formel nach Neyman 1935). Diese A-priori-Fallzahlberechnung konnte a posteriori unter Zugrundelegung der gleichen Formel von Neyman und Berücksichtigung der während der Studie beobachteten Standardabweichung für die errechnete Anzahl der auswertbaren Patienten bestätigt werden, d. h. man kann bei der konfirmatorischen statistischen Prüfung von einer tatsächlichen Wahrscheinlichkeit, einen realexistenten Unterschied nicht erkannt zu haben (Beta-Fehler), von maximal 10 % ausgehen.

2.4.3.3 Auswertung der immunologischen Befunde

Die Berechnung erfolgte mit Hilfe der Statistikprogramme des Rechenzentrums der Universität Würzburg. Der Einfluß der Medikation und des Verlaufes wurde mittels einer zweifaktoriellen Varianzanalyse auf Signifikanz geprüft, der zusätzliche Effekt von Vorbehandlung und Verlaufsform mit der dreifaktoriellen Varianzanalyse. Voraussetzung für die Auswertung dieser Tests ist allerdings eine der Normalkurve angenäherte Verteilung der Daten. Wenn die Originaldaten nicht normalverteilt waren, wurden diese transformiert (Wurzel, Logarithmus, Exponent). Wenn auch nach dieser Transformation die Voraussetzung der Normalität nicht erfüllt war, wurde das Testverfahren nach Puri und Senn (1981) angewendet, das verteilungsunabhängig ist.

3 Ergebnisse und Diskussion

3.1 Retrospektive Paarvergleichsstudie zur Beurteilung der Wirksamkeit von Azathioprin

3.1.1 Erfaßte Patienten

Entsprechend den in Abschnitt 2.1.1 dargestellten Kriterien, wählten wir 42 Paare von Patienten aus, wobei eine(r) jeweils Azathioprin eingenommen, eine(r) keinerlei immunsuppressive Therapie (abgesehen von Kortikoiden im Schub) erhalten hatte. Von diesen konnten wir 61 % (51 Patienten; 21 ohne, 30 mit Azathioprin-Therapie) selbst in der Klinik ausführlich nachuntersuchen, davon 17 der ursprünglich zugeordneten Paare. Von weiteren 33 % (28 Patienten: 15 ohne, 9 mit Azathioprin-Therapie) konnten wir ausreichende Daten über den aktuellen Befund, ggfs. auch Todeszeitpunkt und Todesursache einholen. Damit ergaben sich insgesamt 37 auswertbare Paare, die zumindest hinsichtlich des Behinderungsgrades nach Kurtzke (EDSS, Kurtzke 1983) verglichen werden konnten.

Von drei Patienten erfuhren wir lediglich, daß sie noch am Leben waren (alle drei ohne immunsuppressive Therapie). Bei zwei weiteren Patienten schließlich mußten wir die Diagnose revidieren: einer war in der Zwischenzeit an einem hochsitzenden spinalen Tumor verstorben, der offenbar auch Anlaß für die Fehldiagnose in unserer Klinik gewesen war; bei einer zweiten Patientin mußten wir bei der Nachuntersuchung feststellen, daß die Diagnosekriterien nicht erfüllt waren. Diese fünf Patienten (6 % der vorgesehenen Stichprobe) blieben im folgenden unberücksichtigt.

3.1.2 Vergleichbarkeit der Gruppen

Vor Beginn des Nachbeobachtungszeitraumes waren die beiden Gruppen sowohl hinsichtlich des Alters, als auch der mittleren Behinderung, gemessen anhand der EDSS, sehr gut vergleichbar: lediglich die mittlere Erkrankungsdauer der Azathioprin-Patienten zum 1.1.1974 war - allerdings nicht signifikant - etwas höher (siehe Tabelle 3.1). Auch die 17 Paare, die in der Klinik ausführlich nachuntersucht werden konnten, sind sehr gut vergleichbar (siehe Tabelle 3.2). Signifikante Unterschiede ergaben sich lediglich hinsichtlich des Vorkommens der einzelnen Verlaufsformen bis 1974 in den zwei Therapiegruppen. Unter den azathioprin-behandelten Patienten hatten bis 1974 27 einen schubförmigen, 6 einen schubförmig progredienten und 4 einen chronisch progredienten Verlauf; unter den Patienten ohne Immunsuppression lagen nach Aktenlage 17 schubförmige, 5 schubförmig progrediente und 15 chronisch progrediente Verläufe vor ($p(Chi^2) = 0{,}01$). Die Verläufe zum Zeitpunkt der Nachuntersuchung konnten nur bei den

Tabelle 3.1. Vergleich der 37 auswertbaren Paare (Mittelwert ± Standardabweichung des Mittelwertes; Test für verbundene Stichproben)

	Patienten ohne Immunsuppression	Patienten mit Azathioprin	Wahrscheinlichkeit p für Gleichheit
Geschlecht (w/m)	22/15	22/15	
Alter am 1.1.1974	36,9 ± 1,3	36,5 ± 1,3	p(t) = 0,34
Erkrankungsdauer bis 1.1.1974 (Jahre)	7,6 ± 1,1	9,0 ± 1,0	p(u) = 0,36
EDSS 1973/74	3,5 ± 0.3	3,4 ± 0,2	p(t) = 0,24
EDSS 1984	6,0 + 0,5	4,9 + 0,5	p(t) = 0,028

Patienten, die ausführlich in der Klinik nachuntersucht wurden, zuverlässig bestimmt werden. Bei den Azathioprin-Patienten war eine deutliche Tendenz von rein schubförmigen zu mehr chronisch progredienten Verläufen zu sehen, während bei den nicht immunsuppressiv behandelten Patienten das Verhältnis der Verlaufsformen weitgehend unverändert blieb; der Unterschied zwischen den Therapiegruppen hinsichtlich der Verlaufsform war 1984 nicht mehr signifikant ($p(Chi^2) > 0{,}05$; siehe Tabelle 3.3).

Tabelle 3.2. Vergleich der 17 ausführlich nachuntersuchten Patientenpaare (Mittelwert ± Streuung des Mittelwertes)

	Patienten ohne Immunsuppression	Patienten mit Azathioprin	Wahrscheinlichkeit p für Gleichheit
Geschlecht (w/m)	9/8	9/8	p(t) = 0,37
Alter am 1.1.1974	33,9 ± 2,2	33,4 ± 2,1	p(t) = 0,37
Erkrankungsdauer bis 1.1.74 (Jahre)	5,9 ± 1,2	6,7 ± 1,4	p(u) = 0,44
EDSS 1973/74	2,8 ± 0,4	2,9 ± 0,3	p(u) = 0,90
EDSS 1984	4,1 ± 0,7	3,7 ± 0,5	p(t) = 0,57
Summe Neurostatus	89 ± 21	65 ± 11	p(u) = 0,37
Ambulation-Index 1984	3,4 ± 0,8	2,3 ± 0,4	p(u) = 0,149
Summe in der Incapacity-Scale	9,8 ± 2,9	5,9 ± 1,5	p(u) = 0,34
Azathioprineinnahme bis 1.1.1974	-	24 ± 4,9	
1.1.74 bis 1.1.1984 (Monate)	-	59 ± 9,5	

Tabelle 3.3. Verteilung der einzelnen Verlaufsformen auf die Therapiegruppen

	Verlaufsform 1974					
	schubförmig		schubf. progredient		chronisch-progred.	
	unbeh.	Aza.	unbeh.	Aza-behandelt	unbeh.	Aza-behandelt
Verlaufsform 1984						
schubförmig	11	13	0	0	0	0
schubförmig-progredient	1	5	0	1	0	0
chronisch-progredient	0	8	3	2	6	1
verstorben	2	1	1	2	5	1

Tabelle 3.4. Verteilung der nicht immunsuppressiv behandelten (n=38) und der azathioprin-behandelten Patienten (n=41) entsprechend dem Behinderungsgrad nach Kurtzke's EDSS, 1973/74 und 1984

	keine Immunsuppression		Azathioprin	
	1973/74	1984	1973/74	1984
EDSS 0 - 2,5	13	11	16	12
EDSS 3 - 4,5	16	3	16	10
EDSS 5 - 6,5	9	3	9	9
EDSS 7 - 9,5	0	13	0	6
verstorben	0	8	0	4
ALLE	38		41	

Die Verteilung der Patienten auf die einzelnen Behinderungsgrade im Jahre 1984 unterscheidet sich im Chi^2-Test signifikant zwischen den Therapiegruppen (Chi^2 = 10,6; $p(Chi^2)$ = 0,03).

3.1.3 Vergleich des Behinderungsgrades nach über 10jährigem Verlauf

Betrachtet man den ermittelten Gesamtbehinderungsgrad nach Kurtzke (EDSS) im Jahre 1984, zeigt sich sowohl bei den unbehandelten, als auch bei den mit Azathioprin behandelten Patienten eine deutliche Zunahme von im Mittel 3,5 auf 6,0 bzw. 4,9 Punkte in der zehnstufigen Skala. Die Gesamtbehinderung 1984 ist jedoch bei den Azathioprin-Patienten geringer als bei den unbehandelten (siehe Tabelle 3.1, Abb. 3.1). Diese Tendenz bestätigt sich - wenn auch weniger deutlich und angesichts der geringeren Probandenzahl nicht signifikant - für alle erfaßten Krankheitsaktivitätsparameter: sowohl Kurtzke's EDSS, als auch die quantifizierte neurologische Untersuchung, der Ambulationindex und die mehr die Behinderung im täglichen Leben anzeigende Incapacity Scale fallen in der mit Azathioprin behandelten Gruppe günstiger aus.

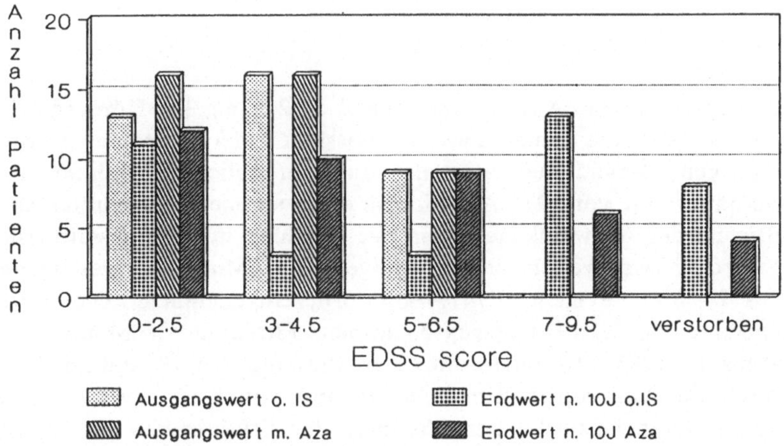

Abb. 3.1. Verteilung der Patienten entsprechend der Therapie auf die verschiedenen Behinderungsgrade nach Kurtzke vor und nach der 10jährigen Nachbeobachtungsperiode

Anschaulicher wird der Unterschied zwischen den Gruppen, wenn man die Verteilung hinsichtlich der verschiedenen Behinderungsgrade im Anschluß an die 10jährige Nachbeobachtungsperiode betrachtet: zur Einteilung wurden die gleichen Schritte in Kurtzke's EDSS verwendet, die auch zur Paarbildung gedient hatten (siehe Tabelle 3.4). Vor Beginn der Nachbeobachtungsperiode waren alle Patienten noch gehfähig gewesen (EDSS = 6,5). Zehn Jahre später waren 6 Azathioprin-Patienten und 13 Unbehandelte auch mit Hilfe nicht mehr gehfähig. 4 weitere Azathioprin-Patienten und 8 Unbehandelte waren verstorben. Der Unterschied in der Verteilung ist im Chi^2-Test signifikant. In der Abbildung kann man allerdings auch erkennen, daß in beiden Gruppen am Ende der Nachbeobachtungsperiode etwa gleichviele Patienten mit nur geringem neurologischen Defizit vorhanden waren.

3.1.4 Todesursachen

Von allen 12 verstorbenen Patienten konnten wir mittels langwieriger Recherchen die vermutliche Todesursache in Erfahrung bringen (siehe Tabelle im Anhang, S.135). Es handelte sich durchweg um Folgen der schweren, MS- bedingten, körperlichen Behinderung und Immobilisation, so daß ihre Berücksichtigung beim Vergleich der Therapiegruppen durchaus berechtigt erscheint.

3.1.5 Dauer der Einnahme/Compliance

Die Ausgangsdosis von Azathioprin war 2 - 2,5 mg/kg Körpergewicht. Auffällig war, daß die Dauer und Zuverlässigkeit der Einnahme während des 10jährigen Behandlungszeitraumes ganz erheblich schwankte. Zwei Patienten hatten nur vor 1974 Azathioprin eingenommen und mußten trotzdem aufgrund der Auswahlkriterien in der Azathioprin-Gruppe mitberücksichtigt werden; zwei weitere hatten weniger als 12 Monate, 4 weitere nicht länger als 24 Monate nach 1974 Azathioprin eingenommen. Die mittlere Einnahmedauer bis 1.1.1974 betrug 33 Monate (Streuung: 18 Monate); vom 1.1.1974 bis 1.1.1985 40 Monate mit einer Streuung von 39. Bei 26 Patienten konnte die Azathioprin-Einnahme anhand von Leukopenie und/oder erhöhtem mittleren korpuskulären Volumen der Erythrozyten (MCV) gesichert werden, bei 15 war die Compliance entweder nicht genau zu überprüfen (n=12) oder nachgewiesenermaßen schlecht (n=3). Von den 26 Patienten mit guter Compliance hatten 10 Azathioprin über 5 oder mehr Jahre eingenommen. Es zeigte sich (s. Tabelle 3.5), daß auf diese 10 Patienten überhaupt der Unterschied zwischen Unbehandelten und der gesamten Gruppe der Behandelten zurückzuführen ist; in einem Zeitraum von 10 Jahren hat die mittlere Behinderung in dieser kleinen Patientengruppe nur um 0,5 Punkte in der EDSS zugenommen, während die Zunahme bei den Patienten mit weniger als 5 Jahren Einnahme 1,4 Punkte betrug und von denjenigen bei der Gruppe mit schlechter oder nicht überprüfbarer Compliance mit 2,2 kaum zu unterscheiden war.

Tabelle 3.5. Vergleich aller auswertbaren Patienten (n=79) nach Therapiegruppen, unter Berücksichtigung der Therapiedauer und Compliance (Mittelwert ± Standarabweichung des Mittelwertes)

	Patienten ohne Immunsuppressiva	Patienten mit Azathioprintherapie		
		Compliance gut u. > 60 Monate	Therapiedauer < 60 Monate	Compliance unbekannt oder schlecht
Gruppennummer	0	1	2	3
Anzahl	38	10	16	15
Alter (Jahre)	36,9 ± 1,2	32,4 ± 3,0	37,4 ± 1,8	38,9 ± 2,2
p(u) für Gleichheit mit Gruppe 0:		0,15	0,94	0,46
Geschlecht (w/m)	23/15	8/2	9/7	9/6
p(Chi^2) für Gleichheit mit Gruppe 0:		0,60	0,99	0,78
Erkrankungsdauer bis 74 (Jahre)	7,8 ± 1,1	7,0 ± 2,2	9,5 ± 1,4	9,8 ± 1,5
p(u) für Gleichheit mit Gruppe 0:		0,65	0,25	0,16
EDSS-Wert 1973/74	3,6 ± 0,3	2,9 ± 0,2	3,3 ± 0,3	3,8 ± 0,5
p(u) für Gleichheit mit Gruppe 0:		0,20	0,42	0,92
EDSS-Wert 1983/84	6,0 ± 0,5	3,4 ± 0,6	4,9 ± 0,6	6,0 ± 0,9
p(u) für Gleichheit mit Gruppe 0:		0,027	0,40	0,98

3.1.6 Diskussion

Methode: Die Aussagen retrospektiver Untersuchungen sind immer durch methodische Einschränkungen belastet (Schleselman 1982): Die wesentliche ist wohl, daß keine Zufallszuteilung der Therapieverfahren gewährleistet war. Durch Paarbildung konnten wir hier zwar bekannte intervenierende Variablen wie Alter, Geschlecht, Dauer der Erkrankung und Ausgangsbehinderungsgrad gut kontrollieren (s. Tabellen 3.1 und 3.2); die Wirkung unbekannter Einflußgrößen jedoch, die damals die Entscheidung von Ärzten/Patienten für oder wider eine Therapie beeinflußten und möglicherweise auch den weiteren Kranheitsverlauf, bleibt weitgehend unberechenbar.

Ein weiterer Einwand gegen retrospektive Untersuchungen ist die häufig schlechte Qualität der Daten; dies könnte in unserem Falle die Paarbildungskriterien betreffen, die anhand der Akten bestimmt wurden. Da wir die 42 Paare jedoch aus der Gesamtzahl von 270 in Frage kommenden Patienten ermitteln konnten, war es möglich, auf unzureichend dokumentierte Fälle zu verzichten. Auch wurde bewußt nicht eine Untersuchung im Schub als Ausgangspunkt genommen. Für die auf das Jahr 1984 bezogenen Nachuntersuchungsdaten könnte ein Einwand gegen die Mitberücksichtigung der nicht ausführlich in der Klinik nachuntersuchten Patienten erhoben werden. Zum einen stützen sich diese Daten auch auf mindestens zwei Quellen (Patient/Angehörige und zuletzt behandelnder Arzt), zum anderen erschien uns die mögliche Verfälschung durch eine Nichtberücksichtigung wesentlich bedeutender. So stellte sich heraus, daß vor allem Schwerstbehinderte nicht zur Nachuntersuchung erscheinen konnten/wollten. Gerade diese jedoch und die zwischenzeitlich Verstorbenen waren in der unbehandelten Gruppe deutlich überrepräsentiert.

Die vorliegende Untersuchung unterscheidet sich von den bisher publizierten dadurch, daß eine sehr lange (mindestens 10jährige) Nachbeobachtungsdauer möglich war. Im Gegensatz zu den Arbeiten französischer Gruppen, die ebenfalls nahezu 10jährige Nachbeobachtungsintervalle erfassen (Aimard et al. 1983, Sabouraud et al. 1984; Lhermitte et al. 1984), liegt hier ein Vergleich mit einer Kontrollgruppe vor. Ebenfalls im Unterschied zu den vorgenannten Autoren (bis auf Sabouraud) ist uns eine praktisch vollständige Erfassung möglich gewesen, so daß ein in irgendeiner Hinsicht verfälschender Effekt von ausgefallenen Patienten nicht besteht.

Einfluß des Verlaufes: Ein gewisses, im nachhinein aufgefallenes Ungleichgewicht betrifft die Verlaufsform zu Beginn des Nachbeobachtungszeitraumes; Patienten mit chronisch progredientem und schubförmig progredientem Verlauf waren überzufällig häufig in der nicht immunsuppressiv behandelten Gruppe vertreten; dies könnte den Therapievergleich beeinflußt haben, da einige Autoren den chronisch progredienten Verläufen eine schlechtere Prognose zuschreiben (vgl. Confavreux et al. 1980; Poser et al. 1982, 1986); andere konnten dies jedoch nicht bestätigen (Patzold u. Pocklington 1982; Clark et al. 1982). Es wird diskutiert, ob nicht das in der Regel mit chronisch progredienten Verläufen verbundene höhere Manifestationsalter wesentlich zu der beschriebenen schlechten Prognose beiträgt (s. Matthews 1985). Der Faktor Alter und Dauer der Erkrankung ist jedoch in unserer Studie gut kontrolliert. In einem Vergleich der 12 Paare mit gleicher Verlaufsform zu Beginn der Nachbeobachtungsperiode zeigt sich zwar, wohl aufgrund der geringen Fallzahl, kein signifikanter Unterschied, die Tendenz ist jedoch der in der Gesamtgruppe gleichgerichtet (s. Anhang 1, S. 135).

Beurteilung der Wirksamkeit: In Übereinstimmung mit anderen Autoren, die eine Abnahme der Schubfrequenz unter Azathioprin-Therapie beschreiben (Aimard et al. 1977, 1978, 1983; Mertens u. Dommasch 1977; Frick et al. 1971, 1974 a+b, 1977, 1978; Oger et al. 1977; Sabouraud et al. 1984) fanden wir auch eine deutliche Entwicklung der Azathioprin-Gruppe hin zu schubarmen bzw. mehr chronisch progredienten Verläufen. Daß dies nicht nur auf den natürlichen Verlauf der Erkrankung zurückzuführen ist, zeigen die Patienten ohne Immunsuppression, die fast alle über den Zehnjahreszeitraum den schubförmigen Verlauf beibehalten haben (s. Tabelle 3.3).

Der Anteil schwerstbehinderter und an MS oder ihren Komplikationen verstorbener Patienten war in der Azathioprin-Gruppe nur halb so groß (s. Abb. 3.1). Insofern legt die Paarvergleichsstudie, auch wenn sie wegen der grundsätzlichen Einschränkungen einer retrospektiven Untersuchung nicht beweisend sein kann, eine Wirksamkeit von Azathioprin im Langzeitverlauf der multiplen Sklerose nahe. Es scheint vor allem schwerere Verläufe abzumildern, vermag jedoch nicht die Progredienz der Erkrankung zuverlässig aufzuhalten. Es besteht nach wie vor der Bedarf nach einer wirksameren Therapie. Eine Untergruppe von Patienten hätte wahrscheinlich auch ohne Therapie einen günstigen Verlauf vorzuweisen. Mit den bisherigen Kriterien gelingt es jedoch nicht diese Patienten im voraus zu differenzieren.

Ob die Wirksamkeit der Azathioprin-Behandlung durch regelmäßigere und längere Einnahme erhöht werden kann, ist aufgrund dieser Untersuchung nicht eindeutig zu beantworten. Es fällt auf, daß die Einnahmedauer, z.T. auch Zuverlässigkeit, in unserem Kollektiv stark schwankte. Die Patienten mit langer und zuverlässiger Einnahme waren nach Ablauf der Nachbeobachtungsperiode deutlich besser als die anderen Patienten (s. Tabelle 3.5). Die Richtung der Kausalitätsbeziehung ist aber im nachhinein nicht sicher zu erkennen. War die Einnahme länger, da der spontane Verlauf günstiger war und dies auf die Medikation zurückgeführt wurde oder war aufgrund der längeren Einnahme der Verlauf besser? Das läßt sich im nachhinein nicht eindeutig entscheiden. Beobachtungen anderer Autoren (Frick et al. 1977, 1978; Aimard et al. 1984) und am eigenen Krankengut über Rezidive mit einer Latenz von einigen Monaten nach Absetzen von Azathioprin sowie theoretische Überlegungen zur Dauer der Azathioprin-Wirkung (s. 1.3.3.3) unterstützen die letztere Annahme. Eine Frage, die in dieser Untersuchung anhand des relativ kleinen Kollektivs nicht beantwortet werden konnte, ist die nach den Nebenwirkungen langjähriger Azathioprin-Therapie und der Vertretbarkeit des damit verbundenen Risikos. Hierzu erfolgte die im nächsten Abschnitt geschilderte wesentlich breiter angelegte Untersuchung.

3.2 Untersuchung zum Langzeitrisiko einer immunsuppressiven Therapie mit Azathioprin

3.2.1 Erfaßte Patienten, Nachbeobachtungszeitraum

Von 202 der 206 in Frage kommenden Patienten, die vor 1974 mit einer Azathioprin-Einnahme begonnen hatten, konnten wir Daten über ihr Befinden bis zum Stichtag (31.08.1985) erhalten. Die mittlere Nachbeobachtungsdauer von Beginn der Azathioprin-Einnahme an betrug 15 Jahre, die durchschnittliche Einnahmedauer 4 Jahre, das durchschnittliche Alter bei Beginn der Azathioprin-Therapie war 37, das Alter bei Diagnose 34 Jahre. Bei 190 der 202 Patienten ließ sich das Zeitintervall zwischen Auftreten der ersten Symptomatik und Diagnosestellung bestimmen, es betrug im Mittel 4,0 Jahre (Standardabweichung 5,0). Die Initialdosis von Azathioprin lag zwischen 2 und 2,5 mg/kg Körpergewicht, wurde allerdings zum Teil während der Behandlung (meist nach unten) variiert. Die Einnahmedauer variierte zwischen den Patienten sehr stark, so daß im folgenden 3 Gruppen unterschieden werden:
A = Einnahmedauer weniger als 3 Monate,
B = Einnahmedauer 3 Monate bis 3 Jahre,
C = Einnahme länger als 3 Jahre (s. Tabelle 3.6 und Abb. 3.2).

Tabelle 3.6. Erfaßte Patienten, Alter bei Diagnose und Behandlungsbeginn, durchschnittliche Beobachtungs- und Einnahmedauer

	Gruppe A	Gruppe B	Gruppe C	
Dauer der Aza-Behandlung	< 3 Monate	3 Mon.-3 Jahre	> 3 Jahre	Alle
Diagnose	MS	MS	MS	MS
Anzahl der Patienten	35	65	102	202
Durchschnittl. Alter bei Diagnose	38 J.	33 J.	32 J.	34 J.
Durchschnittl. Alter bei Beginn der Aza-Behandl.	41 J.	35 J.	35 J.	37 J.
Durchschnittliche Dauer der Nachbeobachtungsperiode	15 J.	15 J.	14 J.	15 J.
Durchschnittliche Dauer der Aza-Behandlung	37 T.	19 M.	7 J.	4 J.

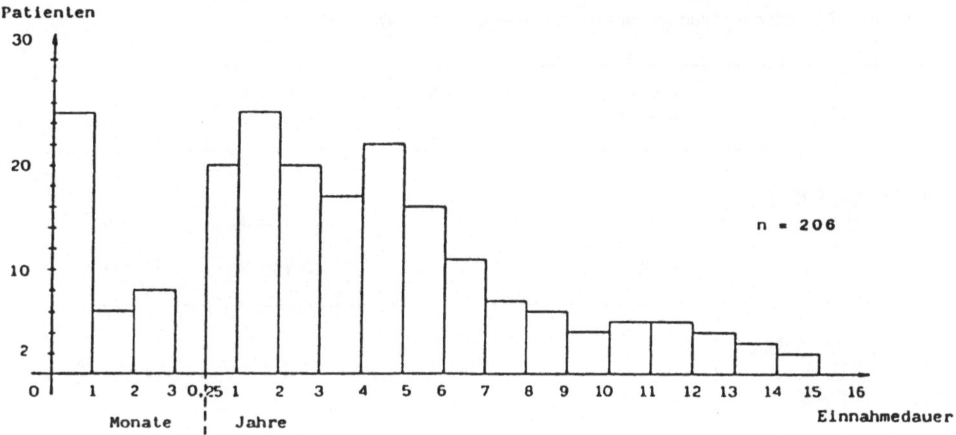

Abb. 3.2. Häufigkeit unterschiedlicher Einnahmezeiträume von Azathioprin

3.2.2 Vorkommen von Nebenwirkungen

Die Häufigkeit der wichtigsten Nebenwirkungen ist, wiederum nach Therapiedauer aufgegliedert, in Tabelle 3.7. dargestellt. Da die Einnahme von Azathioprin gerade bei Patienten mit kurzer Behandlungsdauer sehr weit zurücklag, waren auch die erhaltenen Informationen über Nebenwirkungen sehr lückenhaft und von der Vollständigkeit der Dokumentation durch die jeweiligen behandelnden Ärzte abhängig. In der Gruppe der Patienten, die bereits innerhalb der ersten 3 Monate die Therapie abgebrochen hatten, wurden von mehr als 1/3 gastrointestinale Beschwerden (Übelkeit, Magenschmerzen, teilweise Erbrechen) genannt, die auch als häufigste Ursache für den Therapieabbruch erscheinen (s. Tabelle 3.8.). Am vollständigsten sind die Angaben in der Gruppe C. Ein erhöhtes MCV kam dort bei etwa 2/3 vor, Leukopenie bei knapp der Hälfte der Betroffenen. Eine erhöhte Infektanfälligkeit war bei den am längsten Behandelten mit einem Viertel der Patienten häufiger als bei den anderen 2 Gruppen genannt. Eine mehr pauschale, da unvollständige Übersicht über die Gründe für die Unterbrechung der Therapie gibt Tabelle 3.8.

Tabelle 3.7. Nebenwirkungen unter der Therapie mit Azathioprin

	Gruppe A n = 35	**Gruppe B** n = 65	**Gruppe C** n = 102	**Alle** n = 202
Gastrointestinale Beschwerden	13 (37 %)	16	20 (20 %)	49 (24 %)
keine Angaben	6	7	10 (10 %)	23 (11 %)
Erhöhung der Leberwerte (GOT, GPT, u.o. Gamma-GT)	1	8	17 (17 %)	26 (13 %)
keine Angaben	10	27	25 (25 %)	62 (31 %)
Erhöhte Infektanfälligkeit	4	14	25 (25 %)	43 (21 %)
keine Angaben	20	20	13 (13 %)	53 (26 %)
Veränderungen der Haut und der Nägel	2	2	8 (8 %)	12 (6 %)
keine Angaben	19	20	20 (20 %)	59 (29 %)
Blutbildveränderungen jeglicher Art davon:	8 (23 %)	34 (52 %)	85 (83 %)	127 (63 %)
- Leukopenie	3	15 (23 %)	49 (48 %)	67 (33 %)
- Anämie	0	7	12 (12 %)	19 (9 %)
- Thrombopenie	1	6	20 (20 %)	27 (13 %)
- MCV-Erhöhung	6	22 (34 %)	67 (66 %)	95 (47 %)
- keine Angaben	11 (31 %)	17 (26 %)	6 (5 %)	33 (16 %)

Tabelle 3.8. Angegebene Gründe für den Abbruch der Therapie mit Azathioprin

	A n = 35	B n = 65	C n = 102
Gutes Befinden, keine oder geringe Progredienz	0	5	9
Zunehmende Progredienz, Wirkungslosigkeit aus der Sicht des Patienten	3	4	4
Aus der Sicht des Arztes	3	20	27
NEBENWIRKUNGEN ALS GRUND			
Gastrointestinal	11	4	2
Blutbild	1	5	3
Infektionen	1	3	9
Erhöhung der Leberwerte	0	1	0
Alopezie	0	0	0
Angst vor Nebenwirkungen	5	8	15
Tod	1	1	3
Unbekannt	10	14	6
ALLE ANGABEN	35	65	78

3.2.3 Mortalität

53, d.h. 26 % der Patienten, waren innerhalb des im Durchschnitt 15jährigen Nachbeobachtungszeitraumes verstorben. Unter den kürzer als 3 Monate Behandelten, betrug der Anteil 57 %, unter den Patienten mit mittlerer Einnahmedauer 26 % und 16 % unter den Patienten mit längerer Einnahme als 3 Jahre (s. Tabelle 3.6). Vergleicht man die Kurven der Überlebenswahrscheinlichkeit in der Gesamtgruppe und in den Einzelgruppen mit den in Alter und Geschlecht entsprechenden aus den statistischen Daten des Landes Bayern Errechneten, ergibt sich keine statistisch signifikante Abweichung. Lediglich die Überlebenskurve der am kürzesten behandelten Patienten (Gruppe A) unterscheidet sich signifikant von derjenigen der Normalbevölkerung (vgl. Abb. 3.3 und Tabelle 3.9). Der bei weitem überwiegende Anteil der Todesfälle war, nicht so ausgeprägt wie bei der Paarvergleichsstudie (vgl. Abschnitt 3.1), in allen 3 Gruppen auf die MS und ihre Komplikationen zurückzuführen.

Subtrahiert man die Anzahl der erwarteten von der Anzahl der beobachteten Todesfälle (vgl. Tabelle 3.9), ergibt sich sowohl für die einzelnen Gruppen als auch für die Gesamtheit der Patienten eine Zahl, die recht gut mit der tatsächlich gefundenen MS-bedingten Mortalität übereinstimmt (Tabelle 3.9). Die nach der Methode von Singer und Levinson (1976) berechnete Exzeß-Todesrate als Ausdruck der MS-bedingten Mortalität (Poser et al. 1986) ergibt für die Gesamtpatientengruppe eine Zahl von 14,0, für Gruppe A 33,5, für Gruppe B 15,2 und für Gruppe C 7,6.

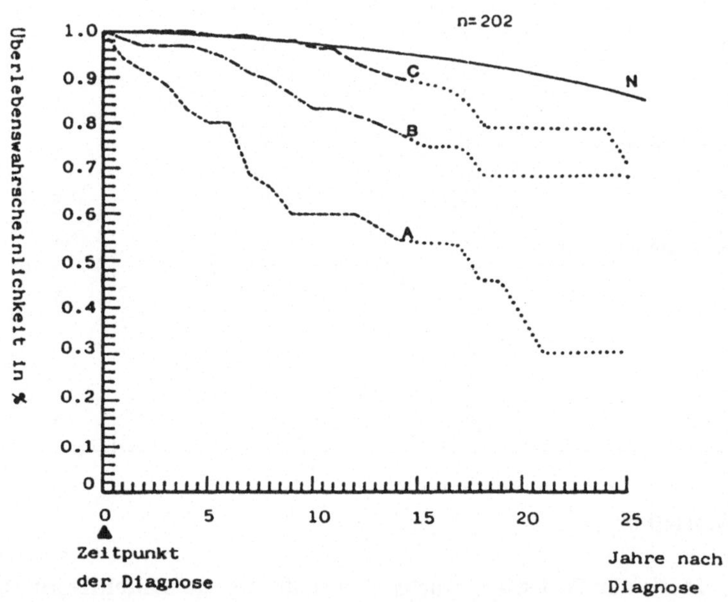

Abb. 3.3. Überlebenskurven der Normalbevölkerung (N) und der länger als 3 Jahre (C), 3 Monate bis 3 Jahre (B) und kürzer als 3 Monate (A) mit Azathioprin behandelten Patienten im Vergleich

Tabelle 3.9. Anzahl der Todesfälle, durchschnittliches Sterbealter, Vergleich der Mortalität mit der Normalbevölkerung

Dauer der Aza-Therapie	Gruppe A < 3 M. (n = 35)	Gruppe B 3 M. - 3 J. (n = 65)	Gruppe C > 3 J. (n = 102)	Alle (n = 202)
ANZAHL DER TODESFÄLLE				
- beobachtet	20 (57 %)	17 (26 %)	16 (16 %)	53 (26 %)
- erwartet[1]	2,4	3,2	5,1	10,6
Risikoquotient[2]	8,3*	5,4	3,2	5,0
DIFFERENZ beobachtet - erwartet	17	13	10	42
TODESURSACHEN				
- MS und Komplikationen	17 (85 %)	13 (76 %)	8 (50 %)	38 (72 %)
- andere Erkrankn.	1	2	3	6
- unbekannt	2	1	1	4
- Malignome	0	1	4	5
mittleres Sterbealter	46 J.	45 J.	50 J.	47 J.

[1] Errechnet aus den Sterbetafeln des Landes Bayern 1970/72

[2] Anzahl beobachteter bezogen auf die zu erwartenden Sterbefälle

* Statistisch signifikante Erhöhung des Risikos (Methode nach Breslow), $p < 0,0001$

3.2.4 Inzidenz maligner Neoplasien

In der gesamten Gruppe waren innerhalb des Nachbeobachtungszeitraumes (2561 Patientenrisikojahre) 5 Patienten an Malignomen verstorben. Bei 2 Frauen wurde ein Karzinom der Portio uteri diagnostiziert und mittels vaginaler Hysterektomie erfolgreich behandelt. Die zusammengefaßten Daten dieser 7 Patienten finden sich in Tabelle 3.10 und 3.11. Auffällig ist das relativ junge Alter aller 7 Patienten zum Zeitpunkt als die Malignome diagnostiziert wurden. 5 von 7 setzten die Azathioprin-Therapie für unterschiedliche Zeiträume noch nach den ersten Malignomsymptomen fort, ohne daß dadurch Änderungen des Verlaufes erkennbar waren.

Tabelle 3.10. Patienten mit malignen Neoplasien

Patienten	1 männlich	2 männlich	3 weiblich	4 weiblich	5 weiblich	6 weiblich	7 weiblich
Diagnose Jahr/Alter	67/27 J.	64/20 J.	68/38 J.	71/24 J.	66/26 J.	72/24 J.	51/22 J.
Beginn Azath. Jahr/Alter	72/33 J.	71/27 J.	70/40 J.	71/24 J.	73/33 J.	72/24 J.	70/40 J.
Diagnose Malignom Jahr/Alter	73/34 J.	81/37 J.	73/43 J.	84/37 J.	77/37 J.	74/26 J.	70/41 J.
Beendigung Azath. Jahr/Alter	73/34 J.	76/32 J.	73/43 J.	81/35 J.	78/38 J.	82/34 J.	77/48 J.
Azath.-Therapie, Gesamtdauer	15 Mon.	52 Mon.	41 Mon.	114 Mon.	59 Mon.	89 Mon.	84 Mon.
Intervall Beginn Azath./ 1. Anzeichen des Malignoms	16 Mon.	65 Mon.	24 Mon.	98 Mon.	48 Mon.	24 Mon.	10 Mon.
Intervall Ende Azath./ 1. Anzeichen des Malignoms	+1 Mon.	+8 Mon.	-17 Mon.+	-16 Mon.+	-11 Mon.+	-96 Mon.+	-74 Mon.+
Art des Malignoms	Non-Hodgkin-Lymphom	Gehirntumor	Mamma-Carcinom	akute myeloi. Leukämie	Collum uteri Carcinom	Carcinom in situ Portio	Carcinom in situ Portio
Todesjahr/Alter	73/34 J.	82/38 J.	75/45 J.	84/37 J.	78/37 J.	lebt / geheilt	lebt / geheilt

+ Patienten nahmen Azathioprin weiter ein

Tabelle 3.11. Beobachtete Malignomarten, Diagnosesicherung, Therapie

Patienten	Malignom-lokalisation	Malignomart	Metastasen	Diagnosesicherung	Malignom-therapie	Risiko-faktoren
1 (m)	Gehirn	Retikulumzell-sarkom	ja	nach dem Tod durch Sektion	keine	nein
2 (m)	Gehirn	Astrozytom	?	zytologisch Fein-nadelpunktion	palliativ	ja*
3 (w)	Mamma	szirrhöses Karzinom	ja	histologisch Biopsie/Operation	palliativ	nein
4 (w)	Knochen-mark	akute myelo-blastische Leukose	?	zytol./histolog. KM-Ausstrich/ KM-Biopsie	palliativ	nein
5 (w)	Collum uteri	Plattenepithel-karzinom	ja	histologisch Biopsie/Operation	palliativ	nein
6 (w)	Portio uteri	Ca in situ	nein	histologisch Biopsie/Operation	kurativ	ja**
7 (w)	Portio uteri	Ca in situ	nein	histologisch Biopsie/Operation	kurativ	ja

* 1 Bruder verstarb wahrscheinlich an malignem Astrozytom,
1 Bruder verstarb angeblich an den Folgen einer MS

** Mutter verstarb wahrscheinlich an den Folgen eines Uteruskarzinoms

3.2.5 Vergleich der gefundenen Malignominzidenz mit der Normalbevölkerung

Aus den Daten des Krebsregisters des Saarlandes (Statistisches Amt 1985) wurde, wie in Abschnitt 3.2.3 beschrieben, eine alters- und geschlechtsangepaßte, erwartete Malignominzidenz für unser Patientenkollektiv berechnet. In der Gegenüberstellung (s. Tabelle 3.12.) zeigt sich, daß die Gesamtgruppe gegenüber der Normalbevölkerung eine niedrigere Inzidenz hatte als erwartet, die Gruppe der Patienten mit über 3jähriger Azathioprin-Behandlung jedoch einen um den Faktor 1,3 erhöhten Risikoquotienten aufwies. Beide Quotienten sind statistisch nicht signifikant von denjenigen der Normalbevölkerung unterschieden.

Tabelle 3.12. Vergleich der Malignominzidenz mit der Normalbevölkerung

	Anzahl der Malignome		Risikoquotient
	beobachtet	erwartet[1]	beobachtet/erwartet
Alle Patienten			
n = 202	7	9,1	0,8[+]
Gr. C, n = 102	6	4,5	1,3[+]

[1] Werte errechnet aus den Daten des Statistischen Amtes des Saarlandes, Krebsregister des Saarlandes gültig für 1980

[+] nicht signifikant verschieden

3.2.6 Diskussion

3.2.6.1 Erfaßte Nebenwirkungen

Die zwei wesentlichen methodischen Stärken dieser Untersuchung sind einerseits die Vollständigkeit der Erfassung der in Frage kommenden Patienten (98 %) und andererseits die mit durchschnittlich 15, in jedem Fall aber mehr als 10 Jahren, wohl bei dieser Fragestellung längste, bisher berichtete Katamnesedauer. Die Katamnesedauer verkehrt sich allerdings in eine Schwäche, wenn es um die Erfassung von weniger eindeutig definierten Daten geht. So sind die Angaben über die Häufigkeit subjektiver und/oder mittels paraklinischer Untersuchungen erfaßbarer Nebenwirkungen naturgemäß bei einer solchen Untersuchung lückenhaft, da sie von der nicht immer guten Dokumentation der behandelnden Ärzte abhängen. Aus diesem Grunde haben wir auf eine weitere Aufgliederung und evtl. statistische Auswertung dieser Angaben verzichtet. Trotzdem ergeben sich Aussagen, die mit den Angaben aus der Literatur (Lawson et al. 1984; Ventre et al. 1985; Kissel et al. 1986; Witte et al. 1986) und vor allem mit den Ergebnissen der eigenen prospektiven Untersuchung (siehe Abschnitt 3.3) gut übereinstimmen. Die häufigste Laborveränderung war, in Übereinstimmung mit den Befunden von Kölle (1969), Haas und Patzold (1982) sowie Witte et al. (1986), eine Erhöhung des MCV über den Normbereich. Sie tritt so regelmäßig bei ausreichender Dosierung auf, daß sie - in Ermangelung von zur Routineanwendung geeigneten Spiegelbestimmungen - auch als Anhalt für die Compliance angesehen wird (eigene unveröffentlichte Beobachtung; Witte et al. 1986). Die Makrozytose ist nicht auf einen Folsäure- oder Vitamin B_{12}-Mangel zurückzuführen, sondern direkte Folge der Hemmung der DNA-Synthese (Wickramasinghe et al. 1974). In unserer retrospektiven Untersuchung dürfte die Häufigkeit einer MCV-Erhöhung eher unterschätzt sein, da viele niedergelassene Ärzte, auf deren Befunde wir teilweise zurückgreifen mußten, das MCV entweder überhaupt nicht bestimmten oder ihm keine besondere Bedeutung zumaßen. Erst in zweiter Linie trat die von vielen Autoren als Compliance-Maß vorgeschlagene Leukopenie auf. Erwartungsgemäß wurden solche, mehr mit längerer und zuverlässiger Einnahme verbundenen Nebenwirkungen in den Gruppen mit kürzerer Behandlungsdauer kaum beobachtet; dort fielen bei knapp 40 % die gastrointestinalen Beschwerden auf, die auch von anderen Autoren als frühe Nebenwirkungen angesehen werden und sowohl hier als auch in unserer prospektiven Studie (s. Abschnitt 3.3), Ursache von Therapieabbrüchen waren.

3.2.6.2 Mortalität

Größeres Augenmerk wurde in dieser Untersuchung der vollständigen Erfassung der Mortalität als einem, auch in retrospektiven Untersuchungen, harten Datum gewidmet. Die auffällig höhere Mortalität unter den nur sehr kurz mit Azathioprin behandelten Patienten läßt sich nur z. T. auf das höhere Alter bei Diagnosestellung und bei Beginn der Aza-Behandlung zurückführen (s. Tabelle 3.6.). Selbst wenn man die "konservative" und voll nach Alter und Geschlecht korrigierte Berechnungsmethode nach Breslow (1974, 1975) anwendet, unterscheidet sich diese Gruppe signifikant von der Normalbevölkerung (s. Tabelle 3.9.). Trotz nach Kaplan und Meier (1958) errechnetem höheren Risikoquotienten unterscheiden sich weder die zwei anderen Gruppen (B,C) noch die Gesamtheit der Patienten von der aktuarischen Überlebenswahrscheinlichkeitskurve der Bevölkerung. Diese fehlende Signifikanz ist sicherlich zum Teil auf die relativ niedrigen Zahlen zurückzuführen.

Was kann man aus den Unterschieden in der Mortalität schließen? Wenn man davon ausgeht, daß die Kriterien für die Verwendung von Azathioprin bei allen drei Gruppen initial gleich waren und die Patienten der Gruppe A vorwiegend wegen Nebenwirkungen oder Vorbehalten des Hausarztes gegenüber der Immunsuppression oder schlicht eigener schlechter Compliance (s. Tabelle 3.8.) mit der Einnahme aufhörten, wäre aus dem eklatanten Unterschied in der Mortalität eine deutliche Überlegenheit von Azathioprin zu schließen, die sich auch im (geringer ausgeprägten) Unterschied zwischen Gruppe B und C noch äußert. Doch bleibt bei einer solchen retrospektiven Untersuchung, wie bereits in Abschnitt 3.1 besprochen, die Möglichkeit, daß gerade bei Patienten mit schlechtem Verlauf oder fehlender Wirkung auch sehr früh die Therapie abgebrochen wurde und damit eine negative Selektion erfolgte. Leider waren die Angaben zu den Therapieabbruchgründen (vgl. Tabelle 3.8.) nicht zuverlässig und vollständig genug, um einen solchen Selektionseffekt zuungunsten der Gruppe A (evtl. auch Gruppe B) ganz ausschließen zu können.

Mortalitätsdaten von immunsuppressiv behandelten MS-Patienten existieren in der Literatur unseres Wissens bisher nicht. Vergleicht man die in unserem Kollektiv - unabhängig von der Dauer der Azathioprin-Einnahme - gefundene Mortalität mit den Daten von Mac Lean (1951), Stazio (1964), Ipsen (1950), Kurtzke et al. (1970) und Phadke (1987) (s. Tabelle 1.9), so ist die Überlebenswahrscheinlichkeit nach jeweils 5, 10, 15 und 20 Jahren ab Beginn der Erkrankung bei unseren Patienten höher. Dabei muß berücksichtigt werden, daß die anderen Autoren die Dauer ab Auftreten der ersten Symptomatik zugrundelegen. In unserer Untersuchung diente der Zeitpunkt der Diagnosestellung, da mit größerer Sicherheit zu bestimmen, als Bezugspunkt. Der Beginn der Erkrankung war bei unseren Patienten im Durchschnitt 4 Jahre früher anzusetzen. Einzig das von Kurtzke beschriebene Kollektiv, das sich jedoch ganz überwiegend aus jungen Armeeangehörigen rekrutierte, zeigte im Vergleich einen ähnlichen oder leicht günstigeren Verlauf.

Eine weitere Möglichkeit zum Vergleich ergibt sich, wenn man die von Poser et al. (1986) vorgeschlagene "Exzeß-Todesrate" errechnet. Sie gilt als Maß für die kranheitsbedingte Mortalität im jeweiligen Beobachtungszeitraum. Sie liegt in unserer Untersuchung für die Gesamtgruppe und für die Patienten mit über 3jähriger Azathioprin-Behandlung deutlich niedriger als im knapp 2000 MS-Patienten beinhaltenden Kollektiv von Poser, das auch aus Krankenhauspatienten besteht. Dabei ist zu beachten, daß die Nachbeobachtungsdauer bei Poser mit im Durchschnitt 4,9 Jahren weit niedriger ist. Da die Überlebenswahrscheinlichkeit sich jedoch in der Zeitachse nicht linear verhält und ab dem 10. Nachbeobachtungsjahr in praktisch allen Untersuchungen steiler abfällt, müßte man für das (meist unbehandelte) Kollektiv aus der Untersuchung von Poser eine noch ungünstigere Prognose annehmen.

Zusammenfassend läßt sich trotz der inhärenten methodischen Probleme einer retrospektiven Untersuchung und der nur eingeschränkten Vergleichbarkeit mit den Daten anderer Autoren schließen, daß die immunsuppressive Behandlung zumindest nicht zu einer Verkürzung der Überlebenszeit in dem von uns überblickten Zeitraum geführt haben kann. Im Gegenteil, es entsteht der Eindruck einer Verlängerung der Überlebenszeit im Vergleich mit nicht oder nur kurz behandelten Patienten sowie unbehandelten Patientengruppen aus der Literatur.

3.2.6.3 Todesursachen

Der Anteil der an multipler Sklerose und deren Komplikationen verstorbenen Patienten liegt mit 72 % für das gesamte Kollektiv im Bereich der auch in der Literatur angegebenen Werte. Die Todesursachenbestimmung ist zwar, da nur in wenigen Fällen Sektionsbefunde vorlagen, mit den bekannten Fehlern behaftet (Kurtzke u. Lux 1985), trotzdem ergibt sich eine überraschend gute Übereinstimmung der empirisch gewonnenen, mit der statistisch durch Subtraktion der erwarteten von der Gesamtzahl berechneten "MS-bedingten" Todesfälle.

3.2.6.4 Malignominzidenz

In Ermangelung einer zuverlässigen Bayerischen Krebsstatistik wurde für den Vergleich mit der Normalbevölkerung auf die Daten des saarländischen Krebsregisters zurückgegriffen, das in der Bundesrepublik als einmalig vollständig gilt. Wegen gewisser struktureller Unterschiede zwischen dem Saarland und dem Versorgungsbereich unserer Klinik, z. B. dem höheren Anteil an Bergarbeitern, könnte es sein, daß sich ein Fehler eingeschlichen hat, wobei die Kernaussage des Vergleiches jedoch kaum berührt sein dürfte. Als Ergänzung der bisherigen Ergebnisse wird deshalb z. Zt. versucht, das Kollektiv aller im gleichen Zeitraum nicht immunsuppressiv behandelten MS-Patienten unserer Klinik zu erfassen (Kappos u. Neudeck, in Vorbereitung). Aufgrund der geringen Zahl der Malignome läßt sich ein Vergleich der Inzidenz einzelner histologischer Gruppen mit unserem Material nicht herstellen; gegenüber der Normalbevölkerung überrepräsentiert scheinen auch hier, mit 2 von 7, die Lymphome zu sein. Uteruskarzinome, insbesondere auch Carcinomata in situ der Zervix, sind bereits von anderen Autoren mit der Immunsuppression in Verbindung gebracht worden (Balachandran u. Galagan 1984). Es wird eine kausale Beziehung zum möglicherweise unter Immunsuppression ungehemmter wachsenden Papillomvirus hergestellt (Shokri-Tabibzadeh et al. 1981).

Die von uns gefundene Malignominzidenz liegt mit 3,5 % in einem Zeitraum von 15 Jahren noch unterhalb der für die Normalbevölkerung errechneten. Wenn man, in Übereinstimmung mit den Arbeiten von Wynn et al. (1987) und Phadke (1987) voraussetzt, daß die Malignominzidenz bei MS-Patienten an sich nicht verändert ist, läßt sich auch kein signifikanter Einfluß der immunsuppressiven Therapie auf die Malignominzidenz nach 15jähriger Behandlung erkennen. Lediglich die länger als 3 Jahre behandelten Patienten haben mit einem Risikoquotienten von 1,3 eine ähnliche, diskrete Erhöhung des Malignomrisikos aufzuweisen, wie sie in der bisher vollständigsten Untersuchung (Kinlen 1985) bei Patienten mit Autoimmunerkrankungen, die mit Immunsuppressiva behandelt wurden, beschrieben ist; die alarmierenden Befunde von Lhermitte et al. (1984) (s. Tabelle 1.11.) konnten wir erfreulicherweise trotz etwa gleicher Behandlungs- und längerer Nachbeobachtungszeit, nicht bestätigen. Offenbar lassen sich wegen der unterschiedlichen Voraussetzungen weder tierexperimentelle Befunde noch die Daten aus der Transplantationsmedizin kritiklos generalisieren. Eine immunsuppressive Behandlung mit Azathioprin in der hier gewählten Dosierung von 2-2,5 mg/kg Körpergewicht scheint das Risiko von Malignomen nicht wesentlich zu beeinflussen. Offen bleibt allerdings, ob eine Verbesserung der Compliance und weitere Verlängerung der Einnahmezeiten doch zu einer Erhöhung der Krebsinzidenz führen könnten.

3.3 Doppelblind geführte, kontrollierte Vergleichsstudie zur Wirksamkeit von Cyclosporin A und Azathioprin in der Langzeitbehandlung der multiplen Sklerose

3.3.1 Beteiligte Patienten, Vergleichbarkeit der Therapiegruppen

Zwischen Mai 1983 und März 1984 wurden jeweils in 3-Monatsintervallen insgesamt 196 Patienten nach ausführlicher Aufklärung und Einwilligung in die Studie aufgenommen und randomisiert. Zwei Patienten zogen noch vor Beginn der Behandlung ihre Einwilligung zurück, sie werden im folgenden nicht weiter berücksichtigt. 98 wurden einer Cyclosporin-Behandlung, 96 der Azathioprin-Behandlung zugeordnet. Wie den Tabellen 3.13 und 3.14 zu entnehmen ist, waren die Behandlungsgruppen zu Beginn der Studie in jeder Hinsicht sehr gut vergleichbar. Lediglich das Geschlechtsverhältnis ist leicht verschoben (nicht signifikant) mit etwas weniger Frauen in der Cyclosporin-Gruppe. Nach Abzug der vorzeitigen Therapieausfälle ("drop outs", n=12) und vorzeitigen Therapieabbrüche ("withdrawals", n=15), ist auch das leichte Ungleichgewicht des Anteiles an schubförmigen Verläufen ohne Residuen von 17 % : 9 % auf 13 % : 9 % angeglichen. 85 Cyclosporin- und 82 Azathioprin-behandelte Patienten hatten zum März 1986 eine Mindestbehandlungsdauer entsprechend dem Protokoll von 24 bis maximal 32 Monaten abgeschlossen ("valid", n=167).

Tabelle 3.13. Vergleichbarkeit der Therapiegruppen bei Beginn der Behandlung (Mittelwert ± Standardabweichung); Median (Minimum - Maximum)

	CyA (n=98)	Aza (n=96)
Alter	35,5 ± 8,4; 36,0 (18-50)	34,7 ± 9,0; 35,0 (18-49)
Erkrankungsdauer	6,1 ± 5,1; 5,0 (1-26)	7,2 ± 6,9; 5,0 (1-32)
EDSS	3,0 ± 1,6; 3,0 (0-6,0)	3,1 ± 1,5; 3,2 (0-6,5)
Neurostatus	44,0 ± 33; 43,0 (0-155)	43,0 ± 32; 41,0 (1-136)
ISS	2,8 ± 3,8; 2,0 (0-19)	2,6 ± 3,4; 2,0 (0-15)
Ambulation-Index	1,6 ± 1,2; 2,0 (0- 5)	1,7 ± 1,4; 2,0 (0- 6)
IQ	99,0 ± 13; 100 (75-125)	98,0 ± 14; 100 (85-25)

3.3.2 Vorzeitige Ausfälle, Therapieabbrüche

Die Gründe für vorzeitige Ausfälle und Therapieabbrüche sind Tabelle 3.15. zu entnehmen. Der einzige sich hier ergebende Unterschied zwischen den Therapiegruppen ist das Vorkommen von 4 Cyclosporin-Patienten, die als Grund für den Abbruch der Behandlung "fehlende Wirksamkeit" angaben. Alle 4 hatten auch im neurologischen Befund zum Zeitpunkt des Therapieabbruches eine objektivierbare Verschlechterung, die jedoch nur bei einem auch von seiten des behandelnden Arztes als Grund für den Therapieabbruch angesehen wurde.

Um mögliche verfälschende Einflüsse bei Nichtberücksichtigung der ausgefallenen Patienten zu erkennen, wurde in Tabelle 3.16 der neurologische Befund im Vergleich von Eingangsuntersuchung und Zeitpunkt des Therapieabbruches zusammengestellt. Lediglich 5 von 27 Patienten waren zu diesem Zeitpunkt um mehr als 0,5 Punkte in Kurtzke's EDSS schlechter, davon 4 in der Cyclosporin-Gruppe. Aufgrund der großen Gesamtpatientenzahl dürfte dieser Unterschied unbedeutend sein. Am Ende einer jeweils 3-26 Monate dauernden Nachbeobachtungsperiode waren nur noch 6 Patienten gleich geblieben bzw. gebessert, 5 auf die jeweils andere immunsuppressive Therapie umgestellt worden, 9 nicht mehr zu Nachuntersuchungen erschienen.

Tabelle 3.14. Vergleichbarkeit der Therapiegruppen bei Beginn der Behandlung (alle Patienten)

	CyA (n=98)	Aza (n=96)
Geschlecht:		
männlich	39 (40 %)	29 (30 %)
weiblich	59 (60 %)	67 (70 %)
Verlauf:		
schubförmig ohne Residuen	9 (9 %)	17 (17 %)
schubförmig mit Residuen	54 (55 %)	44 (46 %)
schubförmig progredient	21 (21 %)	25 (26 %)
chronisch progredient	14 (15 %)	11 (11 %)
Schweregrad der Erkrankung (EDSS, Kurtzke):		
0 - 2,5 Punkte	45 (46 %)	44 (46 %)
3 - 4,5 Punkte	36 (37 %)	34 (35 %)
5 - 6,5 Punkte	17 (17 %)	18 (19 %)
Vorbehandlung mit Aza	26 (27 %)	27 (28 %)
Zentrum Würzburg	52 (53 %)	54 (56 %)
Zentrum Hannover	46 (47 %)	42 (44 %)

Tabelle 3.15. Gründe für vorzeitige Abbrüche und Ausfälle

	CyA	Aza
a) Patientenausfälle (drop outs)		
- Unzuverlässige Einnahme/ Einwilligung zurückgezogen	4	4
- Kinderwunsch	1	2
- Umzug	1	0
Alle	6	6
b) Vorzeitige Abbrücke (withdrawals)		
- "Fehlende Wirksamkeit"	4	0
- Erbrechen, Magen-Darm-Unverträglichkeit	1	7
- Schlechter Geschmack	1	0
- Hepatotoxizität	1	0
- Leukopenie	0	1
Alle	7	8

Tabelle 3.16. Änderung des neurologischen Befundes bei den Patienten, welche die Studie nicht planmäßig abgeschlossen haben; Änderungen um weniger als 1 Punkt in der EDSS werden als "stabil" definiert

		CyA	Aza
a) Zum Zeitpunkt des Abbruches			
besser	1	3	4
stabil	8	10	18
schlechter	4	1	5
ALLE	13	14	27
b) Am Ende der Nachbeobachtungsperiode (3-26 Monate nach dem Abbruch)			
besser	1	1	2
stabil	1	3	4
schlechter	4	3	7
Therapiewechsel	1	4	5
nicht mehr erschienen	6	3	9
ALLE	13	14	27

3.3.3 Mitarbeit der Patienten

Die Mitarbeit der Patienten war insgesamt sehr gut, sie erschienen regelmäßig zu den angesetzten monatlichen Untersuchungen. Während des ersten Behandlungsjahres hatten 7 Patienten mittlere Cyclosporin-Blutspiegel unterhalb des therapeutischen Bereiches, im zweiten Jahr traf dies für 12 Patienten zu, vorwiegend wegen durch den Laborarzt angeordneter Dosisreduktion (s. Abschnitte 3.3.11 und 3.3.12.1). Von den Patienten mit Azathioprin hatten nur 2 über die gesamte Studiendauer normales mittleres Zellvolumen der Erythrozyten und normale Leukozytenzahlen. Der Mittelwert aller während der ersten 24 Monate der Behandlung bei den planmäßig behandelten Patienten berechneten mittleren Cyclosporin-A-Vollblutspiegel betrug 269 ng/ml (Standardabweichung 77; Minimum 69, Maximum 483 ng/ml).

Die Abb. 3.4a und 3.4b zeigen jeweils als Maß der Compliance die Mittelwerte für Cyclosporin-Vollblutspiegel (ng/ml) und MCV (fl).

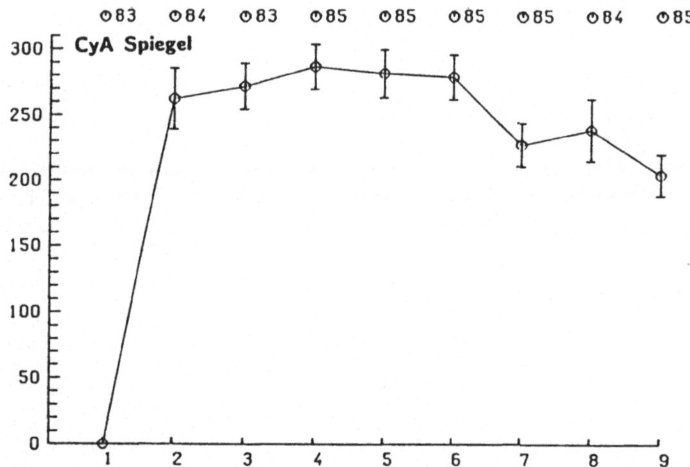

Abb. 3.4a. Mittlerer Cyclosporin-Vollbutspiegel ± Standardfehler während der ersten 24 Monate der Behandlung (ng/ml; "Trough"-Wert). Die Einteilung in der Abszisse entspricht 3-Monatsintervallen

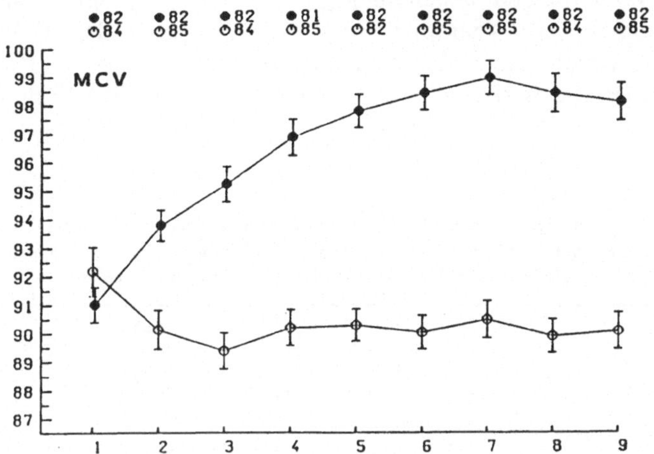

Abb. 3.4b. Mittleres Zellvolumen der Erythrozyten ± Standardfehler während der ersten 24 Monate der Behandlung (in Femtoliter). Die Einteilung in der Abszisse entspricht 3-Monatsintervallen. Helle Kreise: Cyclosporin-Gruppe, dunkle Kreise: Azathioprin-Gruppe

3.3.4 Effekte der Behandlung

Es ließen sich keine signifikanten Unterschiede zwischen den Behandlungsgruppen während der gesamten Studiendauer nachweisen. Weder die sehr robuste Kontingenztafelanalyse aufgrund einer Gruppierung von "besser", "stabil", "schlechter" im Vergleich von Aufnahme- und Zweijahres-Untersuchung (vgl. Tabelle 3.17), noch der Mittelwertvergleich über die gesamte Studiendauer (vgl. Abb. 3.5 a bis d, Tabelle 3.18), noch die wesentlich komplexere Berechnung anhand einer Approximation des Verlaufes durch orthogonale Polynome (Tabelle 3.19), zeigten Unterschiede in der Entwicklung der zwei Hauptkriterien für die Beurteilung der Wirkung, des Neurostatus und der EDSS. Dasselbe gilt auch für die Punktwerte in den einzelnen Funktionsbereichen von Neurostatus und EDSS und auch bezüglich der Incapacity-Scale und des Ambulationindex. Auch die Latenzen der visuell evozierten Potentiale waren während der zweijährigen Behandlung unverändert (Tabelle 3.20). In beiden Therapiegruppen war insofern eine Stabilisierung des Verlaufes festzustellen. Die Anzahl der Schübe war in der Cyclosporin-Gruppe im Mittel etwas niedriger, zumindest im zweiten Jahr der Behandlung (vgl. Tabelle 3.21), auch dieser Unterschied ist jedoch im U-Test nicht signifikant. 34 % der Cyclosporin- und 33 % der Azathioprin-Patienten waren mit Kortikosteroiden behandelt worden, die Anzahl, der nach dem im Protokoll vorgesehenen Schema durchgeführten Kortisonkuren war 45 in beiden Behandlungsgruppen. Die Häufigkeit und Dosierung symptomatischer Therapien war ebenfalls in beiden Gruppen gut vergleichbar. Sowohl die Patienten selbst, als auch der jeweils behandelnde Arzt beurteilten die Wirksamkeit der Behandlung in beiden Gruppen gleich (Tabelle 3.22).

Tabelle 3.17. Änderung des neurologischen Befundes zwischen Aufnahme in die Studie und 24. Monat bei den Patienten, die entsprechend dem Protokoll behandelt wurden. "Stabil" entspricht weniger als 1 Punkt Differenz in Kurtzke's EDSS

	Cya	Aza
besser	17	13
stabil	49	48
schlechter	19	21
Alle	85	82

Tabelle 3.18. Vergleich der erfaßten klinischen Skalen zwischen den Untersuchungen bei Aufnahme in die Studie und nach Abschluß einer zweijährigen Behandlung. Angegeben sind jeweils der Mittelwert ± Standardfehler

	Monat 0		Monat 24	
	CyA	Aza	CyA	Aza
Anzahl der Patienten	85	82	85	82
Neurostatus	44,8 ± 2,6	44,2 ± 3,6	45,0 ± 4,0	50,0 ± 4,9
EDSS	3,0 ± 0,2	3,2 ± 0,2	3,1 ± 0,2	3,5 ± 0,2
Ambulation-Index	1,6 ± 0,1	1,7 ± 0,2	1,8 ± 0,2	2,0 ± 0,2
Incapacity-Scale	2,9 ± 0,4	2,7 ± 0,4	2,9 ± 0,4	3,6 ± 0,5

a)

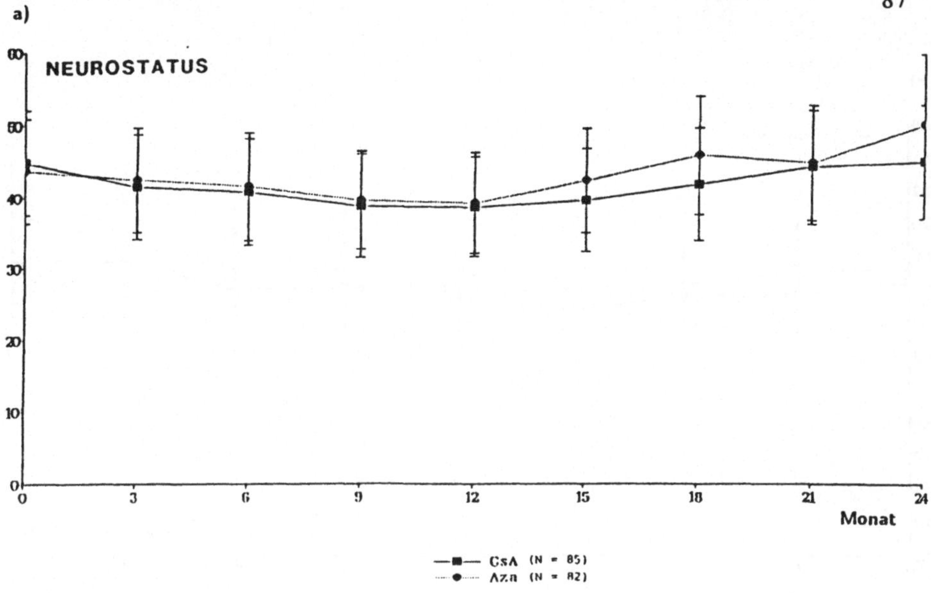

b)

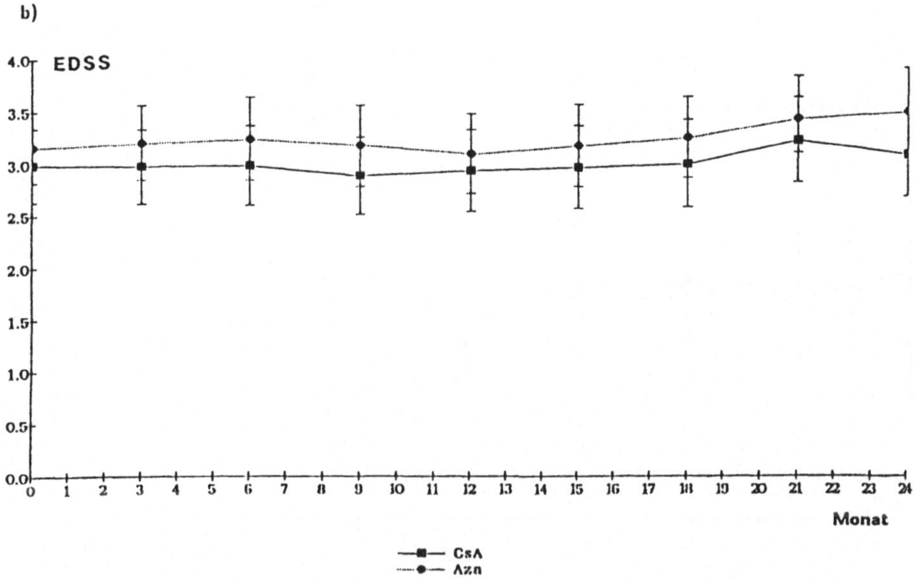

Abb. 3.5 a,b. Entwicklung des mittleren Behinderungsgrades (± 95 % Konfidenzintervall) während der ersten 24 Monate der Behandlung; a) gemessen anhand des Neurostatus (Gesamtscore), b) der EDSS nach Kurtzke

c)

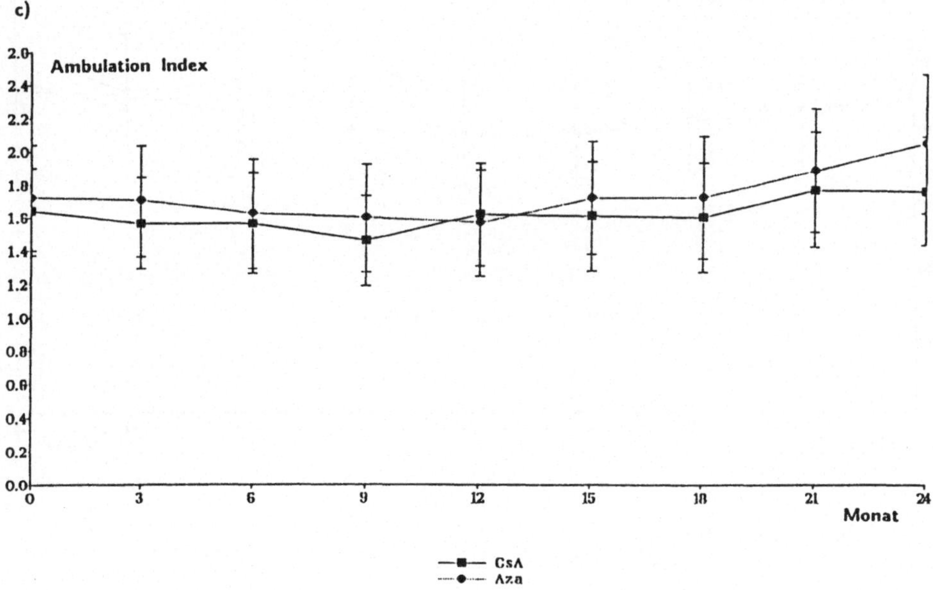

d)

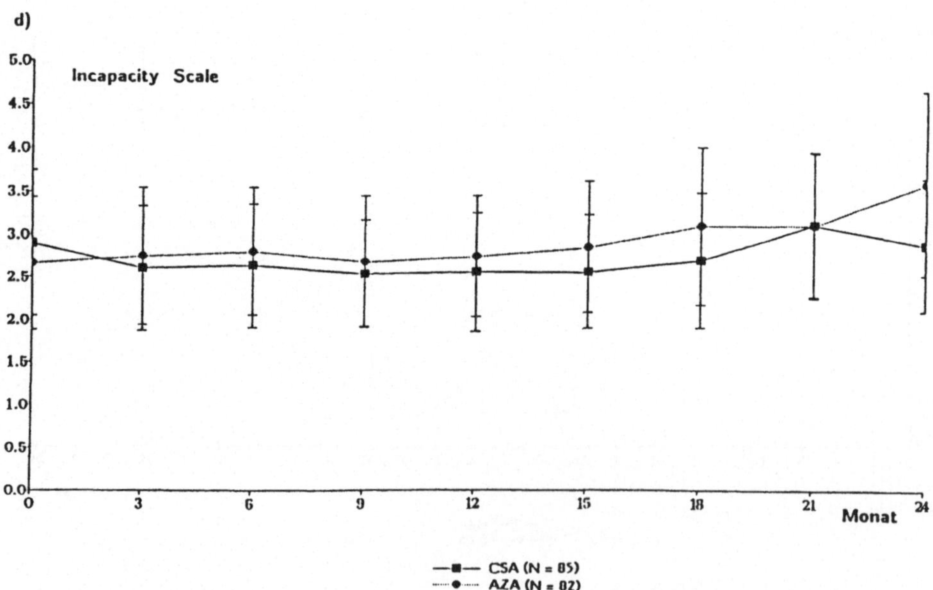

Abb. 3.5 c,d: gemessen anhand c) des Ambulation-Index nach Hauser, d) der Incapacity-Scale

Tabelle 3.19. Krankheitsprogression während der ersten 24 Monate der Behandlung, ge-messen anhand des Neurostatus und der EDSS. Approximation durch orthogonale Polynome. Es wird jeweils der Mittelwert ± Standardfehler für die Polynome 0. - 3. Grades angegeben. Die Unterschiede zwischen den Behandlungsgruppen waren nicht signifikant im Wilcoxon-Mann-Whitney-U-Test

MEDIKAMENT:	Cyclosporin		Azathioprin	
SKALA:	Neurostatus	EDSS	Neurostatus	EDSS
Alle Patienten:	n = 85		n = 82	
Polynom 0. Grades	41,9 ± 3,6	3,0 ± 0,2	43,5 ± 3,7	3,2 ± 0,2
Polynom 1. Grades	0,6 ± 0,8	0,1 ± 0,05	2,9 ± 1,2	0,1 ± 0,05
Polynom 2. Grades	5,9 ± 0,8	0,1 ± 0,06	6,0 ± 1,1	0,2 ± 0,08
Polynom 3. Grades	-1,5 ± 1,8	-0,0 ± 0,11	-0,8 ± 1,9	0,2 ± 1,12
schubf.-remittierend:	n = 52		n = 51	
Polynom 0. Grades	30,4 ± 4,3	2,4 ± 0,2	30,9 ± 3,7	2,7 ± 0,2
Polynom 1. Grades	0,2 ± 1,0	0,1 ± 0,07	2,3 ± 1,7	0,1 ± 0,07
Polynom 2. Grades	5,1 ± 0,87	0,2 ± 0,07	4,1 ± 1,3	0,1 ± 0,08
Polynom 3. Grades	-0,4 ± 2,2	-0,1 ± 0,15	0,1 ± 2,3	0,1 ± 0,15
schubf.-progredient:	n = 20		n = 22	
Polynom 0. Grades	54,6 ± 5,9	3,7 ± 0,3	68,3 ± 7,3	4,2 ± 0,3
Polynom 1. Grades	-1,0 ± 1,8	0,1 ± 0,1	3,6 ± 2,0	0,2 ± 0,1
Polynom 2. Grades	6,9 ± 2,1	0,1 ± 0,16	8,3 ± 2,3	0,5 ± 0,17
Polynom 3. Grades	-3,1 ± 4,5	0,1 ± 0,25	1,3 ± 4,2	0,3 ± 0,23
chron.-progredient:	n = 13		n = 9	
Polynom 0. Grades	68,0 ± 9,7	4,3 ± 0,4	54,7 ± 10,7	4,0 ± 4,7
Polynom 1. Grades	4,7 ± 2,4	0,2 ± 0,08	4,2 ± 2,3	0,3 ± 0,1
Polynom 2. Grades	8,0 ± 2,0	0,1 ± 0,19	10,9 ± 4,1	0,0 ± 0,30
Polynom 3. Grades	-3,5 ± 3,9	0,4 ± 0,22	-11,4 ± 2,8	0,1 ± 0,33

Tabelle 3.19. (Fortsetzung)

MEDIKAMENT:	Cyclosporin		Azathioprin	
SKALA:	Neurostatus	EDSS	Neurostatus	EDSS
Alle Patienten:	n = 85		n = 82	
Polynom 0. Grades	41,9 ± 3,6	3,0 ± 0,2	43,5 ± 3,7	3,2 ± 0,2
Polynom 1. Grades	0,6 ± 0,8	0,1 ± 0,05	2,9 ± 1,2	0,1 ± 0,05
Polynom 2. Grades	5,9 ± 0,8	0,1 ± 0,06	6,0 ± 1,1	0,2 ± 0,08
Polynom 3. Grades	-1,5 ± 1,8	-0,0 ± 0,11	-0,8 ± 1,9	0,2 ± 0,12
Erkrankungsdauer ≤ 2 Jahre:	n = 25		n = 25	
Polynom 0. Grades	23,0 ± 4,6	2,2 ± 0,3	28,3 ± 5,3	2,4 ± 0,3
Polynom 1. Grades	-0,2 ± 1,2	0,0 ± 0,1	3,9 ± 3,0	0,0 ± 0,1
Polynom 2. Grades	3,5 ± 1,1	0,0 ± 0,1	6,4 ± 2,2	0,3 ± 0,1
Polynom 3. Grades	1,0 ± 2,2	0,2 ± 0,2	5,0 ± 3,0	0,3 ± 0,2
Erkrankungsdauer 2 - 5 Jahre:	n = 21		n = 16	
Polynom 0. Grades	36,2 ± 5,3	2,7 ± 0,3	40,1 ± 7,4	3,1 ± 0,4
Polynom 1. Grades	0,5 ± 1,6	0,1 ± 0,1	3,2 ± 1,9	0,3 ± 0,1
Polynom 2. Grades	7,1 ± 1,4	0,2 ± 0,1	2,3 ± 2,6	0,1 ± 0,2
Polynom 3. Grades	-3,2 ± 3,1	-0,2 ± 0,3	-10,6 ± 2,8	-0,1 ± 0,2
Erkrankungsdauer ≥ 5 Jahre:	n = 39		n = 41	
Polynom 0. Grades	57,0 ± 5,7	3,7 ± 0,3	54,2 ± 5,5	3,8 ± 0,3
Polynom 1. Grades	1,1 ± 1,4	0,1 ± 0,1	2,1 ± 1,4	0,1 ± 0,1
Polynom 2. Grades	6,8 ± 1,4	0,1 ± 0,1	7,2 ± 1,5	0,2 ± 0,1
Polynom 3. Grades	-2,2 ± 3,3	-0,1 ± 0,2	-0,6 ± 2,9	0,2 ± 0,2

Tabelle 3.20. Latenzen der visuell evozierten Potentiale während der ersten 2 Jahre der Behandlung. Angegeben ist jeweils der Mittelwert ± Standardfehler; Unterschiede statistisch nicht signifikant

	Monat 0		Monat 24	
	CyA	Aza	CyA	Aza
linkes Auge	129 ± 3,7	126 ± 2,8	125 ± 2,2	125 ± 2,5
rechtes Auge	130 ± 3,5	128 ± 3,3	127 ± 2,4	126 ± 2,9

Tabelle 3.21. Anzahl der Schübe pro Patient (Mittelwert ± Standardfehler)

	CyA (n = 85)	Aza (n = 82)	
1. Jahr	0,36 ± 0,07	0,32 ± 0,06	(p = 0,678)
2. Jahr	0,32 ± 0,07	0,50 ± 0,08	(p = 0,123)
beide Jahre	0,68 ± 0,10	0,87 ± 0,12	(p = 0,295)

Tabelle 3.22. Beurteilung der Wirkung durch die Patienten und den behandelnden Arzt

Wirkung der Behandlung:		keine	leichte	mäßige	gute	sehr gute
Patient:	CyA:	28	11	11	26	6
	Aza:	24	14	7	31	6
Behandelnder Arzt:	CyA:	18	16	22	23	6
	Aza:	18	13	21	26	4

Die Veränderung der Befindlichkeitswerte in der SBÄMS über die Dauer der Studie zeigt Abb. 3.6. Man erkennt einen leichten (nicht signifikanten) Trend zugunsten von Cyclosporin.

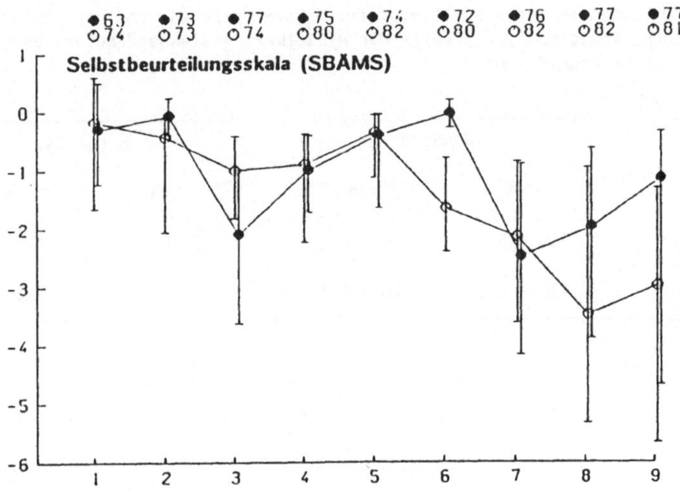

Abb. 3.6. Medianwerte mit 68 % Perzentilbereich in der Selbstbeurteilungs-Skala zur Erfassung von Befindlichkeitsänderungen bei MS (SBÄMS). Helle Kreise: CyA; dunkle Kreise: Aza

3.3.5 Einfluß von Verlaufsform sowie Dauer der Erkrankung auf die Therapieeffekte

Teilt man die Patienten entsprechend der Verlaufsform der Erkrankung zu Beginn der Studie in unterschiedliche Gruppen ein, so ist das neurologische Defizit bei schubförmig progredienten und chronisch progredienten gegenüber den rein schubförmigen Verläufen bei Studienbeginn signifikant höher. Ein Unterschied in der Krankheitsentwicklung innerhalb der Zweijahresperiode ergibt sich jedoch darüber hinaus nicht, auch kein differentieller Effekt der zwei angewandten Therapien (s. Abb. 3.7 a-d). Eine ähnliche Tendenz zeigt sich bei Betrachtung der Dauer der Erkrankung. Der Ausgangsbefund (entspricht dem Polynom 0. Grades) ist im Durchschnitt mit steigender Dauer der Erkrankung schlechter. Unter der Therapie ergeben sich jedoch keine Unterschiede (Tabelle 3.19).

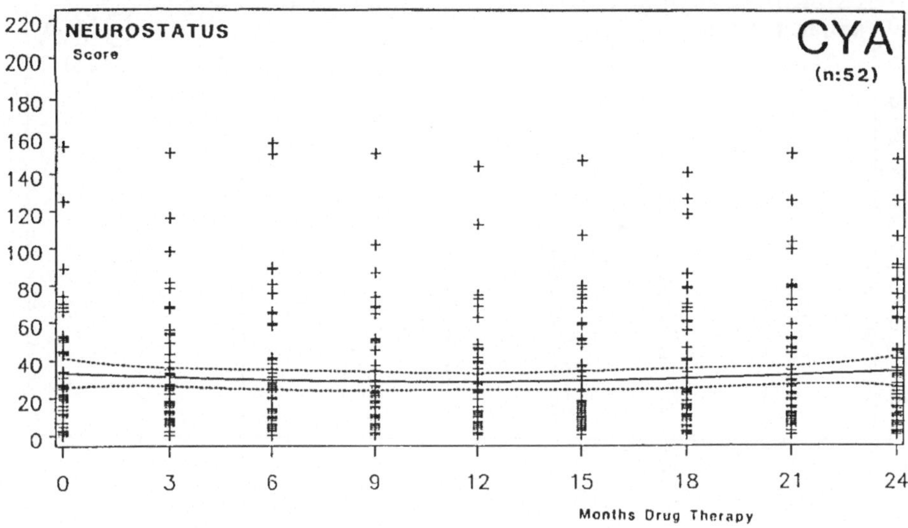

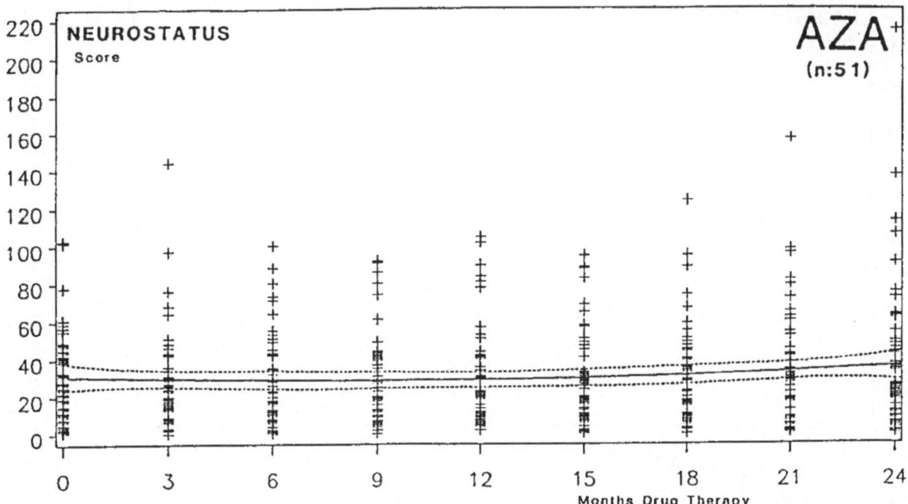

Abb. 3.7 a,b. Polynom 2. Grades des Verlaufes des Neurostatus bei Patienten mit schubförmigem Verlauf unter CyA (a) und unter Aza (b) - Therapie. Kreuze repräsentieren die Einzelwerte, gestrichelte Linien zeigen das 95%-Vertrauensintervall des Polynoms 2. Grades an

c) EXACERBATING-PROGRESSIVE and CHRONIC-PROGRESSIVE COURSE (n:64)

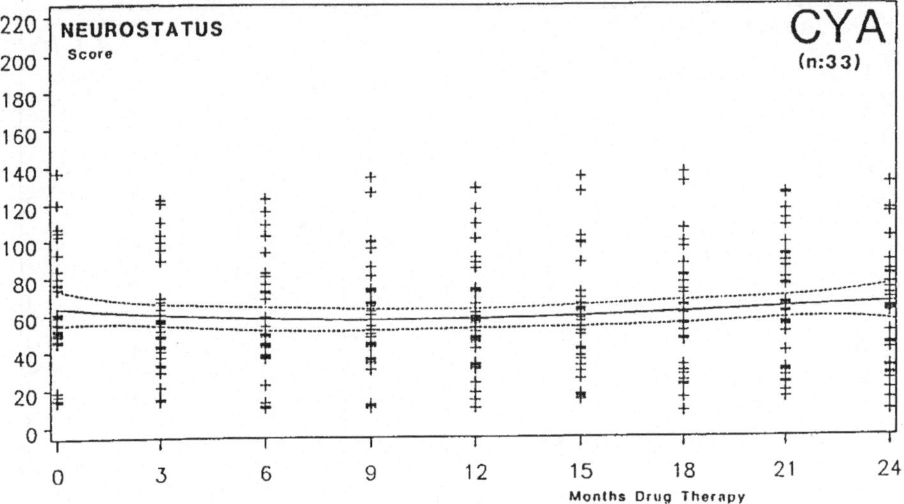

d) EXACERBATING-PROGRESSIVE and CHRONIC-PROGRESSIVE COURSE (n:64)

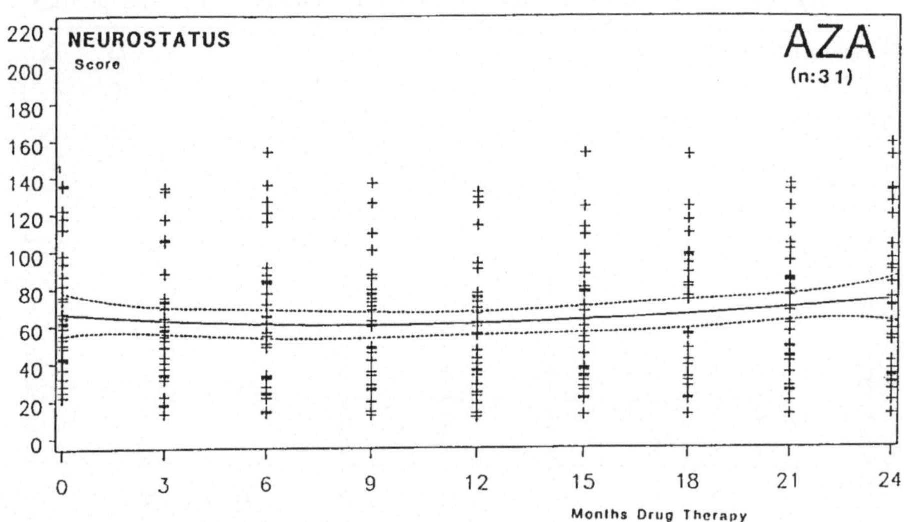

Abb. 3.7 c,d. Polynom 2. Grades des Verlaufs des Neurostatus bei Patienten mit schubförmig progredientem und chronisch progredientem Verlauf

3.3.6 Einfluß der Compliance bzw. des Medikamentenspiegels

Das Ausmaß der Änderung des neurologischen Befundes während der Studie war nicht signifikant mit der Höhe des erreichten Cyclosporinspiegels korreliert. Auch wenn diejenigen Patienten, die nicht mehr als einen Cyclosporin-Blutspiegel pro Jahr unterhalb des angesetzten therapeutischen Bereiches hatten (> 150 ng/ml), getrennt ausgewertet werden, ergibt sich kein Unterschied im Verlauf.

3.3.7 Gewährleistung des Doppelblind-Charakters der Studie

Um zu beurteilen, inwiefern die Studie tatsächlich doppelblind durchgeführt wurde, mußten alle Beteiligten anläßlich der letzten regulären Untersuchung angeben, welche Medikation der jeweilige Patient tatsächlich während der Studiendauer erhalten hatte. Der Anteil richtiger Antworten war bei den Patienten 45 %, bei den in Dreimonatsabständen untersuchenden Ärzten 61 % und bei den jeweils betreuenden Neurologen 72 %.

3.3.8 Korrelation der klinischen Parameter untereinander

Der Neurostatus und die EDSS nach Kurtzke korrelierten sehr eng miteinander (Spearman's Rang-Korrelations-Koeffizient zwischen 0,82 und 0,94). Auch die Incapacity-Scale war eng mit den Ergebnissen von Neurostatus und EDSS verbunden, und alle drei Skalen, die für sich in Anspruch nehmen, alle Bereiche neurologischer Störungen zu erfassen, sind ebenfalls sehr eng korreliert mit dem rein auf das Gehvermögen bezogenen Ambulationindex. Es zeigt sich also eine enge Verbindung aller vier Skalen zur Motorik und speziell zur Gehfähigkeit. Eine Übersicht über die Korrelationen der einzelnen angewandten klinischen Skalen untereinander, gibt die Tabelle 3.21. Bei der Korrelation der Punktwert*differenzen* zwischen Aufnahme- und Zweijahresuntersuchung ergeben sich durchweg niedrigere Koeffizienten (siehe Angaben in Klammern in Tabelle 3.23).

Tabelle 3.23. Korrelation der angewandten klinischen Skalen untereinander: Spearman's-Rang-Korrelations-Koeffizient Rho, kleinster und größter Wert bei getrennter Prüfung zu den verschiedenen Untersuchungszeitpunkten und in den zwei Therapiegruppen. Die Korrelations-Koeffizienten sind jeweils hochsignifikant ($p < 0,0001$). In der 2. Zeile jeweils in Klammer Spearman's Rho für die Änderungen zwischen Eingangs und Abschlußuntersuchung

	EDSS	Incapacity Scale	Ambulation Index
Incapacity Scale	0,7 - 0,9 (0,4 - 0,6)		
Ambulation Index	0,7 - 0,9 (0,4 - 0,5)	0,8 - 0,9 (0,5)	
Neurostatus	0,8 - 0,9 (0,5 - 0,7)	0,8 - 0,9 (0,3 - 0,5)	0,8 - 0,9 (0,3 - 0,5)

3.3.9 Die magnetische Resonanztomographie als Verlaufskriterium

3.3.9.1 Untersuchte Patienten, Vergleichbarkeit der Gruppen

Von den 106 (52 CyA-, 54 Aza-) Patienten, die in Würzburg in die Cyclosporin/Azathioprin-Studie aufgenommen worden waren, befanden sich 91 zum Herbst 1985 noch regulär in Behandlung, entsprechend dem Protokoll (46 Cya, 45 Aza). Alle diese Patienten wurden zwischen August und Oktober 1985 einer kernspintomographischen Untersuchung unterzogen. Bei 85 wurde in gleicher Schichtführung und Aufnahmesequenz (s. Methodik) eine zweite Kernspintomographie 6 Monate später durchgeführt. Drei dieser Vergleichsuntersuchungen wurden nicht weiter verwertet, da sie aufgrund stark abweichender Schichtführung und Kontrastwerte von 3 Untersuchern unabhängig als unzureichend vergleichbar eingeschätzt werden mußten. Von den verbleibenden 82 Patienten waren zum Zeitpunkt der zweiten Untersuchung 31 Cyclosporin- und 43 Azathioprin-Patienten noch regulär weiter immunsuppressiv behandelt worden. 8 Patienten waren in der Zwischenzeit entweder auf das jeweils andere Immunsuppressivum umgestellt worden oder hatten die Therapie vollständig abgesetzt. In Tabelle 3.24 werden die wesentlichen Grunddaten der regulär immunsuppressiv behandelten Patienten wiedergegeben. Hinsichtlich dieser Daten ergeben sich keine signifikanten Unterschiede zwischen der Cyclosporin- und der Azathioprin-Gruppe (Chi^2 bzw. Mann-Whitney-U-Test).

Tabelle 3.24. Vergleich der mittels MRT untersuchten Patienten. (Nur Patienten mit immunsuppressiver Therapie entsprechend dem Protokoll)

a) Zum Zeitpunkt des 1. Kernspintomogramms	CyA (n = 31)	Aza (n = 43)
Verlaufsform		
- schubförmig	16 (52 %)	22 (51 %)
- schubf. progredient	4 (13 %)	11 (25 %)
- chronisch progred.	11 (35 %)	10 (23 %)
Krankheitsdauer (J)[1]	9,1 ± 1,2	8,3 ± 1,3
EDSS (Punkte)[1]	2,9 ± 0,3	3,0 ± 0,2
Neurostatus (Punkte)[1]	35,5 ± 5,7	38,0 ± 5,6
Läsionsvolumen (mm^3)[1]	12.446 ± 1.859	12.245 ± 1.858
b) Zum Zeitpunkt der zweiten Kernspintomographie nach 6 Monaten		
EDSS (Punkte)[1]	2,9 ± 0,3	3,2 ± 0,4
Neurostatus (Punkte)[1]	37,5 ± 5,5	42,4 ± 5,6
Läsionsvolumen (mm^3)[1]	12.126 ± 1.747	12.692 ± 1.9

[1] Mittelwert ± Standardfehler

3.3.9.2 Beurteilung der Therapieeffekte

Die planimetrische Bestimmung des Volumens der Läsionen ergab in der *Gesamtgruppe* (n = 82) eine mittlere Zunahme des Volumens um 275 mm^3 (Standardfehler 340). Im gleichen Zeitraum hatte der Neurostatus sich im Mittel um 3,9 Punkte verschlechtert (Standardfehler 1,6), die EDSS um 0,2 (Standardfehler 0,1). Im Paardifferenztest nach Wilcoxon war der Unterschied in der 6-Monatsperiode bezüglich des Volumens und der EDSS nicht signifikant, für den Neurostatus war der Unterschied mit p = 0,005 überzufällig. Während der *Vergleich der Therapiegruppen* weder vor noch nach Ende der 6-Monatsperiode signifikante Unterschiede hinsichtlich der erreichten Werte für EDSS, Neurostatus und planimetrisch gemessenem Volumen zeigte, war *innerhalb der Gruppe der Azathioprin-Patienten*, ebenfalls im Wilcoxon-Paardifferenztest, die Verschlechterung hinsichtlich des Neurostatus mit p = 0,01 überzufällig, für die EDSS mit p = 0,08 gerade noch außerhalb der Signifikanzschranken. *Innerhalb der Cyclosporin-Gruppe* ergaben sich keine überzufälligen Unterschiede während der 6-Monatsperiode, obwohl auch dort bei EDSS und Neurostatus eine Tendenz zur Verschlechterung zu beobachten war (vgl. Tabelle 3.24). Tabelle 3.25

gibt die Anzahl der jeweils stabilen, verschlechterten und gebesserten Patienten in beiden Therapiegruppen wieder, gemessen anhand der zwei klinischen Skalen und der qualitativen sowie quantitativen Beurteilung der Kernspintomographie. Als Änderung wurde bei der EDSS eine Differenz um mehr als 0,5 Punkte zum Vorbefund angesehen, beim Neurostatus um mehr als 7 Punkte, bei der planimetrischen Volumenbestimmung um mehr als 570 mm^3 (= eine Standardabweichung). Die qualitative MRT-Beurteilung wurde wie im Abschnitt Methodik dargestellt vorgenommen; die Kategorien neue Läsion und größere bzw. intensere Herde sind unter der Rubrik "schlechter" zusammengefaßt. Wie Tabelle 3.25 und den Abb. 3.8 a-d zu entnehmen ist, nimmt der Anteil der als gleichbleibend beurteilten Patienten ab von der EDSS, wo er mit nahezu 80 % am höchsten ist, über den Neurostatus mit etwa 60 % zur qualitativen MRT-Beurteilung mit 50 % bis hin zur planimetrischen MRT-Beurteilung mit knapp 30 % als stabil angesehener Patienten. Der Anteil der als verschlechtert eingestuften nimmt ebenfalls von 10-15 % (EDSS) über 25 bis 30 % (Neurostatus) auf etwa 40 % (qualitative und quantitative MRT-Beurteilung) zu. Während der Anteil der als gebessert eingestuften in ersteren drei Beurteilungen etwa gleich bleibt, ist er bei der quantitativen MRT-Einschätzung mit über 30 % deutlich höher.

Tabelle 3.25. Veränderungen in der 6-Monatsperiode, gemessen an vier verschiedenen Beurteilungskriterien; nur Patienten mit immunsuppressiver Therapie entsprechend dem Protokoll (n = 74)

	CyA (n = 31)			Aza (n = 43)		
	schlechter	stabil	besser	schlechter	stabil	besser
EDSS	3	24	4	6	34	3
NS	8	20	3	14	23	6
MRT qualitativ	13	16	2	15	21	7
MRT quantitativ	14	7	10	15	15	13

Bei der qualitativen Beurteilung der MRT's wurde von keinem der drei Beurteiler eine eindeutige Besserung, d. h. das vollständige Verschwinden eines oder mehrerer Herde ohne Hinweise für neue Krankheitsaktivität (Punktwert = 1) festgestellt. Bei 6 Azathioprin- und 5 Cyclosporin-Patienten konnte nach überwiegender Meinung der 3 Beurteiler jeweils mindestens ein neuer Herd im zweiten Kernspintomogramm nachgewiesen werden (gerundeter Punktwert = 5). Bei 6 Azathioprin- und 3 Cyclosporinpatienten waren sich alle 3 Beurteiler einig, daß neue Herde vorlagen.

Insgesamt war eine Tendenz zugunsten der cyclosporin-behandelten Patienten festzustellen, die jedoch keine statistische Signifikanz erreichte.

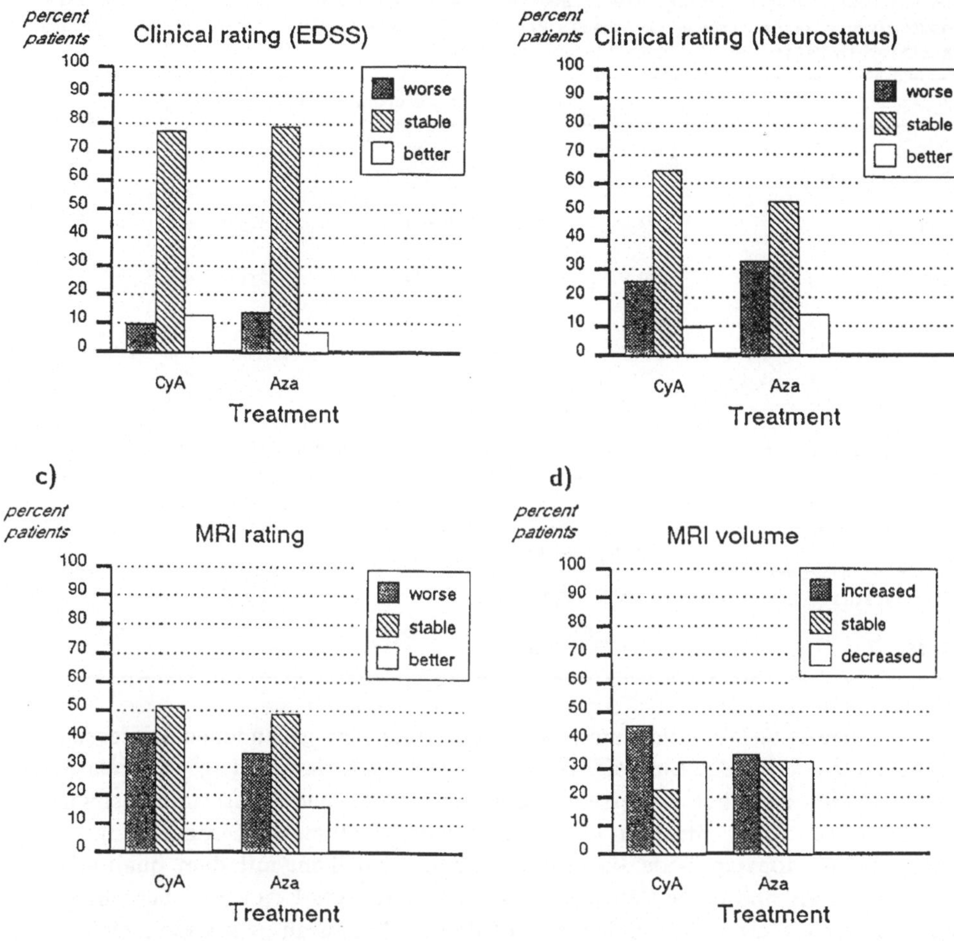

Abb. 3.8 a-d. Häufigkeit von Verschlechterung, stabilem Befund und Besserung innerhalb der 6-Monatsperiode. a) EDSS, b) Neurostatus, c) qualitativer MRT-Vergleich, d) Volumenbestimmung

3.3.9.3 Vergleichende Betrachtung klinischer und kernspintomographischer Kriterien

Tabelle 3.26 gibt einen Überblick über die intraindividuelle Vergleichbarkeit der Kernspintomogramme, so wie sie von den 3 Beurteilern eingeschätzt wurde. Wie man Tabelle 3.27 und 3.28 entnehmen kann, bestand zwischen den klinischen Parametern Neurostatus und EDSS eine relativ

Tabelle 3.26. Intraindividuelle Vergleichbarkeit der Kernspintomogramme im zusammengefaßten Urteil von 3 Untersuchern. Beurteilt wurde nach Grauwertskala (y-Achse) und anatomischer Referenzebene (x-Achse). Erste Zahl: Cyclosporin A-Patienten; 2. Zahl: Azathioprin-Patienten; 3. Zahl: Therapieausfälle.

	Anatomische Referenzebene		
Grauwertskala	sehr gut	gut	mäßig
sehr gut	2/4/0	1/3/1	6/6/1
gut	8/13/1	3/6/3	5/7/2
mäßig	0/3/0	6/1/0	2/1/0

Tabelle 3.27. Korrelationen zwischen den klinischen und MRT-Parametern (Kendall's Tau B). Alle vergleichbaren Patienten (n=82)

	Läsionsvolumen	EDSS
Neurostatus	0,3 - 0,35	0,75 - 0,85
EDSS	0,25 - 0,3	

enge Korrelation, die allerdings, bei Betrachtung der gefundenen Differenzen, niedriger wurde. Eine signifikante, wenn auch nur niedrige Korrelation fand sich zwischen gemessenem Läsionsvolumen und Neurostatus- sowie EDSS-Werten. Die intraindividuell gemessenen Volumendifferenzen innerhalb der 6-Monatsperiode korrelierten auch signifikant mit dem qualitativen Urteil anhand einer Fünfpunkteskala. Qualitatives Urteil und berechnete Volumendifferenz waren jedoch mit den in Zahlen ausgedrückten Differenzen der Werte in Neurostatus und EDSS - bis auf eine Ausnahme - nicht signifikant korreliert. Besser als die relativ abstrakten Korrelationskoeffizienten gibt Abb. 3.9 die Beziehung zwischen Volumenbestimmung und qualitativer Beurteilung der Kernspintomogramme wieder. Die qualitative MR-Beurteilung zeigt zwischen den Untersuchern eine doch nicht unerhebliche Variabilität. Die Korrelation zwischen 3 Beurteilern bewegte sich um etwa 0,7 (Kendall's Tau).

Anschaulich läßt sich das Verhältnis der klinischen Skalen zu der MRT anhand folgender Zahlen darstellen:

Von 7 Patienten, die sowohl in der EDSS als auch im Neurostatus als verschlechtert angesehen wurden, waren bei der magnetischen Resonanztomographie qualitativ: 2 gleich geblieben, 5 schlechter (davon 2 mit neuen Läsionen); quantitativ: 2 gebessert, 1 gleich, 4 verschlechtert.

Von 39 Patienten, die nach EDSS *und* Neurostatus gleichgeblieben waren, fanden sich bei der MRT qualitativ: 7 gebessert, 20 gleich, 12 verschlechtert (davon 7 mit neuen Läsionen). Quantitativ: 10 gebessert, 14 gleich, 15 verschlechtert.

Von 5 Patienten, die nach EDSS *und* Neurostatus gebessert waren, fand sich in der MRT (qualitativ) bei 2 ein gleichbleibender Befund, bei 3 eine Verschlechterung (keiner mit eindeutig neuen Läsionen). Quantitativ waren 3 gebessert, 2 verschlechtert.

Tabelle 3.28. Korrelation zwischen den Differenzen der angewandten Parameter innerhalb der 6-Monatsperiode (Kendall's Tau B-Koeffizient). Alle vergleichbaren Patienten (n=82)

	Volumen-Differenz	Neurostatus-Differenz	EDSS-Differenz
Qualitative MRT-Beurteilung	- 0,3	n. s.	- 0,18
Volumen-Differenz	1,0	n. s.	n. s.
EDSS-Differenz	n. s.	0,5	1,0
Neurostatus-Differenz	n. s.	1,0	0,5

zeigten, hatten nur 4 im Neurostatus eine Verschlechterung, davon 2 auch in der EDSS, die übrigen waren sowohl nach Neurostatus als auch nach EDSS gleich geblieben.

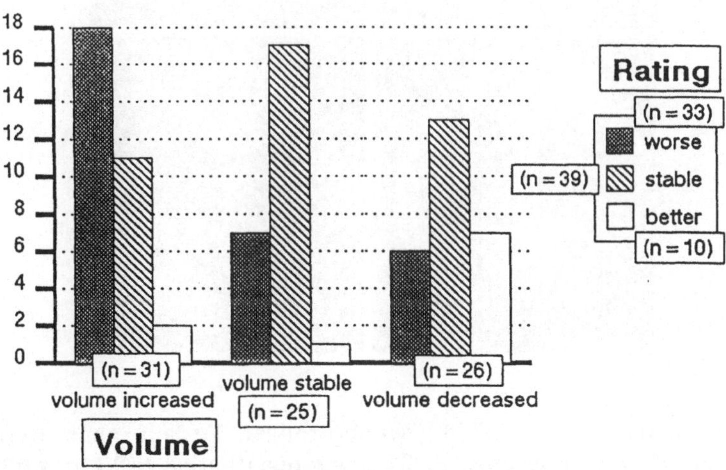

Abb. 3.9. Häufigkeit der Übereinstimmung zwischen quantitativer und qualitativer MRT-Beurteilung (alle vergleichbaren Patienten: n = 82)

Die Abb. 3.10 - 3.12 zeigen 3 Beispiele für MRT-Verläufe: In der linken Spalte jeweils die aneinandergrenzenden Schichten bei der ersten Untersuchung. In der rechten Spalte 6 Monate später, 6-mm-Schichten mit 10 %iger Überlappung.

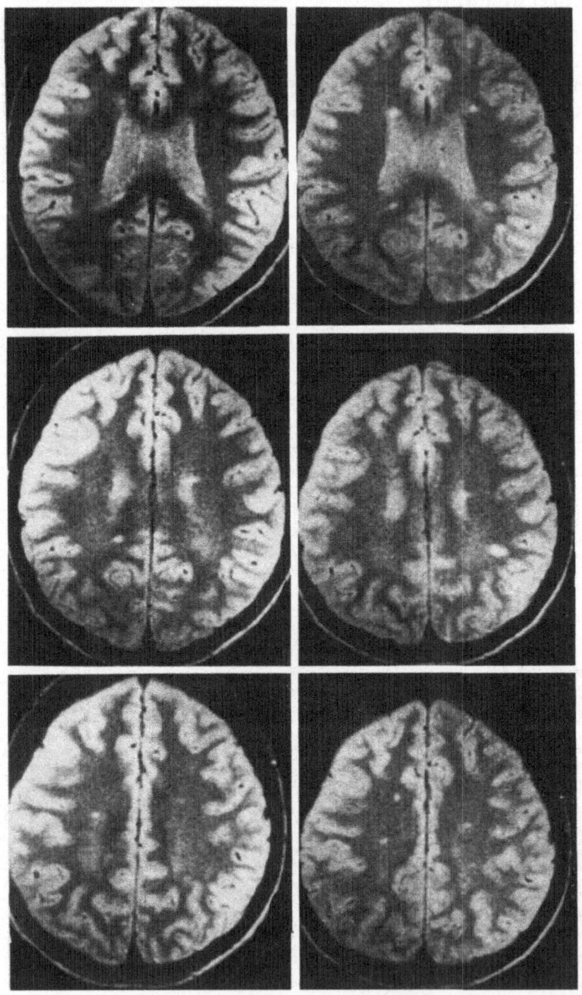

Abb. 3.10. Patientin 290, 22 J., schubförmiger Verlauf ohne Residuen, Therapie mit Aza; Neurostatus, EDSS sowie quantitative MRT unverändert. Wegen leicht unterschiedlicher Kippung mäßig vergleichbare Aufnahme. Rechts parietookzipital eindeutig neuer ("klinisch stummer") Herd

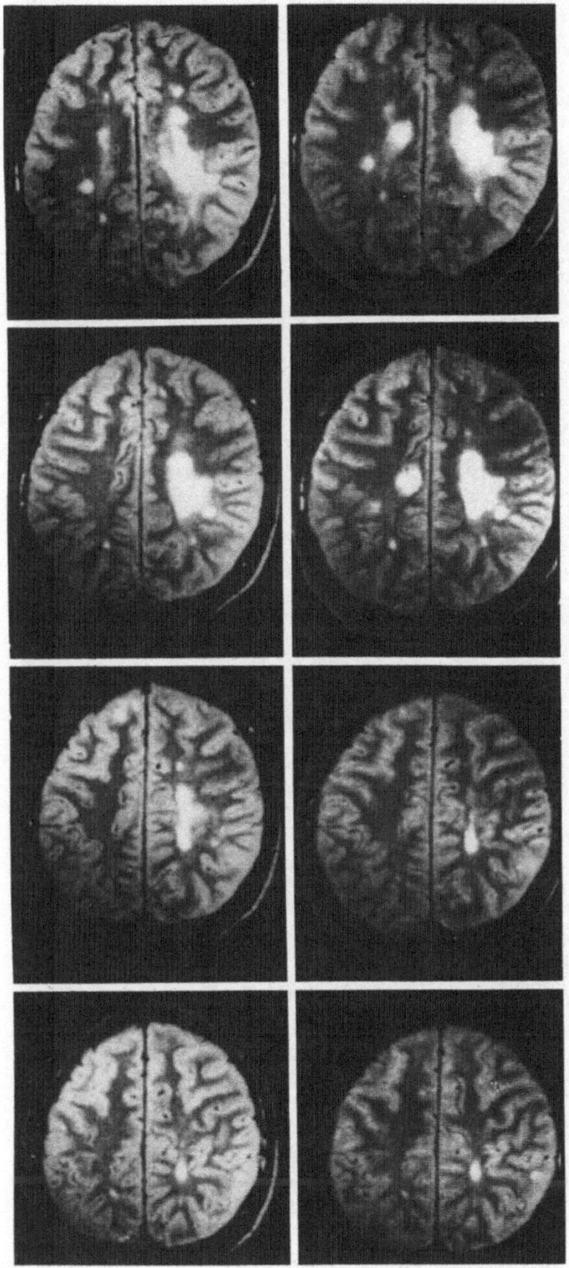

Abb. 3.11. Patient 216, 36 J., schubförmig-progredienter Verlauf, Therapie mit CyA; Neurostatus, EDSS unverändert, MRT quantitativ gebessert, qualitativ verschlechtert, da - trotz abnehmender Herdgröße rechtshirnig - links-frontoparietal ein neuer Herd aufgetreten ist

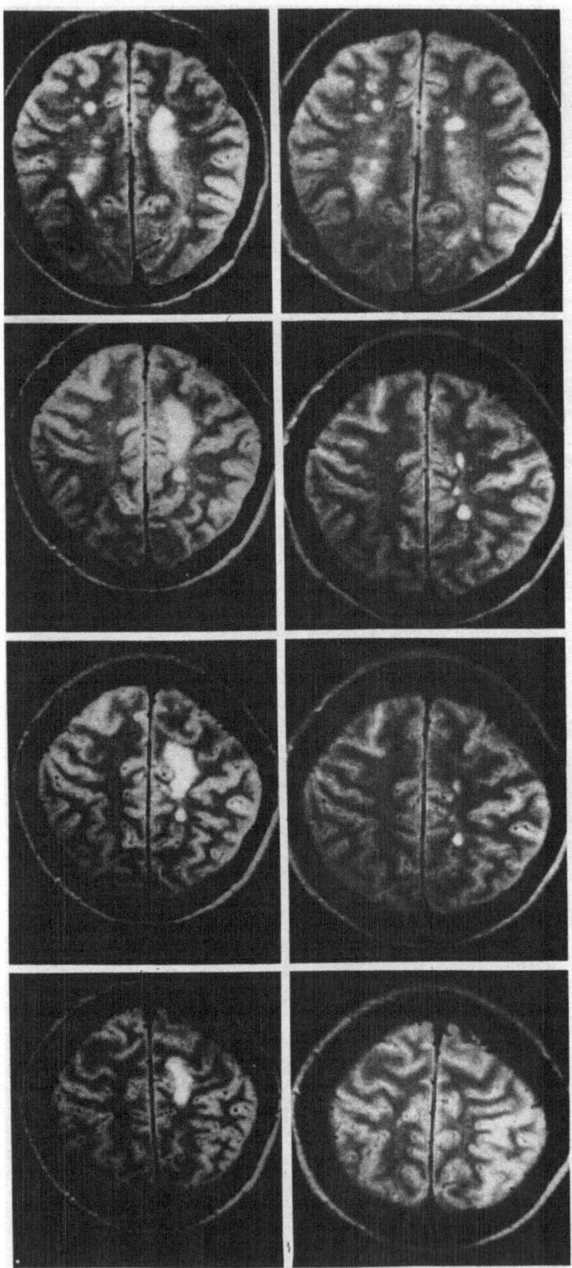

Abb. 3.12. Patientin 232, 36 J., schubförmiger Verlauf ohne Residuen, CyA-Therapie; Neurostatus, EDSS unverändert, MRT quantitativ gebessert, auch qualitativ. Ein großer Herd rechts-frontal, der offenbar ödemreich war (li), ist bei der zweiten Untersuchung (re) auf kleinere Restbereiche reduziert. Das Bild veranschaulicht auch die Problematik einer Beurteilung anhand der Läsionszahl

3.3.10 Immunologische Befunde

3.3.10.1 Immunglobulinspiegel im Serum

Die Serumspiegel der Immunglobuline G, M und A waren zu Beginn der Studie in beiden Therapiearmen gut vergleichbar. Während die Spiegel der Immunglobuline G während des Therapieverlaufes weitgehend konstant blieben, zeigte sich hinsichtlich der Immunglobuline M und Immunglobuline A eine gegenläufige Tendenz. In der Azathioprin-Gruppe kam es zu einem leichten Abfall der Konzentrationen, in der Cyclosporin-A-Gruppe zu einem signifikanten Anstieg, der bereits nach 1jähriger Behandlung deutlich war und im 2. Behandlungsjahr relativ stabil blieb. Sowohl der Unterschied zum jeweiligen Ausgangswert, als auch die absoluten Werte nach 12 und 24 Monaten, verglichen zwischen den Therapiegruppen, waren signifikant verschieden (siehe Tabelle 3.29 und Abb. 3.13).

Tabelle 3.29. Immunglobulinspiegel (Mittelwert ± Standardfehler)

	Monate unter Therapie					
	0		12		24	
	CyA	Aza	CyA	Aza	CyA	Aza
IgM (g/l)	1,8 ± 0,1	2,1 ± 0,1	2,3 ± 0,1	1,9 ± 0,1	2,2 ± 0,1	1,8 ± 0,1
	p (U) = 0,1		p (U) = 0,02		p (U) = 0,006	
IgA (g/l)	2,3 ± 0,1	2,2 ± 0,1	2,6 ± 0,1	2,2 ± 0,1	2,6 ± 0,1	2,1 ± 0,1
	p (U) = 0,6		p (U) = 0,004		p (U) = 0,5	
IgG (g/l)	11,6 ± 0,3	11,2 ± 0,2	14,3 ± 1,3	12,0 ± 0,3	12,4 ± 0,3	11,9 ± 0,3
	p (U) = 0,4		p (U) = 0,2		p (U) = 0,5	

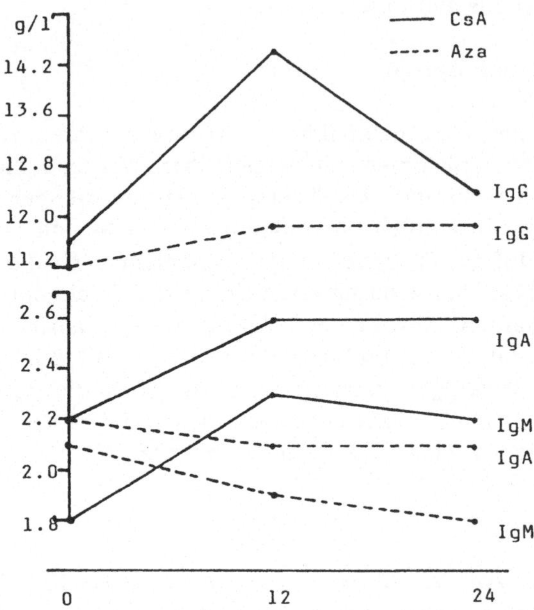

Abb. 3.13. Veränderung der Immunglobulinspiegel im Serum in Abhängigkeit von der Therapie. Mittelwert vor Beginn der Behandlung, nach 12 und nach 24 Monaten

3.3.10.2 Phänotypische Charakterisierung der Lymphozyten

Wie man den Abbildungen 3.14 a-f entnehmen kann, waren die Zahlen der phänotypisch chrakterisierten Lymphozytensubpopulationen zu Beginn der Therapie in beiden Therapiegruppen nahezu identisch. Im Laufe der 2jährigen Beobachtung kam es zu einer gegenläufigen Bewegung: in der Azathioprin-Gruppe kam es bereits nach 3 Monaten zu einem deutlichen Abfall der Zellzahlen, die dann im Laufe der Therapie relativ konstant blieben. In der Cyclosporin-Gruppe waren die Werte insgesamt, mit kleinen Schwankungen, eher stabil mit leichter Tendenz zum Anstieg über die gesamte Beobachtungszeit. Am deutlichsten zeigten sich diese zwei Veränderungen, die übrigens mit $p < 0{,}0001$ signifikant waren, bei den HLA-DR und Anti-Ig-positiven Zellen.

Das Verhältnis von CD4-positiven zu CD8-positiven Zellen wurde nicht in systematischer Weise durch die Therapie verändert, der Median bewegte sich für beide Therapien in etwa zwischen 2,0 und 2,5. Das Verhältnis der T-Lymphozyten zu den Anti-Ig-positiven Zellen fiel in beiden Therapiegruppen, bei Patienten unter Azathioprin weniger als bei den Cyclosporin-Behandelten.

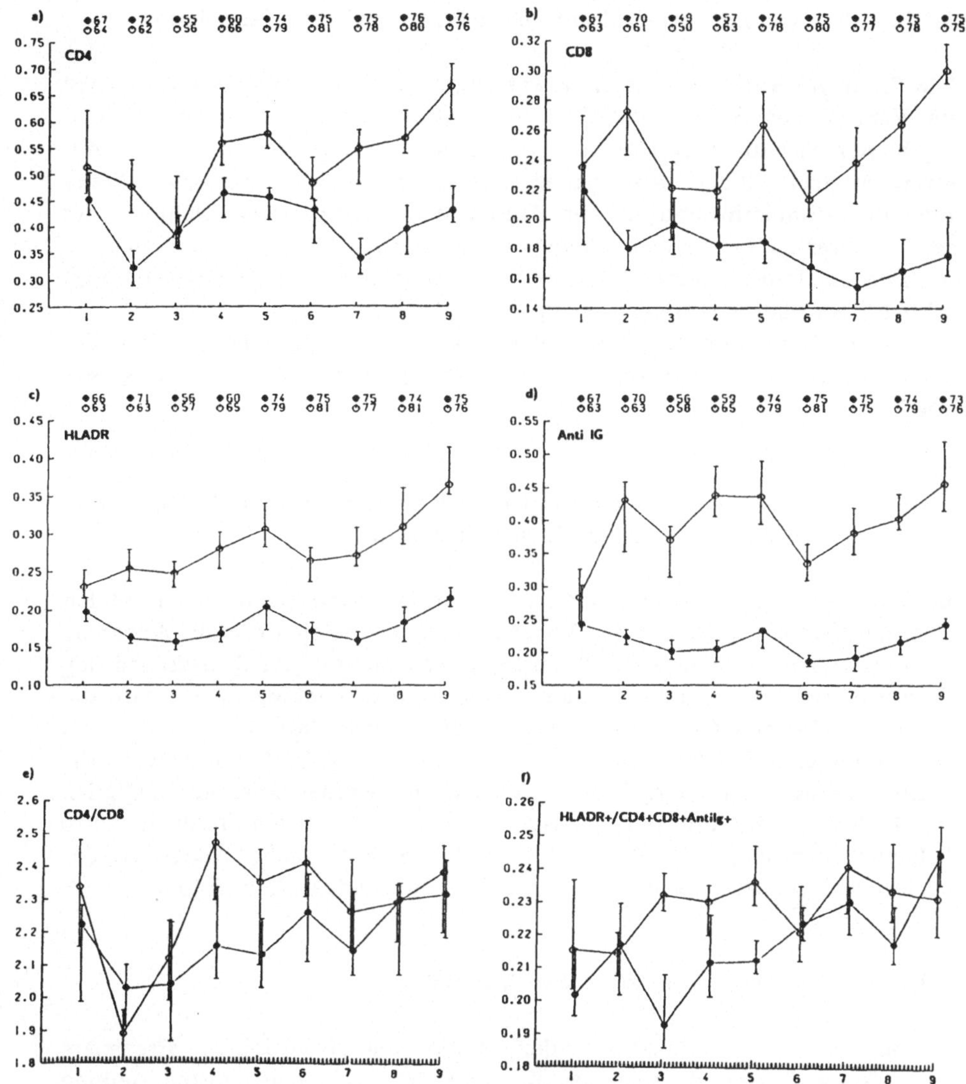

Abb. 3.14 a-f. Mediankurven der jeweils phänotypisch charakterisierten Lymphozytensubpopulationen (Anzahl/nl). Offene Kreise: CyA; geschlossene Kreise: Aza. In der Abszisse enspricht eine Unterteilung jeweils einem Dreimonatsintervall. Über jedem Zeitpunkt ist die entsprechende Anzahl der auswertbaren Bestimmungen vermerkt

3.3.10.3 T-Lymphozyten-Kulturen nach PHA- und PPD-Stimulation

Die Stimulationsindizes zeigten erwartungsgemäß deutliche Schwankungen im Verlauf der Behandlung. Wie man Abb. 3.15 a-f entnehmen kann, ergibt sich für die verschiedenen angewandten PHA-Konzentrationen mit etwas unterschiedlicher Ausprägung in etwa das gleiche Phänomen. Während die Stimulationsindizes vor Beginn der Therapie und während des ersten Jahres sich in beiden Therapiearmen nahezu entsprechen, kommt es im zweiten Jahr zu einem Anstieg der Stimulationsindizes, nahezu ausschließlich in der Azathioprin-Gruppe.

Nach Stimulation mit PPD läßt sich kein Trend erkennen, wobei hier auch die Zahl der verwertbaren Experimente geringer ist (Abb. 3.15 g sowie h).

3.3.10.4 T-Lymphozyten-Kulturen nach PHA-Stimulation und Zugabe von Cyclosporin in unterschiedlichen Konzentrationen

Bei niedriger und mittlerer Cyclosporin-Konzentration ergab sich in beiden Therapiegruppen im Laufe der Behandlungszeit eine signifikante Abnahme der cyclosporin-induzierten Zellproliferationshemmung. Auch zwischen den Gruppen ergaben sich signifikante Unterschiede dahingehend, daß die bereits in vivo mit Cyclosporin vorbehandelten Patienten noch weniger als die Azathioprin-Behandelten durch die Zugabe von Cyclosporin A in die Kultur weiter in ihrem Zellwachstum gehemmt werden konnten. Lediglich die Kulturen, die mit der höchsten Cyclosporin-Konzentration in vitro behandelt wurden, zeigten im Verlauf keine wesentliche Änderung der cyclosporin-induzierten Senkung des Stimulationsindex (Abb. 3.16 a-c).

3.3.10.5 Korrelation zum klinischen Verlauf

Sowohl der aus Ambulation-Index, EDSS und Neurostatus errechnete gemeinsame Faktor als auch das Ergebnis der Patienten-Selbstbeurteilung wurde in seinem zeitlichen Verlauf auf eine Beziehung zu den phänotypisch charakterisierten Lymphozyten-Subpopulationen und den Stimulationsindizes hin überprüft. Für jeden Patienten wurde eine Regressionsgerade aus den zwei Variablen berechnet und nach einer gemeinsamen, von 0 verschiedenen Steigung gesucht. Signifikante Beziehungen ließen sich bei diesen Untersuchungen nicht finden. Deutlich wird das, wenn man die vielen gegenläufigen Regressionsgeraden in Abb. 3.17 betrachtet, die dem Verhältnis des zusammengefaßten neurologischen Befundes und des Anteiles von CD4+ zu CD8+ Lymphozyten gewidmet ist.

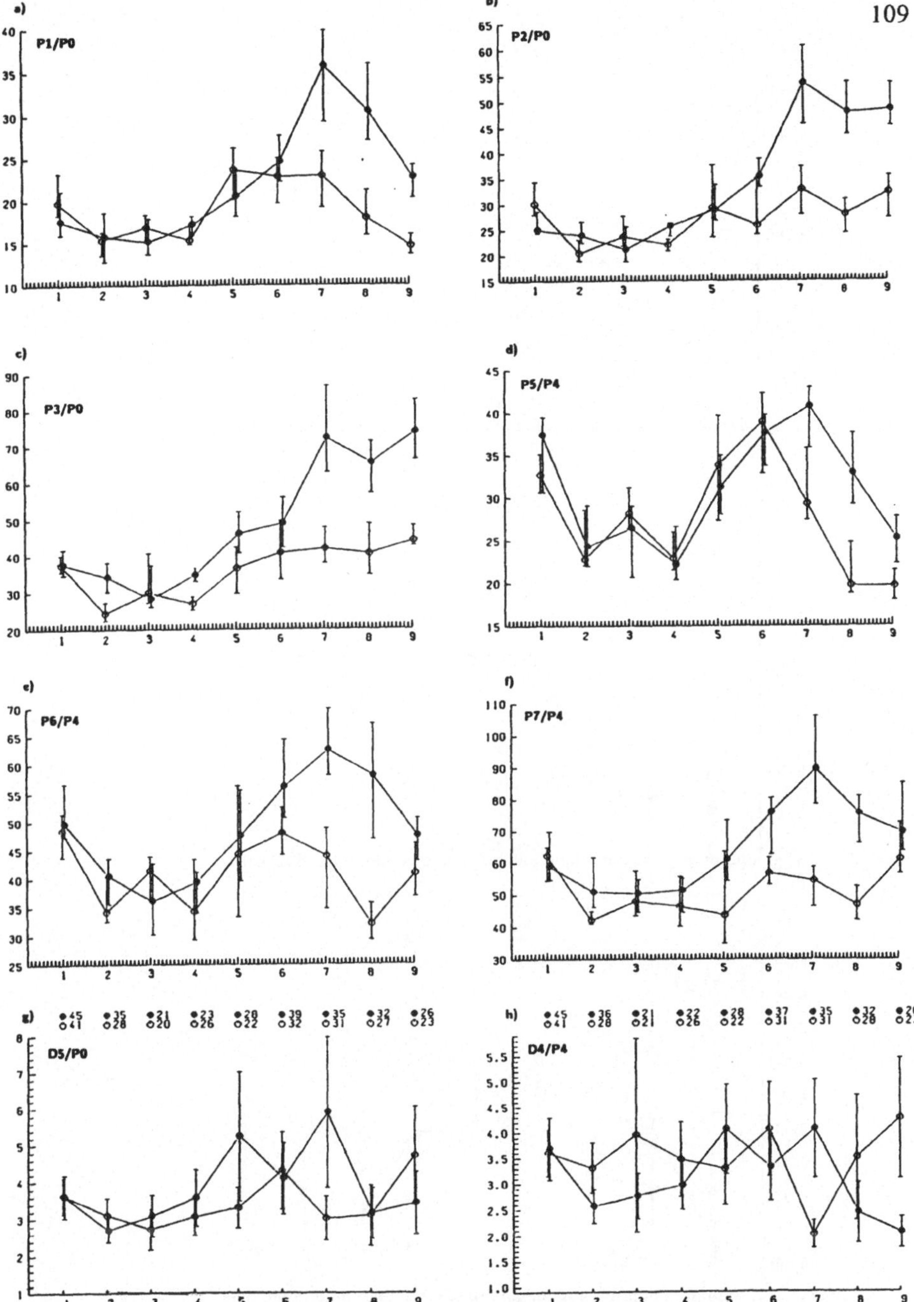

Abb. 3.15 a–h. Mediankurven der Stimulationsindizes unter verschiedenen Konzentrationen von PHA (a–f). Zur Erläuterung der Bezeichnungen s. Abschnitt 2.3.6.8 und Tabelle 2.2. Bei der PPD-Stimulation (g,h) wurden nur "Responder" (Stimulationsindex initial > 1,1) berücksichtigt; deswegen geringere Probandenzahl

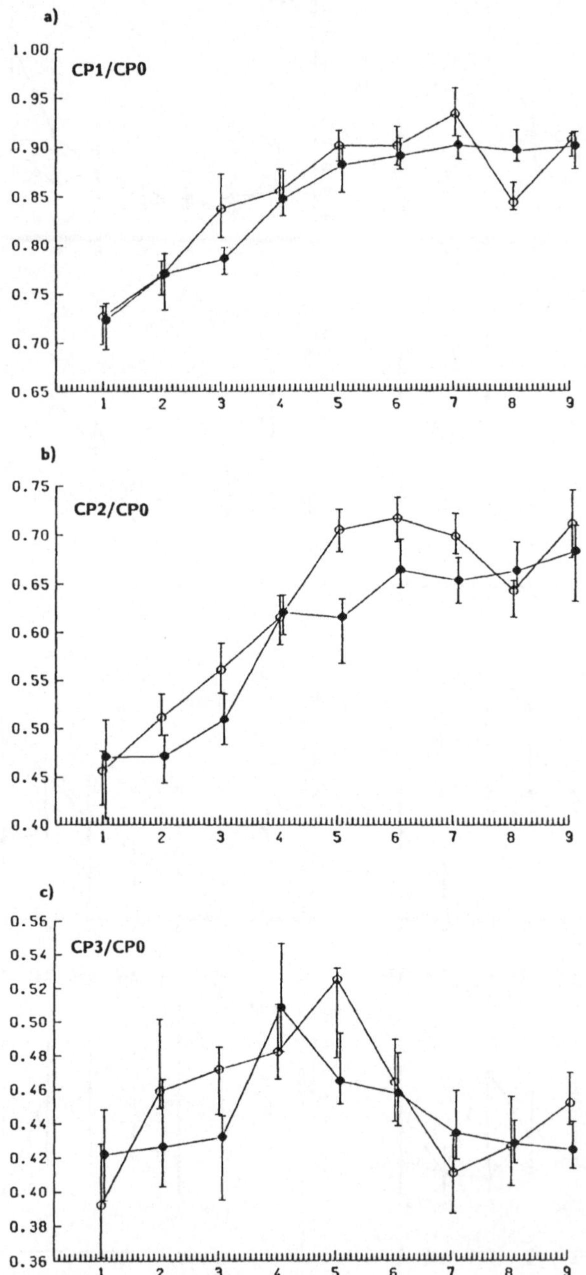

Abb. 3.16 a–c. PHA-induzierte T-Lymphozytenproliferation nach Zugabe von CyA in verschiedenen Konzentrationen. Die jeweiligen Werte werden auf die Kontrollen mit alleiniger Zugabe der CyA-Trägerlösung bezogen. Median mit 16 % und 84 % Perzentilen

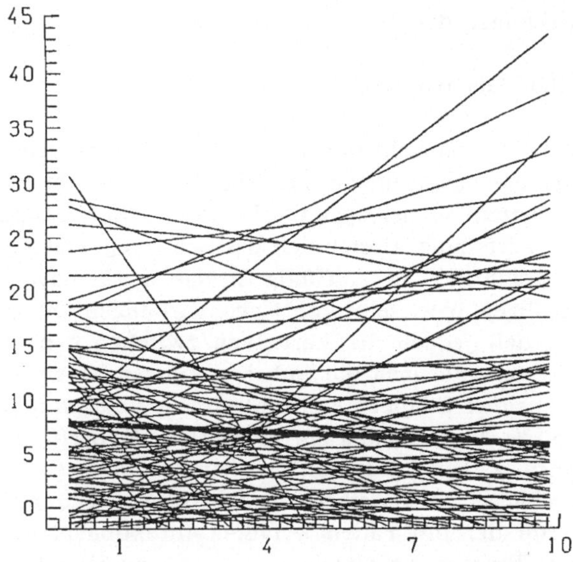

Abb. 3.17. Regressionsgeraden von neurologischem Defizit (y-Achse) zu Verhältnis CD4+ zu CD8+ - Lymphozyten. Für jeden Probanden wurde eine Gerade errechnet. Fettgedruckt erscheint die Summenregressionsgerade

3.3.11 Nebenwirkungen der Behandlung

3.3.11.1 Klinische Nebenwirkungen

Betrachtet man die Gesamtzahl der anläßlich der Dreimonatsuntersuchungen registrierten Nebenwirkungen (Tabelle 3.30), ergibt sich eine gut doppelt so hohe Anzahl in der cyclosporin-behandelten Gruppe gegenüber Azathioprin. Die Verteilung hinsichtlich des Schweregrades der Nebenwirkungen entspricht sich in etwa. Auffällig ist, daß in Hannover das Verhältnis milder zu mäßigen bzw. schweren Nebenwirkungen anders gelagert ist als in Würzburg, daß jedoch die Verteilung zwischen den Medikamenten nicht divergiert. Betrachtet man die Nebenwirkungen im einzelnen (Tabelle 3.31), so sind in beiden Gruppen gastrointestinale Beschwerden und Infektionen mit gut 50 % der Patienten am häufigsten. Hypertrichose, Gingiva-Hyperplasie, Wärme- bzw. Kälteparästhesien an den Extremitäten und Kopfschmerzen sind die häufigsten weiteren Nebenwirkungen von Cyclosporin. Die Anzahl der pro Patient erfaßten Infektionen, ebenso wie die Verteilung ihrer Erreger entsprechen sich in beiden Therapiegruppen (Tabellen 3.32 und 3.33). Beim Vergleich der gastrointestinalen Nebenwirkungen im einzelnen fällt auf (Tabelle 3.34), daß Übelkeit und Erbrechen, zumindest in der schwereren Form, fast ausschließlich in der Azathioprin-Gruppe auftritt. Der Unterschied ist hier im Chi^2-Test mit $p = 0{,}002$ signifikant zuungunsten von Azathioprin. Neu aufgetretene oder in der Frequenz häufigere Kopfschmerzen wurden in der cyclosporin-behandelten Gruppe häufiger registriert.

Tabelle 3.30. Gesamtzahl der registrierten Nebenwirkungen, aufgegliedert nach Behandlung, Zentrum, Schweregrad

Behandlung	CyA (n = 98)		Aza (n = 96)	
Zentrum	Würzburg (n=52)	Hannover (n=46)	Würzburg (n=54)	Hannover (n=42)
Berichtete Nebenwirkungen				
mild	429	162	206	86
mittelgradig	84	260	46	120
schwer	6	44	9	18
Alle Nebenwirkungen	519	466	261	224
Beide Zentren	985		485	

Tabelle 3.31. Inzidenz klinischer Nebenwirkungen. Anzahl der Patienten, die während der Behandlungsperiode diese Nebenwirkungen hatten (in Klammern Prozentanteile)

	CyA (n = 98)	Aza (n = 96)
Gastrointestinal (Magenschmerzen, Übelkeit, Erbrechen, Appetitverlust, Gewichtsabnahme)	54 (55 %)	53 (55 %)
Infektionen (viral, bakteriell, Pilze)	53 (54 %)	48 (50 %)
Hypertrichose	49 (50 %)	14 (15 %)
Gingiva-Hyperplasie/ Gingivitis	33 (34 %)	11 (11 %)
Parästhesien	32 (33 %)	7 (7 %)
Haarverlust	13 (13 %)	15 (16 %)
Kopfschmerzen	18 (18 %)	5 (5 %)
Haut	11 (11 %)	9 (9 %)
Tremor	6 (6 %)	0
zerebrale Anfälle	3 (3 %)	0
Gewichts-/Appetitverlust	5 (5 %)	8 (8 %)
Gelenk-/Knochenschmerzen	7 (7 %)	1 (1 %)

Tabelle 3.32. Häufigkeit von Infekten in den zwei Therapiegruppen

Anzahl der erfaßten Infekte	Behandlung	
	CyA (n = 98)	Aza (n = 96)
0	49 (50 %)	48 (50 %)
1	21 (21 %)	17 (18 %)
2	10 (10 %)	16 (17 %)
3	12 (12 %)	4 (4 %)
4 und mehr	6 (6 %)	11 (11 %)

Tabelle 3.33. Anzahl der Infektionen, aufgegliedert nach Erreger und Schweregrad

	CyA (n = 98)			Aza (n = 96)		
	mild	mittelgradig	schwer	mild	mittelgradig	schwer
viral	44	21	6	57	29	2
bakteriell	13	22	0	13	7	1
Pilze	1	0	0	4	2	0
Alle	58	43	6	74	38	3

Tabelle 3.34. Gastrointestinale Nebenwirkungen, aufgegliedert nach Schweregrad

	CyA (n = 98)			Aza (n = 96)		
	leicht	mäßig	schwer	leicht	mäßig	schwer
Magenschmerzen	38	14	1	26	14	3
Übelkeit	23	13	1	26	23	8
Erbrechen	7	3	0	9	5	5
Appetitverlust	15	4	0	9	1	1
Sodbrennen	10	1	0	8	0	0
Völlegefühl	7	2	0	7	3	0
Widerwille gegen Medikamente	9	1	2	6	1	0
Gewichtsverlust	3	3	0	0	1	2
Gewichtszunahme	4	1	0	5	9	0
Obstipation	4	0	0	2	0	0
Diarrhoe	0	1	0	2	0	0
erhöhter Appetit	1	0	0	2	0	0
Alle	121	43	4	102	57	19

3.3.11.2 Pathologische Laborwerte und Hypertonie

Die häufigsten pathologischen Laborwerte sind in Tabelle 3.35 wiedergegeben. Damit ein Patient Eingang in die jeweilige Nebenwirkungsinzidenz fand, mußte er mindestens zweimal pathologische Werte bei verschiedenen monatlichen Untersuchungen aufweisen.

Tabelle 3.35. Inzidenz pathologischer Laborwerte. Anzahl (in Klammern Prozentanteile) der Patienten, die zwei oder mehr pathologische Laborwerte zu verschiedenen monatlichen Untersuchungszeitpunkten aufwiesen; erste 24 Monate der Behandlung; alle aufgenommenen Patienten

	CyA (n=98)	Aza (n=96)
Serum-Kreatinin (erhöht)	35 (36 %)	3 (3 %)
Gamma-GT	19 (19 %)	23 (24 %)
GPT	24 (24 %)	33 (34 %)
erhöhtes MCV	58 (59 %)	81 (84 %)
Leukopenie	8 (8 %)	51 (53 %)
Anämie (niedriges Hb)	75 (76 %)	63 (66 %)

Dasselbe galt für die Feststellung eines erhöhten diastolischen (mehr als 90 mm Hg) oder systolischen (mehr als 150 mm Hg) arteriellen Blutdruckes. Eine genauere Aufgliederung der beobachteten Blutdruckwertveränderungen gibt Tabelle 3.36. Man sieht ein deutliches Überwiegen der Erhöhung des diastolischen Wertes.

Tabelle 3.36. Erhöhte Blutdruckwerte: Anzahl der Patienten mit mindestens 2 pathologischen Werten an unterschiedlichen 3-Monats-Terminen während der ersten zwei Behandlungsjahre

diastolischer Blutdruckwert			
	> 90 mm Hg	38 (39 %)	11 (11 %)
davon:	> 95 mm Hg	29 (30 %)	5 (5 %)
	> 105 mm Hg	3 (3 %)	1 (1 %)
systolischer Blutdruckwert			
	> 150 mm Hg	13 (13 %)	5 (5 %)
davon:	> 155 mm Hg	12 (12 %)	5 (5 %)
	> 165 mm Hg	5 (5 %)	1 (1 %)
systolisch > 150 mm Hg und diastolisch > 90 mm Hg			
		11 (11 %)	3 (3 %)

Erhöhter diastolischer Blutdruck und Anstieg von Kreatinin und Harnstoff-N waren die häufigsten Ursachen für Dosisreduktionen in der Cyclosporin-Gruppe. Nahezu regelmäßig kam es unter Azathioprin-Therapie zum Anstieg des mittleren Zellvolumens der Erythrozyten, der erst nach etwa 1 1/2 Jahren sein Maximum erreichte (s. Abb. 3.4). Serum-Kreatinin und Harnstoff-N stiegen in der Cyclosporin-A-Gruppe bereits nach 14 Tagen signifikant an. Nach den ersten drei Behandlungsmonaten kam es nur noch zu einer leichten weiteren Erhöhung (s. Abb. 3.18 a+b). Dies könnte, ebenso wie die eher absteigende Häufigkeit erhöhter Blutdruckwerte ab dem 15. Therapiemonat (s. Abb. 3.18 c+d), auch auf die Dosisreduktion zurückzuführen sein.

In beiden Gruppen relativ gleichmäßig kam es zu einem Abfall des Hämoglobins (s. Abb. 3.18 e). Bei der bekannten Erhöhung des mittleren Zellvolumens der Erythrozyten unter Azathioprin ist es leicht zu erklären, warum die Zahl der Erythrozyten unter Azathioprin wesentlich drastischer abnimmt (s. Abb. 3.18 f).

Die Leberfermente waren in beiden Therapiearmen etwa gleich häufig verändert (s. Abb. 3.18 g+h). Die Anzahl der Leukozyten blieb in der Cyclosporin-Gruppe weitgehend konstant, obwohl vereinzelt durchaus auch Leukopenien vorkamen, unter Azathioprin nahm die Gesamtzahl ab, ebenso wie der Anteil an Lymphozyten (s. Abb. 3.18 i+j). Die Blutkörperchensenkungsgeschwindigkeit nach Westergren stieg in der Cyclosporin-Gruppe gegenüber der Aza-Gruppe signifikant an (s. Abb. 3.18 k).

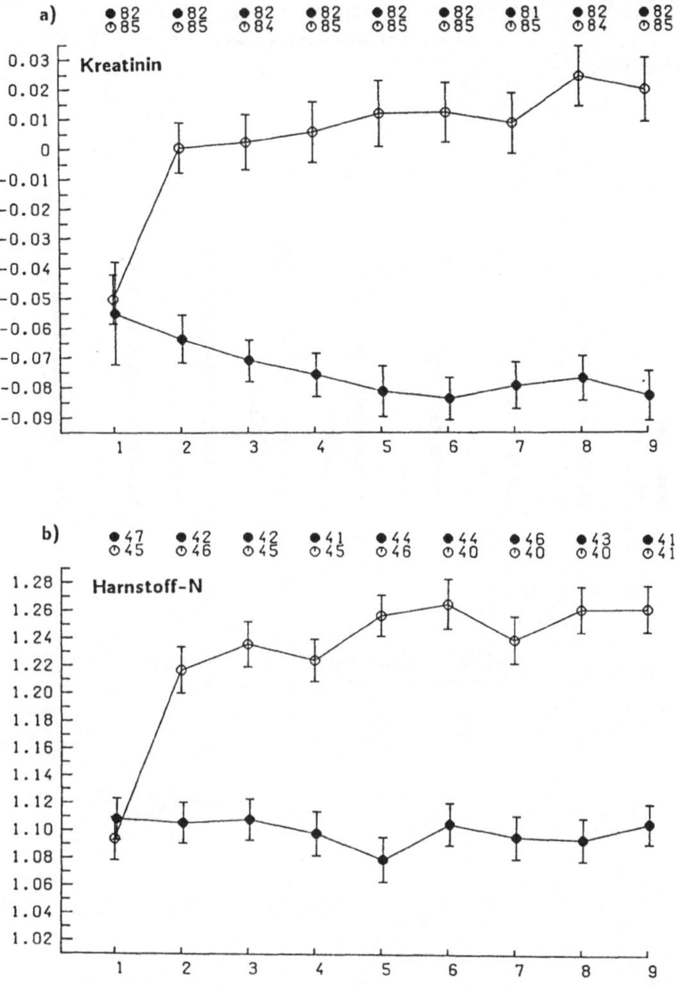

Abb. 3.18 a,b. Entwicklung der mittleren Kreatinin- und Harnstoff-N-Werte (± Standardfehler) während der ersten 24 Monate der Behandlung. Helle Kreise: CyA; dunkle Kreise: Aza. Die Werte sind logarithmiert, um sie der Normalverteilung besser anzupassen. Harnstoff-N wurde nur bei den Patienten in Würzburg bestimmt

c)

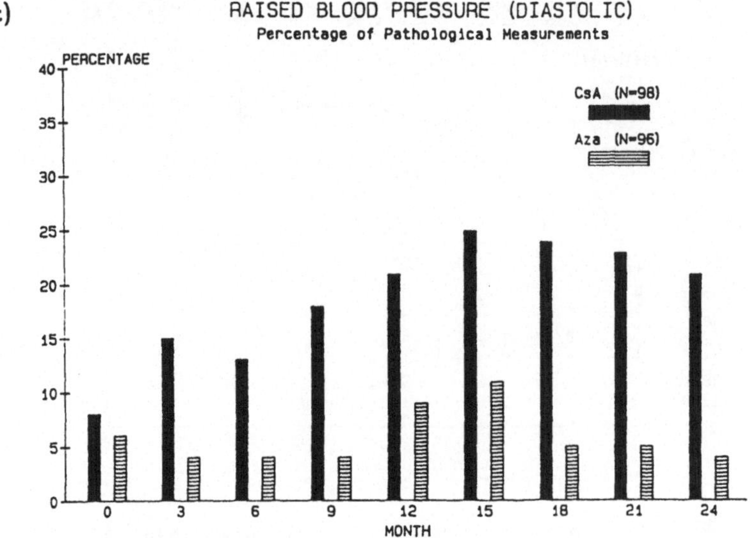

d)

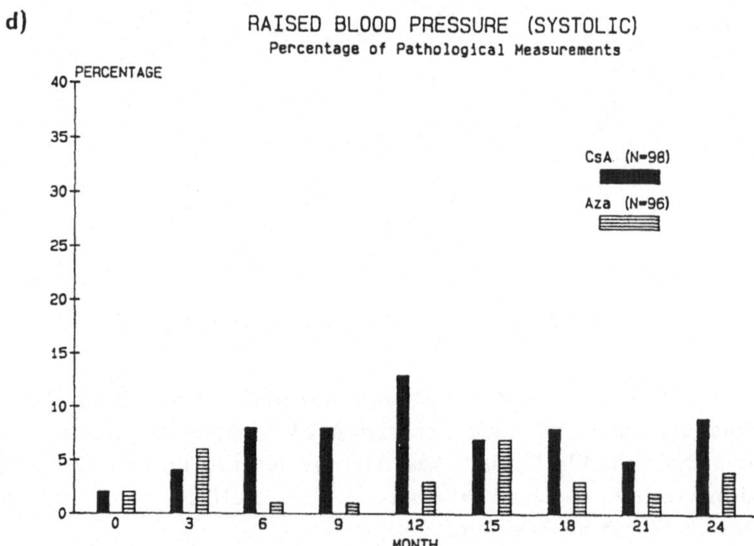

Abb. 3.18 c,d. Häufigkeit des Vorkommens erhöhter Blutdruckwerte während der ersten 24 Monate der Behandlung (alle aufgenommenen Patienten)

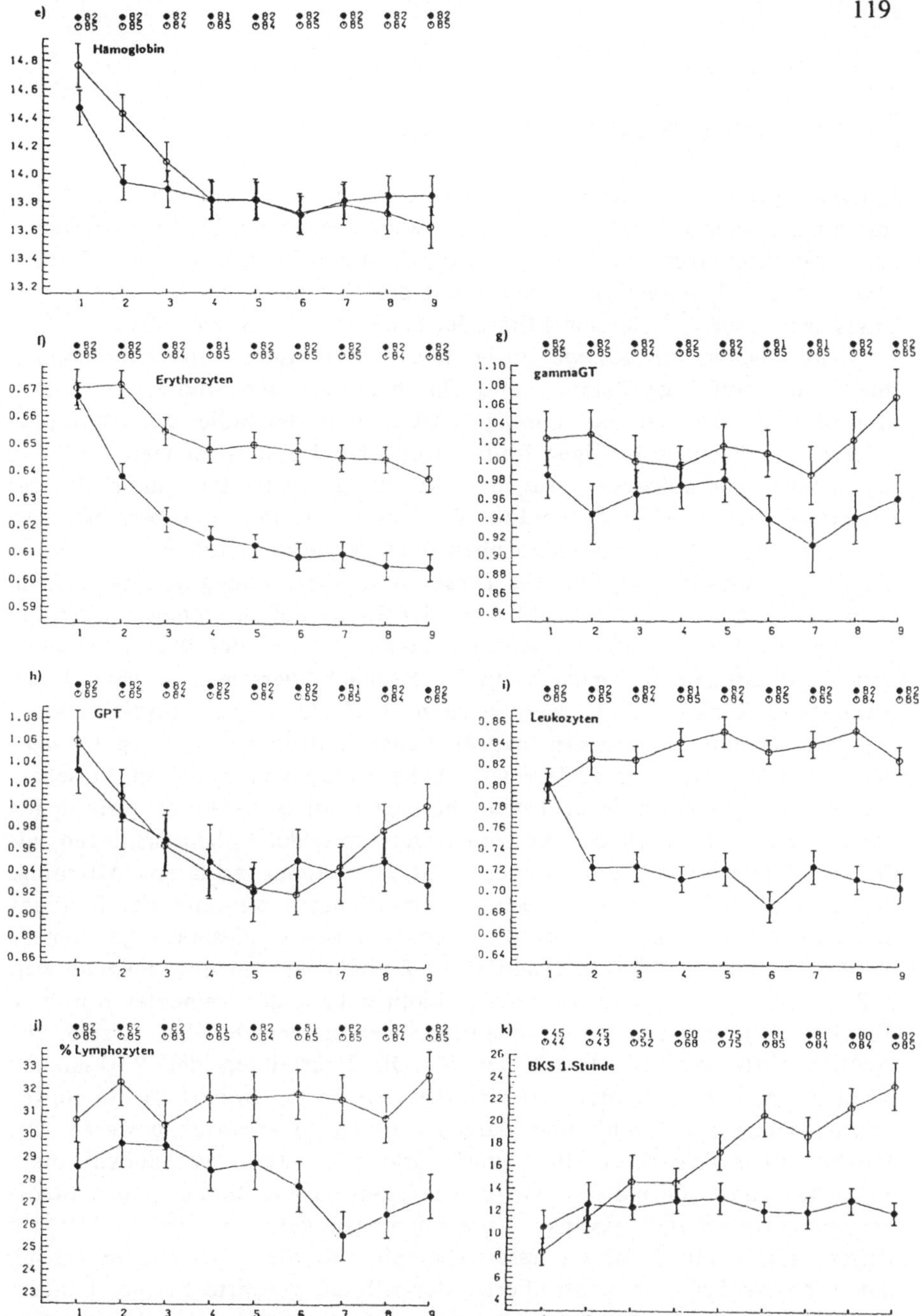

Abb. 3.18 e-k. Mittelwerte ± Standardfehler für verschiedene Laborparameter in den ersten 24 Monaten der Behandlung. Helle Kreise CyA, dunkle Kreise Aza. Die Werte für die Erythrozyten (f), Gamma-GT (g), GPT (h), und Leukozyten (i) sind logarithmiert

3.3.12 Diskussion

3.3.12.1 Klinische Befunde

In dieser großen prospektiven Studie zu Cyclosporin A bei multipler Sklerose konnten wir keine Vorteile der Substanz gegenüber der "konventionellen" immunsuppressiven Therapie mit Azathioprin nachweisen. Enttäuschenderweise konnte Cyclosporin nicht die Vorteile zeigen, die es in der Transplantationsmedizin zum Mittel der ersten Wahl werden ließen.

Was könnten die Gründe dafür sein? Methodische Einwände können durch die sorgfältige Planung und Durchführung der Studie, der ersten kontrollierten doppelblind durchgeführten Langzeitstudie zur multiplen Sklerose im deutschsprachigen Raum, weitgehend entkräftet werden. Trotz der langen Therapiedauer war der Ausfall an Patienten unterhalb des Erwarteten geblieben und schränkt die Interpretation keineswegs ein. Die Zahl der auswertbaren Patienten blieb über der in der Studienvorbereitung angesetzten notwendigen Fallzahl. Diese Fallzahlberechnung konnte auch im Nachhinein, anhand der tatsächlich in der Studie aufgetretenen Variabilität bestätigt werden, so daß von einem Beta-Fehler (also der Wahrscheinlichkeit einen tatsächlich vorhandenen Unterschied übersehen zu haben) von maximal 10 % ausgegangen werden kann. Auch der Doppelblind-Charakter der Studie konnte - entgegen ursprünglichen Bedenken - recht gut eingehalten werden. Der mit 72 % relativ hohe Anteil von richtigen Einschätzungen der jeweils durchgeführten Therapie beim betreuenden Neurologen vor Ort läßt sich durch das Auftreten von typischen Nebenwirkungen wie Gingiva-Hyperplasie, Hypertrichose und Hypertonus erklären. Allerdings konnte auch bei Auftreten dieser Nebenwirkungen während der Studiendauer nicht mit Sicherheit auf die Einnahme von Cyclosporin geschlossen werden, da bereits früh aufgrund einer Zwischenauswertung bekannt war, daß z. B. Hypertrichose auch bei Azathioprin-Patienten gemeldet wurde (s. Tabelle 3.29). Bei den in 3-Monatsabständen untersuchenden Ärzten, die letztlich auch den Hauptparameter für die Beurteilung der Wirksamkeit bestimmten, war der Anteil der richtigen Antworten mit 61 % nur unwesentlich höher als durch reine Zufallszuteilung zu erwarten gewesen. Der Einfluß einer fehlenden "Blendung" hätte sich, wenn vorhanden, mehr zugunsten von Cyclosporin auswirken müssen, da mit diesem neuen Medikament entsprechende positive Vorerwartungen geknüpft waren. Mit pro Patient mindestens 2 Jahren unter Therapie war die Studiendauer die bis dahin längste für eine kontrollierte, doppelblind geführte Studie. Längere Behandlungszeiträume wären zwar, angesichts der langen Krankheitsdauer, wünschenswert, stoßen jedoch auf eine Reihe praktischer Probleme und würden möglicherweise zu einer dann das Gesamtergebnis verfälschenden, hohen Ausfallsrate führen.

Wurden die Patienten ausreichend behandelt? Die Compliance der Patienten wurde einerseits durch Bestimmung der Cyclosporin-Blutspiegel, andererseits anhand des Anstiegs des mittleren Erythrozytenvolumens überprüft und war bei der großen Mehrheit der Patienten sehr gut (s. Abb. 3.3 bzw. 3.4). Die in dem Studienprotokoll vorgesehene Cyclosporin-Konzentration im Blut liegt sicherlich niedriger als in der ersten Zeit der Anwendung bei Transplantationspatienten. Sie entspricht aber den Empfehlungen (von Graffenried u. Harrison 1985) für die Behandlung von Autoimmunerkrankungen und für die Langzeitbehandlung nach Transplantationen (Anonymous 1986, Kahan 1985). Die Patienten mit höheren mittleren Cyclosporinspiegeln unterschieden sich hinsichtlich der Veränderung des neurologischen Befundes nicht von Patienten mit niedrigeren Spiegeln. Auch mit der hier angewendeten relativ niedrigen Cyclosporin-Dosis konnten wir eine doch erhebliche Anzahl von Nebenwirkungen beobachten.

Erreichte Cyclosporin nicht in ausreichender Menge die Läsionen im ZNS? Trotz seiner lipophilen Struktur scheint Cyclosporin nur zu einem geringen Teil die Bluthirnschranke zu passieren, wohl wegen seines hohen Molekulargewichtes. Die Cyclosporin-Konzentrationen in Gehirnen von sezierten Transplantationspatienten, die mit Cyclosporin behandelt worden waren, waren recht niedrig (Ried et al. 1983). Im Liquor war Cyclosporin entweder nicht nachweisbar (Palestine et al. 1985) oder etwa 10fach niedriger konzentriert als im Vollblut (eigene unpublizierte Ergebnisse). Es ist jedoch nicht klar, ob der therapeutische Effekt von immunmodulierenden oder -supprimierenden Substanzen primär auf deren systemische oder lokale Wirkungen im ZNS zurückzuführen ist. Experimentelle Befunde zur Lymphozytenwanderung und Antigenerkennung innerhalb des ZNS aus unserer Arbeitsgruppe (Wekerle et al. 1986) sprechen ebenso für die Bedeutung der systemischen Wirkung wie der kürzlich publizierte Bericht über eine Wirksamkeit der Ganzkörperbestrahlung (unter Aussparung der Neuraxis) bei fortgeschrittenen Formen der multiplen Sklerose (Cook et al. 1986). Oder sind die Teile der Immunantwort, die durch Cyclosporin A beeinflußt werden, in der Pathogenese der multiplen Sklerose von geringer Bedeutung? Solange die angenommene Autoimmunpathogenese der multiplen Sklerose nur unvollständig verstanden wird (s. Abschnitt 1.2.2), bleibt diese Frage unbeantwortet.

In dieser Studie konnte erstmals über einen längeren Zeitraum mit doppelblindem Ansatz in einer großen, relativ homogenen Gruppe von Patienten, ohne größere vaskuläre oder renale Risikofaktoren, den Nebenwirkungen von Cyclosporin A nachgegangen werden. Das Auftreten von Hypertrichose, Parästhesien und Gingivitis bei Azathioprin-Patienten kann ebenso wie der Haarverlust in der Cyclosporin-Gruppe als Artefakt des Studiendesigns interpretiert werden und als Indikator für die effiziente "Blendung" sowohl der behandelnden Ärzte, als auch der Patienten. Die Hypertrichose könnte teilweise auch auf die zusätzliche Kortikosteroid-Medikation einzelner Patienten während der aufgetretenen Schübe zurückgeführt werden. Hinsichtlich ihrer Verteilung ähnelten die beobachteten Nebenwirkungen den aus der Transplantationsmedizin bereits bekannten (s. Übersicht bei Krupp et al. 1985). DieInzidenz erscheint in dieser Studie jedoch höher. Dies könnte mit dem langen Behandlungszeitraum von 24 bis 32 Monaten erklärt werden und der Tendenz, auch milde und unsicher mit der Therapie zusammenhängende Beschwerden und Symptome zu registrieren. Die gleiche Häufigkeit und der Schweregrad von Infektionen in beiden Behandlungsgruppen (s. Tabelle 3.32) steht im Widerspruch zu Veröffentlichungen (Hof 1986, Ho et al. 1983, Palestine et al. 1984), die eine erniedrigte Infektrate bei Cyclosporin-Patienten beschreiben. Möglicherweise resultiert diese Diskrepanz daraus, daß in den meisten Studien bisher Cyclosporin mit Kombinationen von Azathioprin und Kortikosteroiden oder auch anderen Immunsuppressiva verglichen wurde. Auch einen differentiellen Effekt der Cyclosporin- bzw. Azathioprin-Behandlung auf das beobachtete Erregerspektrum konnten wir nicht bestätigen (s. Tabelle 3.33). Ein bisher nicht beschriebener unerwünschter Effekt von Cyclosporin scheinen Kopfschmerzen zu sein. Ein vaskulärer Pathomechanismus liegt nahe, da 13 der 18 betroffenen Patienten auch unter erhöhtem Blutdruck litten. Die erhöhte Inzidenz einer milden Anämie bei Cyclosporin-Patienten kann nicht allein mit den häufigen Blutentnahmen erklärt werden. Sie wurde auch von anderen Gruppen beschrieben und könnte möglicherweise mit der verminderten Bildung von Erythropoetin in der Niere zusammenhängen (Palestine et al. 1984), obwohl Messungen des Erythropoetins diese Annahme nicht stützen konnten. Erhöhter Blutdruck und erhöhte Kreatininspiegel, die im übrigen nicht immer gemeinsam beobachtet wurden, waren wohl die schwerwiegendsten Komplikationen in der Cyclosporin-Gruppe. Erfreulicherweise normalisierten sich die Veränderungen weitgehend nach Beendigung der Cyclosporin-Behandlung. Es ist anzunehmen, daß die sorgfältige Kontrolle der Blutspiegel und die häufigen Kontrollen der harnpflichtigen Substanzen sowie des Blutdruckes, die gefährdeten Patienten rechtzeitig erkennen und durch schnelle Anpassung der Dosis schwere Komplikationen vermeiden halfen. Höhere angestrebte Blutspiegel von Cyclosporin hätten wahrscheinlich auch die Rate der Nephrotoxizität und Hypertonie erhöht bzw. zu irreversiblen Störungen führen können (von Graffenried u. Harrison 1985).

Nur eine eindeutig überlegene Wirksamkeit von Cyclosporin könnte - in Anbetracht dieser Nebenwirkungen - seine Anwendung als Medikament der ersten Wahl bei der multiplen Sklerose rechtfertigen. Obwohl der neurologische Befund sich über den 2-Jahres-Zeitraum in beiden Therapiegruppen kaum verändert hat, kann diese Studie, angesichts des Fehlens einer Plazebo-Gruppe, die Frage nach der Wirksamkeit beider Medikamente nicht definitiv klären. Kritische Stimmen haben nach wie vor ihre Berechtigung, da die meisten zu diesem Thema bisher durchgeführten Studien aus methodischen Gründen leicht angreifbar sind (s. Abschnitt 1.3.3). Die

Multicenter-Studie in Großbritannien, die Azathioprin mit Plazebo verglichen hat (British u. Dutch 1988) und die 1988 abgeschlossene US-amerikanische Studie zum Vergleich von Cyclosporin A und Plazebo bei schwerer betroffenen Patienten mit vorwiegend chronisch-progredientem Verlauf (Johnson u. Belendiuk 1985, Multiple Sclerosis Study Group 1988), haben nur beschränkt zur Klärung beitragen können.

Welche Rolle könnte Cyclosporin bei zukünftigen Therapien der multiplen Sklerose spielen? Aufgrund der hier beschriebenen Nebenwirkungen ist sein Einsatz als Monosubstanz in den meisten Fällen wohl nicht erfolgversprechend. Die bisher vorliegenden Ergebnisse mit weniger nephrotoxischen Cyclosporin-Abkömmlingen lassen keine definitive Beurteilung zu. Es bleibt die Möglichkeit einer Kombination von niedrigdosiertem Cyclosporin mit anderen Substanzen, die eine komplementäre oder additive Wirkung auf das Immunsystem haben. In der Organtransplantation wird Cyclosporin routinemäßig mit Kortikosteroiden in mehr oder weniger niedriger Dosis kombiniert. Bei der MS hat sich eine Langzeitbehandlung mit Kortikosteroiden nicht bewährt (s. Abschnitt 1.3.3), jedoch ist die Kombination von Kortikosteroiden mit anderen Immunsuppressiva bisher nicht ausreichend untersucht. Auch die Kombination von Cyclosporin mit anderen Immunsuppressiva, insbesondere Azathioprin, wäre zu diskutieren. Interessanter erscheint jedoch die Kombination von niedrigdosiertem Cyclosporin mit anderen, bisher noch nicht im Handel befindlichen immunmodulierenden Substanzen. Tierversuche, in denen monoklonale Antikörper gegen die Interleukin-2-Rezeptoren und sehr niedrige Dosen von Cyclosporin A angewandt wurden (Diamantstein et al. 1986), belegen die Brauchbarkeit eines solchen Ansatzes, wobei noch erhebliche Probleme den therapeutischen Einsatz monoklonaler Antikörper beim Menschen limitieren (Emmrich 1987). Tabelle 3.37 gibt eine Übersicht über mögliche, z. T. schon in Erprobung befindliche Ansätze, um die therapeutische Breite der Cyclosporin-Therapie zu optimieren.

Tabelle 3.37. Ansätze, um die therapeutische Breite der Cyclosporin-Therapie zu verbessern

A. Verstärkung der Wirkung bei gleicher oder geringerer Dosis

1. Kombination mit anderen immunsuppressiven oder immunmodulierenden Substanzen (Kortikosteroide, Azathioprin, Methotrexat, in Entwicklung befindliche Immunmodulatoren)

2. Kombination mit monoklonalen Antikörpern

3. Bromocriptin

B. Reduktion der Toxizität bei gleicher Dosis (Hydergin, Calcium-Antagonisten, Dopamin, Thromboxan-Inhibitoren, eicosapentaensäure-haltige Präparate)

3.3.12.2 Kernspintomographie

Die hier vorliegende Untersuchung ist die erste, bei der die magnetische Resonanztomographie als Ergänzung des klinischen Befundes zur Beurteilung von Therapieeffekten an einer großen Gruppe von Patienten eingesetzt wurde. Hier sollen zum einen die angewandte Methode diskutiert werden, zum anderen die Implikationen für das bessere Verständnis der Kernspintomographie selbst und ihrer Relation zum pathologisch-anatomischen Prozeß und schließlich die Implikationen für die Therapiebeurteilung.

Die hier angewandte Methode zur Quantifizierung der Kernspintomographie-Bilder mittels computerunterstützter Planimetrie enthält noch eine Reihe von Fehlermöglichkeiten. So ist es nicht immer möglich, eindeutig die Grenzen zwischen Läsion und normalem Gewebe zu bestimmen, insbesondere im Fall von konfluierenden Läsionen. Der Schwarz-Weiß-Kontrast wird nicht nur durch die Gewebebeschaffenheit beeinflußt, sondern auch durch charakteristische Eigenschaften des Kernspintomographen selber und durch die Qualität der photographischen Reproduktionen. Obwohl Valentine et al. (1986) mit einem ähnlichen Verfahren wie wir, im Tierexperiment eine gute Übereinstimmung zwischen aus betroffener Fläche im MRT x Schichtdicke errechneten und dann autoptisch gemessenen Tumorvolumen fanden, ist noch nicht geklärt, inwiefern die gewählte Schichtdicke einen wesentlichen Einfluß auf die Höhe des gemessenen Volumens hat. Diese unterschiedlichen Störfaktoren dürften sich bei ausreichend großen Gruppen statistisch in ihrem Einfluß auf die Therapiebeurteilung ausgleichen, vermindern aber die Genauigkeit und Empfindlichkeit des Verfahrens durch die erhöhte Varianz. Möglichkeiten, die Zuverlässigkeit der Methode zu verbessern wären: einerseits die direkte Messung am Gerät mit der Option den Bildkontrast zu variieren und die Fehler durch die photographische Reproduktion auszuschalten; andererseits wäre die Miteinbeziehung der Signalintensität und/oder gemessener Relaxationszeiten sinnvoll. Wegen der Variabilität der Magneteigenschaften in der Zeitachse, müßte man die Einführung einer Phantomsubstanz als Referenzgröße in das Bild erwägen.

Solange solche technischen Probleme die MR-Quantifizierung in ihrer Anwendbarkeit einschränken, bliebe als noch zuverlässigstes Kriterium für die Feststellung von Krankheitsaktivität der Nachweis des Auftretens neuer Läsionen. Voraussetzungen sind allerdings hier: hohe Auflösung des Gerätes, kleine Schichtdicke und überlappende standardisierte Schichtführung. Problematisch wird das Kriterium des Auftretens neuer Läsionen bei Patienten, die eine sehr große Zahl von z. T. ineinander übergehenden signalintensiven Bereichen in der Kernspintomographie zeigen. Dort ist es gelegentlich unmöglich, zu entscheiden, ob eine Plaque neu oder Teil einer alten ist. Hier könnte die Anwendung der paramagnetischen Substanz Gadolinium-DTPA-Dimeglumat hilfreich sein (Grossman et al. 1986; Kappos et al.

1987). Gadolinium reichert sich nur in Bereichen gestörter Bluthirnschrankenpermeabilität an, die bei MS-Kranken nur in aktiven ("frischen") Plaques zu finden ist. Somit ist es möglich, durch geeignete T1-gewichtete Sequenzen mit Gadolinium aus einer großen Zahl von Läsionen nur diejenigen sichtbar zu machen, die sich in einem aktiven Stadium befinden.

Vergleichende kernspintomographische und neuropathologische Studien haben gezeigt, daß die mit großer Sensitivität im T2-gewichteten Bild sichtbar werdenden Läsionen tatsächlich auch den pathologisch-anatomisch nachweisbaren Plaques entsprechen (Stewart et al. 1984; Stewart u. Paty, persönliche Mitteilung; Bewermeyer et al. 1987). Unsere Befunde sprechen dafür, daß mit der Kernspintomographie in T2-gewichteten Bildern nicht in erster Linie kurzfristige Veränderungen gezeigt werden, wie dies das perifokale Ödem wäre, sondern überdauernde Störungen, die wahrscheinlich die Lipidzusammensetzung der Myelinscheide betreffen und die über längere Zeiträume, wenn nicht auf Dauer, nachweisbar bleiben. So konnten wir zwar Größenschwankungen vorhandener Läsionen beobachten, jedoch keinen einzigen Fall einer vollständigen Rückbildung innerhalb der 6-Monats-Periode. Dies stimmt mit den Befunden von Paty et al. (1987) aus der longitudinalen Untersuchung von 9 Patienten überein, ebenso mit den Beobachtungen von Johnson et al. (1984) bei 3 Patienten, die bis zu 2 Jahren beobachtet wurden. Constantino (1986) beschreibt einen Herd im dorsalen Mittelhirn, der innerhalb von 12 Monaten verschwand, ebenso Baum et al. (1987), die bei 10 Patienten mit insgesamt 44 Läsionen, 7 Läsionen bei der Nachuntersuchung nicht mehr finden konnten. Hierzu bleibt anzumerken, daß diese Untersuchungen mit Kernspintomographen der ersten Generation und/oder relativ dicken Schichten ab 10 mm durchgeführt wurden.

Auch wir hätten bei Anwendung dickerer und nichtüberlappender Schichten einige der in der ersten Untersuchung gesehenen Läsionen bei der zweiten, aufgrund ihrer Größenabnahme, nicht mehr nachweisen können.

Ein wesentlicher Aspekt, der aus unserer Untersuchung hervorgeht, ist die relativ niedrige Korrelation der kernspintomographisch festgestellten Läsionen zu anamnestisch oder in der Untersuchung erfaßten neurologischen Ausfällen. Dies stimmt mit den Angaben fast aller anderen Autoren überein (z. B. Borgel et al. 1986; Edwards u. Farlow 1986 b; Kirshner et al. 1985; Reese et al. 1986; Paty et al. 1986). Diese niedrige Korrelation macht verständlich, daß auch im Verlauf neue Läsionen auftreten oder kleiner werden können, ohne daß klinische Anhaltspunkte für eine Aktivität bestünden. Sie begründet auch die besondere Bedeutung der Kernspintomographie als Ergänzung der klinischen Untersuchung. Je nach zugrunde gelegter neurologischer Skala ergab sich in dieser Untersuchung eine um das Doppelte bis Dreifache erhöhte Sensitivität der qualitativen MRT-Beurteilung gegenüber dem klinischen Befund. Die quantitative MR-Beurteilung hat zwar etwa gleich viele Patienten mit verschlechtertem Befund gezeigt, dafür jedoch auch einen erhöhten Anteil von Besserungen gegenüber der qualitativen Beurteilung und der neurologischen Untersuchung. Neben den technischen Problemen der Methode begründet sich diese Diskrepanz auch damit, daß in der qualitativen Beurteilung mit Priorität das Auftreten oder deutliche Größerweden von Läsionen bewertet wurde, auch wenn bei demselben Patienten an anderen Stellen Läsionen kleiner wurden.

Auch die Kernspintomographie konnte keine Unterschiede in der Wirksamkeit der zwei geprüften Substanzen nachweisen. Die leichte Tendenz zugunsten der cyclosporin-behandelten Patienten könnte damit zusammenhängen, daß zu diesem späten Zeitpunkt im Ablauf der Studie, zu dem eine Reihe von Patienten bereits die 24monatige Mindestbehandlungszeit hinter sich hatten, aufgrund der größeren Anzahl von Nebenwirkungen, mehr Cyclosporin-Patienten die Therapie unterbrachen oder umstellten. Damit könnte eine gewisse positive Selektion in der Cyclosporin-Gruppe entstanden sein. Für beide Therapien stimmt es bedenklich, daß immerhin 9 Patienten nach Meinung aller drei Beurteiler neue Herde hatten. Nachdem bereits bei der ersten Untersuchung die Patienten alle schon mindestens 18 Monate lang immunsuppressiv behandelt waren, und auch während der 6 Monate bis zum zweiten MR diese Behandlung weiterführten, muß man das als sicheres Zeichen einer zumindest partiellen Unwirksamkeit bei einem Teil der Patienten ansehen.

Unsere Ergebnisse belegen, daß die Kernspintomographie eine größere Bedeutung in der Beurteilung der Krankheitsprogression gewinnen wird als sie bereits für die Diagnosestellung besitzt.

3.3.12.3 Immunologische Befunde

Der im Verlauf der Studie beobachtete Anstieg der Immunglobuline A und M unter Cyclosporin A war auch bei getrennter Betrachtung der Patienten in Hannover und in Würzburg statistisch signifikant, so daß er nicht methodisch bedingt sein dürfte. Eine Senkung der Immunglobulin-Konzentration nach Azathioprin-Therapie ist aus Studien mit Transplantationspatienten bekannt (Dennin et al. 1985), jedoch wurde bisher ein Anstieg der Immunglobulinkonzentration unter Cyclosporin nicht beschrieben. In vitro soll Cyclosporin A sogar die PWM-induzierte Immunglobulinproduktion hemmen (Kasai et al. 1986). Interessanterweise deuten unsere Daten aus der phänotypischen Charakterisierung der Lymphozyten in die gleiche Richtung. Die Anti-Ig-positiven Zellen, die auch die B-Zellen-Population enthalten, fallen in der Azathioprin-Gruppe ab, während sie in der Cyclosporin-A-Gruppe sowohl absolut als auch relativ zu den T-Zellen ansteigen (s. Abb. 3.14 d). Es böte sich an, hier darüber zu spekulieren, ob eine Cyclosporin-A-abhängige Störung von die B-Zell-Funktion regulierenden Faktoren vorliegt. Dies müßte allerdings erst in funktionellen In-vitro-Experimenten weiter erhärtet werden. Für sich gesehen könnte der Anstieg der Immunglobuline A und M auch als Folge einer milden hepatotoxischen Wirkung von Cyclosporin gedeutet werden. Wegener et al. (1986) haben in einer großen prospektiven Untersuchung eine Korrelation zwischen Ausmaß der Leberparenchymschädigung und Anstieg der Immunglobulinkonzentrationen gefunden. Gegen diese Interpretation spricht jedoch, daß Hinweise auf Lebertoxizität im Sinne von erhöhten Transaminasen und Gamma-GT gleichhäufig in beiden Therapiegruppen vorkamen.

Große intra- und interindividuelle sowie methodisch bedingte Schwankungen limitieren die Aussagekraft der Zählung von Lymphozytensubpopulationen (Reder et al. 1984; McFarlin u. Mingioli 1984; Rodeck et al. 1985). Trotzdem wurde von einigen Autoren sowohl ein Zusammenhang mit der Krankheitsaktivität bei multipler Sklerose (z. B. Bach 1985; Reinherz et al. 1980; Weiner et al. 1984; im Gegensatz dazu aber Rice et al. 1984; Kastrukoff u. Paty 1984) als auch ihre Brauchbarkeit für die Überwachung immunsuppressiver Therapie (z. B. Cazzullo et al. 1987; Pichler et al. 1985) behauptet. In unserer Studie wurden einige wichtige Störfaktoren neutralisiert: Die Bestimmung erfolgte mit einem fluoreszenz-aktivierten Zellsortiergerät anhand von jeweils 20.000 Zellen und ohne Kenntnis von Verlauf oder Therapie der Patienten, so daß Verfälschungen durch die subjektiv beeinflußte Fluoreszenzmikroskopie entfallen (Herzenberg et al. 1976). Durch Blutentnahmen in den frühen Vormittagsstunden konnte der Einfluß zirkadianer Schwankungen (Miyawaki et al. 1984; Ritchie et al. 1983) minimiert werden. Die große Zahl der Untersuchungen half einen Teil der methodeninhärenten Schwankungen statistisch auszugleichen.

In der Kontroverse, ob Änderungen der Relation von CD4-positiven zu CD8-positiven Zellen für MS-Patienten allgemein oder abhängig vom Verlauf vorhanden sind, stützen unsere Daten eindeutig die Annahme, daß eine solche Beziehung nicht besteht. Die Betrachtung der Abb. 3.14 e gibt auch eine anschauliche mögliche Erklärung für die Diskrepanzen in den bisherigen Ergebnissen: Sowohl die Befürworter als auch die Gegner der postulierten Beziehung könnten, würde man sich willkürlich jeweils einen Zeitpunkt in der Verlaufskurve herausgreifen, Argumente für ihre Annahme finden. Ergebnisse, welche die anfangs angenommene enge Verbindung von T-Zell-Phänotyp und Funktion in Zweifel setzen (Thomas et al. 1981; Lehner 1986; Morimoto et al. 1987) wären mit unseren Befunden auch gut vereinbar. Die Anwendung von Verfahren zur Doppelmarkierung, die uns zur Zeit der Studie nicht zur Verfügung standen, in Verbindung mit sogenannten "Aktivierungsmarkern" (z. B. Tac, Tal, Leu 17 etc.), könnten vielleicht in Zukunft eher Korrelationen zwischen Krankheitsaktivität und immunologischen Parametern herstellen lassen. Voraussetzung wäre allerdings auch eine verbesserte Beurteilung der Krankheitsaktivität, wie sie durch Miteinbeziehung der Kernspintomographie möglich erscheint. Die

Reduktion der absoluten Zellzahlen unter Azathioprin ist auch von anderen Autoren beschrieben worden (Spina 1984) und scheint in Abhängigkeit von Dosis und Dauer der Behandlung deutlicher zu werden. Einzelne Autoren beschreiben eine präferentielle Senkung der CD8-positiven Zellen (Frazer u. MacKay 1982; Spina 1984; Trotter et al. 1982), wie sie auch unsere Daten vermuten lassen (vgl. Abb. 3.14 b). Unter Cyclosporin-Medikation konnten wir nicht den von anderen (z. B. Pichler et al. 1985) behaupteten relativen Abfall der CD4-positiven Zellen bestätigen. Im Gegenteil, es kam zu einem Anstieg der absoluten Zahlen für alle untersuchten Subpopulationen. Shen et al. (1986) beschrieben als wohl einzige Autoren eine erhöhte Zahl von CD4- und CD3-positiven Zellen bei nierentransplantierten Patienten mit Hinweisen auf cyclosporin-bedingten Nephrotoxizität. Möglicherweise handelt es sich um die Folge eines gegenregulatorischen Prozesses, um den Verlust an T-Zell-Funktion auszugleichen. Wegen des Fehlens eines kontinuierlich während der Studie mituntersuchten Normalkollektivs können jedoch auch methodische Gründe für diesen (dann nur scheinbaren) Trend verantwortlich sein.

Die PHA-induzierte Proliferation von T-Lymphozyten ist von der überwiegenden Mehrheit der Untersucher bei MS-Patienten als nicht alteriert beschrieben (Übersicht bei Reder u. Arnason 1985). Nur vereinzelt wurde eine verminderte Mitogenreaktion berichtet (Espinoza et al. 1977). Die bereits bei der phänotypischen Differenzierung von Lymphozytensubpopulationen beschriebene Variabilität ist hier noch wesentlich eminenter (Reder und Arnason 1985). Betrachtet man die Stimulationsindizes in Abb. 3.15, so zeigt sich zunächst eine leichte Abnahme innerhalb der ersten 3 Monate in beiden Therapiegruppen, die im Laufe des zweiten Behandlungsjahres in der Cyclosporin-Gruppe wieder ausgeglichen war. In der Azathioprin-Gruppe kam es im zweiten Behandlungsjahr dagegen zu einem Anstieg, deutlich über den Anfangswert hinaus. Auch hier könnte es sich um ein Gegenregulationsphänomen handeln, das aber in diesem Falle unter Azathioprin-Therapie, die mehr zytostatisch die Zellzahl und weniger die Funktion der einzelnen Zellen beeinflußt, deutlicher ausgeprägt ist. Aus diesen unterschiedlichen Effekten: Azathioprin mehr auf die Zellzahl, Cyclosporin mehr auf die T-Zell-Funktion, wäre abzuleiten, daß eine Kombination der beiden Substanzen eine Verbesserung der immunsuppressiven Wirkung mit sich bringen könnte, ohne die jeweilige substanzbezogene Nebenwirkungsrate zu erhöhen. Entsprechende Behandlungsprotokolle werden bereits in der Transplantationsmedizin erprobt.

Die PPD-Stimulationsindizes zeigen keine eindeutigen Trends, was mit der kleineren Probandenzahl und mit der hohen interindividuellen Streuung zusammenhängt.

Bei Zugabe von Cyclosporin in die PHA-Kulturen zeigte sich initial (vor Beginn der Behandlung) eine Reduktion des Stimulationsindex um 30 - 60 %, je nach zugegebener Konzentration. In den Kulturen mit niedrigen und mittleren Cyclosporin-Konzentrationen ließ dieser supprimierende Effekt im Laufe der Behandlung immer weiter nach. Dies könnte ebenfalls als Folge einer zunehmenden Toleranzentwicklung angesehen werden und würde sich mit der Beobachtung unter alleiniger PHA-Stimulation decken. Denkbar ist jedoch auch, daß die Zellen durch den im Laufe der Zeit kumulierenden Effekt der Immunsuppression in vivo immer weniger Spielraum für eine zusätzliche Proliferationshemmung in vitro lassen. Für diese Annahme könnte auch der etwas deutlichere Trend in der Cyclosporin-A-behandelten Gruppe sprechen. Bei der höchsten in vitro gegebenen Cyclosporin-Konzentration konnten diese Gegenregulationsvorgänge offenbar durch die größere Menge des Mittels nicht zum Tragen kommen.

4 Zusammenfassung

Die multiple Sklerose ist eine entzündliche demyelinisierende Erkrankung des zentralen Nervensystems. Ihre Ätiologie gilt nach wie vor als ungeklärt. Eine Reihe klinischer, epidemiologischer, genetischer und virologischer Befunde sowie Beobachtungen an der experimentellen Autoimmunenzephalomyelitis sprechen für eine wesentliche Rolle pathologischer autoaggressiver Reaktionen des Immunsystems in ihrer Pathogenese. Gründend auf der Annahme einer Immunpathogenese werden seit Jahren MS-Patienten immunsuppressiv behandelt. Dieser Behandlungsansatz und seine Wirksamkeit sind nach wie vor umstritten, jedoch sprechen einige unkontrollierte Untersuchungen für einen erfaßbaren, wenn auch noch nicht befriedigenden Effekt. Azathioprin ist zumindest in Europa das am weitesten verbreitete Medikament in der immunsuppressiven Lanzeitbehandlung der MS.

In eine retrospektive Untersuchung wurden 42 gut vergleichbare Paare von Patienten einbezogen, von denen jeweils die Hälfte vor mindestens 10 Jahren mit der Azathioprin-Behandlung begonnen, die andere keine immunsuppressive Therapie erhalten hatte. 61 % davon konnten selbst in der Klinik nachuntersucht werden, von insgesamt 94 % konnten ausreichende quantifizierte Daten über den aktuellen Befund, ggfs. auch Todeszeitpunkt und -ursache erhoben werden. Es zeigte sich, daß innerhalb der überblickten 10-Jahres-Periode der Anteil der rollstuhlpflichtigen, bettlägerigen und verstorbenen Patienten in der nichtbehandelten Gruppe gut doppelt so groß war, als bei den Azathioprin-Behandelten. Die Anzahl der nicht oder minimal Behinderten war am Ende der 10-Jahres-Periode in beiden Gruppen gleich. Patienten mit längerer Einnahme und guter Compliance zeigten auch die geringste Zunahme des neurologischen Defizits. Bei aller Zurückhaltung, die immer bei retrospektiven Untersuchungen angebracht ist, sprechen die Ergebnisse für einen positiven Langzeiteffekt von Azathioprin, der allerdings nicht ausreicht, um eine Progredienz der Erkrankung vollständig aufzuhalten. Ein im voraus nicht identifizierbarer Anteil der Patienten hat auch unabhängig von irgendwelcher Therapie einen gutartigen Verlauf.

Um das Langzeitrisiko einer immunsuppressiven Therapie mit Azathioprin einschätzen zu können, untersuchten wir retrospektiv Mortalität und Inzidenz von Karzinomen bei allen 206 MS-Patienten der Neurologischen Universitätsklinik Würzburg, die vor 1974 auf Azathioprin eingestellt wurden. Lediglich 4 Patienten konnten nicht erfaßt werden. In Abhängigkeit von der Behandlungsdauer unterschieden wir 3 Gruppen: Gruppe A (n=35): 0,5 - 3 Monate; Gruppe B (n=65): 3 - 36 Monate und Gruppe C (n=102): länger als 36 Monate. Der Anteil der Todesfälle in der im Durchschnitt 15jährigen Nachbeobachtungsperiode betrug in Gruppe A 57 %, Gruppe B 26 % und Gruppe C 16 %. Im Vergleich mit der Überlebenswahrscheinlichkeit in der alters- und geschlechtsadaptierten Normalbevölkerung ergab sich ein signifikanter Unterschied lediglich zuungunsten der Gruppe A. In der gesamten Gruppe waren bei gut 2.500 Patienten-Risikojahren 5 Patienten mit Malignomen verstorben, bei 2 Frauen wurde ein Karzinom der Portio uteri diagnostiziert und mittels vaginaler Hysterektomie erfolgreich behandelt. Der Vergleich der gefundenen Malignominzidenz mit den - anhand der Daten des Krebsregisters des Saarlandes für die Normalbevölkerung errechneten - Erwartungswerten ergab für die Gesamtgruppe einen Risikoquotienten (beobachtet/erwartet) von 0,8; für die Gruppe C, in der 6 der Malignome gefunden wurden, 1,3. Beide Unterschiede zum Erwartungswert waren nicht signifikant. Unsere Untersuchung läßt den Schluß zu, daß die Behandlung mit Azathioprin zumindest nicht zu einer Verkürzung der Überlebenszeit geführt hat. Der Vergleich mit den Überlebenswahrscheinlichkeitskurven unbehandelter MS-Patienten, die von anderen Autoren errechnet wurden, spricht, auch bei vorsichtiger Interpretation, eher für eine Verbesserung der Überlebenswahrscheinlichkeit. Das Malignomrisiko scheint zwar mit der Dauer der Behandlung leicht zuzunehmen, bleibt jedoch auf einem relativ niedrigen Niveau.

In Anbetracht seiner Eigenschaft als gezielt immunsuppressiv, jedoch nicht zytostatisch wirksames Medikament, der guten klinischen Ergebnisse in der Transplantationsmedizin sowie der Wirksamkeit bei der experimentellen autoimmunen Enzephalomyelitis wurde die Wirkung von Cyclosporin A auf den Verlauf der multiplen Sklerose untersucht. In der ersten doppelblind durchgeführten, kontrollierten Langzeit-Therapiestudie zur MS im deutschen Sprachraum wurden 98 Patienten einer Cyclosporin-, 96 einer Azathioprin-Behandlung zugeteilt. 85 Cyclosporin- und 82 Azathioprinbehandelte Patienten konnten entsprechend dem Protokoll über einen Zeitraum von mindestens 24 und maximal 32 Monaten behandelt werden. In beiden Therapiegruppen kam es, verglichen mit der Entwicklung vor Aufnahme in die Studie, nur zu einer geringen, nicht signifikanten Progredienz der neurologischen Symptomatik. Weder der quantifizierte neurologische Befund noch die Selbsteinschätzung der Patienten oder die visuell evozierten Potentiale zeigten nennenswerte Unterschiede zwischen den Medikamenten auf. Dies galt auch bei Betrachtung einzelner Untergruppen entsprechend Verlauf oder Dauer der Erkrankung. Schwere bzw. lebensgefährdende Nebenwirkungen traten erfreulicherweise nicht auf, allerdings war die Anzahl der meist leichten Nebenwirkungen unter den cyclosporinbehandelten Patienten doppelt so hoch wie in der Vergleichsgruppe. Insbesondere Erhöhung der harnpflichtigen Substanzen und Hypertonus zwangen wiederholt zur Dosisreduktion.

Eine Untergruppe von 91 Patienten wurde 6 Monate und unmittelbar vor Beendigung der Studie jeweils einer kernspintomographischen Untersuchung unterzogen. Die Aufnahmen wurden sowohl qualitativ mit einer 5stufigen Skala als auch quantitativ mittels computerunterstützter Bestimmung der Läsionsvolumina beurteilt. Die Veränderungen in der MRT korrelierten nur marginal mit denjenigen des neurologischen Befundes. Der Anteil der mittels MRT als verschlechert angesehenen Patienten lag bei 40%, verglichen mit einem Anteil von 10-30 % klinisch verschlechterten, je nach zugrundegelegter neurologischer Skala. In beiden Therapiegruppen konnten, trotz laufender immunsuppressiver Behandlung, bei 11 Patienten (6 Azathioprin, 5 Cyclosporin) neue Herde im zweiten Kernspintomogramm nachgewiesen werden. Bei weiteren 17 mußte man von einer Vergrößerung bestehender Herde ausgehen (8 Cyclosporin, 9 Azathioprin). Die hier erstmals in einer größeren longitudinalen Studie erhobenen MR-Befunde sprechen dafür, daß die mit dieser Methode erfaßten Läsionen nicht in erster Linie kurzfristigen Veränderungen zuzuordnen sind, sondern eher überdauernden Störungen, die wahrscheinlich die Lipidzusammensetzung der Myelinscheide betreffen und die über längere Zeiträume, wenn nicht auf Dauer, nachweisbar bleiben. Unsere Ergebnisse belegen die Bedeutung der MRT als Ergänzung des klinischen Befundes zur Beurteilung der Krankheitsaktivität.

Im Rahmen der Cyclosporin-Azathioprin-Studie wurden alle Patienten auch eingehenden immunologischen Verlaufsuntersuchungen unterzogen. Dabei zeigten sich durchaus unterschiedliche Effekte der zwei Medikamente. Cyclosporin A führte zu einem signifikanten Anstieg der Immunglobuline A und M im Serum. Während die relativen Anzahlen der phänotypisch charakterisierten Lymphozyten keine eindeutigen Veränderungen zeigten, fielen die absoluten Zahlen in der Azathioprin-Gruppe, wohingegen sie in der cyclosporin-behandelten Gruppe leicht anstiegen. Am deutlichsten zeigte sich dieser Trend bei den mit HLA-DR und Antiimmunglobulin markierten Zellen. Die in der Literatur häufig, aber kontrovers zitierte Änderung des Verhältnisses von CD4- zu CD8- positiven Zellen in Abhängigkeit vom Krankheitsverlauf konnten wir hier anhand dieses großen Kollektivs nicht bestätigen. In den Bestimmungen der Zellproliferation nach Stimulation mit verschiedenen Konzentrationen des Mitogens Phytohämagglutinin zeigte sich ein stärkerer supprimierender Effekt der Cyclosporin-Behandlung, verglichen mit Azathioprin. Dieser Unterschied wurde interessanterweise erst nach etwa 1jähriger Behandlung deutlich. Insgesamt bestätigen diese Befunde in vivo, daß Azathioprin seinen Effekt im wesentlichen über eine Verminderung der Anzahl von immunkompetenten Zellen ausübt, während Cyclosporin A in erster Linie deren Funktion beeinträchtigt.

Die Ergebnisse dieser Arbeit stützen einen vorsichtigen Optimismus hinsichtlich der pathogenetisch orientierten, immunsuppressiven bzw. -modulierenden Therapie der MS. Gerade im Langzeitverlauf kann eine immunsuppressive Therapie zumindest einem Teil der Patienten durchaus schwerere Behinderung ersparen und dies bei einem vertretbaren Risiko. Wenn es auch nicht gelungen ist, mit der neuen immunmodulierenden Substanz Cyclosporin A eine Verbesserung der Therapieergebnisse zu erreichen, so sprechen die klinischen Effekte und die immunologischen Befunde dafür, daß eine Kombination von Azathioprin und Cyclosporin A, eventuell ergänzt durch Kortikosteriode, additive Effekte haben könnte. Noch erfolgversprechender erscheint die Kombination mit anderen zur Zeit in Entwicklung befindlichen immunmodulierenden Therapeutika. Mit der hochauflösenden Kernspintomographie könnte, bei Beachtung der methodischen Voraussetzungen, die klinisch neurologische Einschätzung des Verlaufes so ergänzt werden, daß Therapieergebnisse auch mit kleineren Patientenzahlen und kürzeren Behandlungszeiten zuverlässiger zu beurteilen sind. In Verbindung mit einem exakten immunologischen Monitoring erscheint es durchaus realistisch, auch zu einer phasengerechten, gezielten immunologisch wirksamen Therapie zu kommen.

5 Danksagung

Herrn Prof. Dr. H.G. Mertens danke ich für die stets anregende und großzügige Unterstützung meiner Arbeit. Ohne seinen therapeutischen Optimismus und das von ihm geprägte kollegiale, die wissenschaftliche Diskussion fördernde Klima wäre diese Arbeit nicht möglich gewesen. Eine im wesentlichen klinische Forschungsarbeit ist nicht ohne die geduldige Mitarbeit der vielen beteiligten Patienten und auch ihrer Hausärzte möglich, denen hier ganz herzlich gedankt sei. Herr Prof. Dr. H.Wekerle, Leiter der klinischen Forschungsgruppe für Multiple Sklerose der Max-Planck-Gesellschaft und des Arbeitsbereiches Immunologie sowie Prof. Dr. R. Meyermann, Leiter des Arbeitsbereiches Neuropathologie, haben, ebenso wie Prof. Dr. D. Dommasch, bis 30.9.1985 Leiter des Arbeitsbereiches klinische Neurologie, viele wertvolle Anregungen zu dieser Arbeit gegeben und das fruchtbare Klima der interdisziplinären Zusammenarbeit innerhalb unserer Forschungsgruppe entscheidend geprägt. Prof. U. Patzold, Frau Prof. S. Poser, Prof. D. Dommasch, Prof. P. Krauseneck und Dr. K.W. Pflughaupt, Dr. B. v. Graffenried, Dr. U.S. Gugerli und Dr. P. Timonen, stellvertretend auch für viele andere, danke ich für die kollegiale Mitarbeit bei der kontrollierten Studie Cyclosporin A versus Azathioprin. Prof. Dr. M. Nadjmi und Priv.-Doz. Dr. M. Ratzka bin ich für wertvolle Unterstützung bei der Auswertung der Kernspintomogramme verpflichtet, ebenso Prof. D.W. Paty und seinen Mitarbeitern für wichtige Anregungen. Herr Dr. W. Keil führte die MRT-Untersuchungen durch und zeigte viel Verständnis für die im Rahmen einer solchen Untersuchung hohen Ansprüche an Qualität und Standardisierung der Aufnahmetechnik. Ganz herzlich bin ich all den Mitarbeitern im Arbeitsbereich klinische Neurologie in der Max-Planck-Forschungsgruppe verbunden, die durch ihre direkte oder indirekte Unterstützung und viele Diskussionen diese Arbeit ermöglicht haben, insbesondere Dr. E. Rohrbach, Dr. D. Städt, Dr. R. Gold, Dr. R. Heun, Dr. U. Stolle, U. Wilhelm, S. Schneiderbanger-Grygier, T. Heitzer und Dr. U. Mann. Den Studienassistentinnen F. Fröde, J. Wolf, den technischen Assistentinnen D. Rösch, U. Popp sowie Frau S. Huggenberger und G. Kadel danke ich für technische Unterstützung. Bei Frau Dr. I. Haubitz bedanke ich mich für die Hilfe bei den statistischen Berechnungen, bei Herrn Prof. Dr. Dohm und Frau Ch. Stegmaier für die Überlassung von Daten des saarländischen Krebsregisters. Frau D. Dosch unterstützte geduldig die Fertigstellung des Manuskriptes. Frau C. Huuk half bei der Aufbereitung des Bildmaterials.

Die klinische Forschungsgruppe der Max-Planck-Gesellschaft wird mit Mitteln der Hermann- und Lilly-Schilling-Stiftung finanziert. Die kontrollierte Studie "Cyclosporin A versus Azathioprin" wurde finanziell von der Firma Sandoz AG, Basel unterstützt.

ANHANG 1

Vergleich der 12 Patientenpaare mit/ohne Immunsuppression, bei denen die Verlaufsform 1973/1974 identisch war (Mittelwert ± Standardabweichung des Mittelwertes)

	Patienten ohne Immunsuppression	Patienten mit Azathioprin-Therapie	Wahrscheinlichkeit p(u) für Gleichheit
Geschlecht	8 Frauen 4 Männer	8 Frauen 4 Männer	
EDSS 1973/1974	3,2 ± 0,7	3,1 ± 0,5	n.s.
Alter am 1.1.74 (Jahre)	35,3 ± 2,2	34,2 ± 2,2	n.s.
Erkrankungsdauer bis 1.1.1974	9,2 ± 1,8	7,0 ± 1,5	n.s.
EDSS 1984	4,9 ± 0,9	4,5 ± 0,9	n.s.

ANHANG 2

Tabellarische Aufgliederung der verstorbenen Patienten (Kenn-Nummer, Todesjahr, Grundleiden, Folge, unmittelbare Todesursache, auskunftgebende Stelle)

1, R.G. 1975, hypostatische Pneumonie bei MS-bedingter Immobilität, Gesundheitsamt

2, E.B. 1979, Herz-Kreislauf-Versagen nach Pneumonie, Immobilität, Gesundheitsamt

3, A.S. 1980, Pneumonie, Lungenembolie (?), Herzinsuffizienz, Immobilität bei MS, Hausarzt und Gesundheitsamt

4, A.W. 1981, Atemlähmung bei MS, überlagerter Infekt, Hausarzt, Gesundheitsamt

5, M.D. 1979, Pneumonie bei Immobilität, Hausarzt und Gesundheitsamt

6, A.R. 1982, Herz-Kreislauf-Versagen, Infekt, Dekubitus, Hausarzt, Krankenhausakte

7, R.E. 1981, Aspirationspneumonie bei MS-bedingter Schluckstörung, Hausarzt

8, W.N. 1977, Herz-Kreislauf-Versagen bei MS-bedingter Immobilität, Hausarzt

9, H.S. 1980, zentrales Atemversagen (?), Ehemann, Hausarzt nicht mehr erreichbar

10, H.M. 1984, Herz-Kreislauf-Versagen bei bettlägerigem Patienten, Dekubitus, Hausarzt

11, E.S. 1984, Lungenembolie, tiefe Beinvenenthrombose, Immobilität, Hausarzt

12, E.E. 1980, hypostatische Pneumonie, bettlägerige Patientin, Hausarzt, Mutter

ANHANG 3 Neurostatus

N E U R O S T A T U S

Patient Nr. ☐☐☐ Patienten-Initialen ☐☐

Datum der Untersuchung (Tag/Monat/Jahr) ☐☐☐☐☐☐

Untersucher (Initialen) ☐☐

SCHRIFTPROBE UND ZEICHENTEST

Schriftprobe: "Göttingen ist eine schöne Stadt"

Bitte hier nachschreiben:

Zeichentest:

Bitte hier nachzeichnen:

normal	☐ 0
leicht gestört	☐ 1
deutlich gestört	☐ 3
unleserlich, nicht ausführbar	☐ 6

S U B S C O R E SCHRIFTPROBE/ZEICHENTEST ☐

N E U R O S T A T U S

FERNVISUS

	RECHTS		LINKS
1.0	☐	0	☐
0.9	☐	1	☐
0.8	☐	2	☐
0.7	☐	3	☐
0.6	☐	4	☐
0.5	☐	5	☐
0.4	☐	6	☐
0.3	☐	7	☐
0.2	☐	8	☐
0.1	☐	9	☐
<0.1	☐	10	☐

S U B S C O R E FERNVISUS ☐☐

HIRNSTAMM/HIRNNERVEN Normal ☐

Augenmotilität

Parese III	inkomplett		☐	1	☐	
	komplett		☐	2	☐	
Parese VI	inkomplett		☐	1	☐	
	komplett		☐	2	☐	
Internukleäre Ophthalmoplegie	inkomplett		☐	1	☐	
	komplett		☐	2	☐	
Vertikale Blickparese	inkomplett	n.oben	☐	1	☐	unten
	komplett	n.oben	☐	2	☐	unten
Horizontale Blickparese	inkomplett	n.rechts	☐	1	☐	links
	komplett	n.rechts	☐	2	☐	links

Nystagmus

Spontannystagmus		leicht	☐	1	☐	
		deutlich	☐	2	☐	
Blickrichtungsnystagmus	erschöpflich	n.rechts	☐	1	☐	links
		n.oben	☐	1	☐	unten
	unerschöpflich	n.rechts	☐	2	☐	links
		n.oben	☐	2	☐	unten

Trigeminusschädigung

Sensibilitätsstörung	V1	☐	1	☐
	V2	☐	1	☐
	V3	☐	1	☐

NEUROSTATUS

		RECHTS		LINKS
Fazialisparese	zentral		1	
	pukleär/peripher		1	
	Myokymien		1	
Hörminderung (Uhrticken)			1	
Schlucklähmung	leicht		2	
	schwer		4	
	Sonde		6	
Dysarthrie/Dysprodosie	leicht		1	
	deutlich		3	
	unverständlich		5	

S U B S C O R E HIRNSTAMM/HIRNNERVEN

KOORDINATION UND POSITIONSVERSUCHE — Normal

			RECHTS		LINKS
Kopf/Kinn-Tremor		leicht		1	
		mittel		2	
		schwer		3	
Rumpfataxie (im Sitzen prüfen)					
Augen auf		leicht		1	
		mittel		2	
		schwer		3	
Augen zu		leicht		1	
		mittel		2	
		schwer		3	
Arm	Pronation	leicht		1	
		deutlich		2	
	Absinken	leicht		1	
		deutlich		2	
	Dysdiadochokinese	leicht		1	
		deutlich		2	
		Adiadochokinese		3	

NEUROSTATUS

			RECHTS		LINKS
Arm	Haltetremor (Arm/Finger/Hand)	leicht		1	
		mittel		2	
		schwer		3	
	Intentionstremor	leicht		1	
		mittel		2	
		schwer		3	
	Dysmetrie	leicht		1	
		mittel		2	
		schwer		3	
Bein	Absinken	leicht		1	
		deutlich		2	
	Dysdiadochokinese	leicht		1	
		deutlich		2	
		Adiadochokinese		3	
	Haltetremor	leicht		1	
		mittel		2	
		schwer		3	
	Intentionstremor	leicht		1	
		mittel		2	
		schwer		3	
	Dysmetrie	leicht		1	
		mittel		2	
		schwer		3	

S U B S C O R E KOORDINATION UND POSITIONSVERSUCHE

NEUROSTATUS

MUSKELTONUS — Normal ☐

		RECHTS		LINKS
Spastik Arm	leicht[1]	☐	1	☐
	mittel	☐	2	☐
	schwer[2]	☐	3	☐
	kontrakt	☐	4	☐
Bein	leicht[1]	☐	1	☐
	mittel	☐	2	☐
	schwer[2]	☐	3	☐
	kontrakt	☐	4	☐
Hyp o tonie	Arm	☐	1	☐
	Bein	☐	1	☐

S U B S C O R E MUSKELTONUS ☐☐

1 Leichte Spastik: Bei raschem Durchbewegen einer Extremität eben erkennbare spastische Tonussteigerung.

2 Schwere Spastik: Bei raschem Durchbewegen eben überwindbare spastische Tonussteigerung.

REFLEXE[3] — Normal ☐

		RECHTS		LINKS
Arm	fehlen/mittel	☐	0	☐
	lebhaft	☐	1	☐
	kloniform	☐	2	☐
	stärker als Gegenseite	☐	1	☐
Bein	fehlen/mittel	☐	0	☐
	lebhaft	☐	1	☐
	kloniform	☐	2	☐
	stärker als Gegenseite	☐	1	☐
Bauchhatreflexe	schwächer als Gegenseite	☐	1	☐
	schwach/erschöpflich	☐	1	☐
	erloschen	☐	2	☐
Babinskireflex	suspekt	☐	1	☐
	positiv	☐	2	☐
Palmomentalreflex		☐	1	☐

S U B S C O R E REFLEXE ☐☐

3 Wenn Reflexe wegen schwerer Spastik nicht auslösbar, kloniform markieren.

NEUROSTATUS

PARESE DER GLIEDMASSEN[4] — Nein ☐

(Score im Kästchen ankreuzen)

		RECHTS	LINKS
M. Deltoideus		1 2 3 5 7	1 2 3 5 7
Oberarm	Beuger	1 2 3 5 7	1 2 3 5 7
	Strecker	1 2 3 5 7	1 2 3 5 7
Unterarm	Beuger	1 2 3 5 7	1 2 3 5 7
	Strecker	1 2 3 5 7	1 2 3 5 7
M. Iliopsoas		1 2 3 5 7	1 2 3 5 7
Oberschenkel	Beuger	1 2 3 5 7	1 2 3 5 7
	Strecker	1 2 3 5 7	1 2 3 5 7
Unterschenkel	Beuger	1 2 3 5 7	1 2 3 5 7
	Strecker	1 2 3 5 7	1 2 3 5 7

S U B S C O R E PARESE DER GLIEDMASSEN ☐☐

4 Score: 1 = Bewegungen gegen Widerstand
2 = Bewegungen gegen die Schwerkraft
3 = Bewegungen unter Ausschaltung der Schwerkraft
5 = Sichtbare Kontraktion ohne motorischen Effekt
7 = Keine Aktivität

SENSIBILITAETSSTOERUNG — Nein ☐

		RECHTS		LINKS
Lhermitte		☐	2	
Oberflächensensibilität gestört (Nadelprüfung)				
Kopf (ausser Trigeminus)		☐	1	☐
Hand	leicht	☐	1	☐
	deutlich	☐	2	☐
	aufgehoben	☐	3	☐
Arm	leicht	☐	1	☐
	deutlich	☐	2	☐
	aufgehoben	☐	3	☐
Stamm	leicht	☐	1	☐
	deutlich	☐	2	☐
	aufgehoben	☐	3	☐
Bein	leicht	☐	1	☐
	deutlich	☐	2	☐
	aufgehoben	☐	3	☐
Fuss	leicht	☐	1	☐
	deutlich	☐	2	☐
	aufgehoben	☐	3	☐

NEUROSTATUS

Tiefensensibilität gestört (Stimmgabel)

		RECHTS		LINKS
Hand	leicht	☐	1	☐
	deutlich	☐	2	☐
	aufgehoben	☐	3	☐
Arm	leicht	☐	1	☐
	deutlich	☐	2	☐
	aufgehoben	☐	3	☐
Stamm	leicht	☐	1	☐
	deutlich	☐	2	☐
	aufgehoben	☐	3	☐
Bein	leicht	☐	1	☐
	deutlich	☐	2	☐
	aufgehoben	☐	3	☐
Fuss	leicht	☐	1	☐
	deutlich	☐	2	☐
	aufgehoben	☐	3	☐

Parästhesien (inkl. Schmerzen)

	RECHTS		LINKS
Kopf	☐	1	☐
Hand	☐	1	☐
Arm	☐	1	☐
Stamm	☐	1	☐
Bein	☐	1	☐
Fuss	☐	1	☐

S U B S C O R E SENSIBILITAET ☐☐

NEUROSTATUS

VEGETATIVE STOERUNGEN — Nein ☐

Vasotrophische Störungen

	RECHTS		LINKS
Arm	☐	1	☐
Bein	☐	1	☐

Darm- und Blasenstörungen

Leichte Entleerungsstörung, Entleerungsdrang oder Retention	☐	1
Mässige Entleerungsverzögerung, mässiger Entleerungsdrang, seltene Harninkontinenz	☐	2
Häufige Inkontinenz	☐	3
Fast ständige Katheterisierung, aber mit adäquater Mastdarmfunktion	☐	4
Verlust der Mastdarm- und Blasenfunktion	☐	5

S U B S C O R E VEGETATIVE STOERUNGEN ☐☐

NEUROSTATUS

GANGSTOERUNGEN

		RECHTS		LINKS
	Nein ☐			
Abasie		☐	3	
Astasie		☐	5	
Spastik	leicht, eben erkennbar	☐	1	☐
	mittel, deutlich "	☐	2	☐
	schwer, ständiges Aufschleifen	☐	3	☐
Atarie	leicht (geschl.Augen)	☐	1	
	leicht (offene Augen)	☐	2	
	mittel (mit Stock)	☐	3	
	schwer (mit Hilfe)	☐	4	
Fersengang	erschwert	☐	1	☐
	nicht möglich	☐	2	☐
Zehengang	erschwert	☐	1	☐
	nicht möglich	☐	2	☐
Stuhlsteigen	erschwert	☐	1	☐
	nicht möglich	☐	2	☐
Monopedales Hüpfen	6-10 x	☐	1	☐
	1-5 x	☐	2	☐
	nicht möglich	☐	3	☐
Romberg				
Bei Augenschluss	leichtes Schwanken	☐	1	
	Fallneigung	☐	2	
Bei offenen Augen	leichtes Schwanken	☐	1	
	Fallneigung	☐	2	
Strichgang				
Bei Augenschluss	unsicher	☐	1	
	unmöglich	☐	2	
Bei offenen Augen	unsicher	☐	1	
	unmöglich	☐	2	

S U B S C O R E GANGSTOERUNGEN ☐☐

NEUROSTATUS

PSYCHISCHER BEFUND Normal ☐

Affektive Störungen

(affektlabil, Euphorie, Depression)	leicht	☐	1
	mittel	☐	2
	schwer	☐	3

Denkstörungen, Auffassungsstörungen, Intelligenz

(verlangsamt, umständlich, perseverierend, ideenflüchtig, auffassungserschwert)	leicht	☐	1
	mittel	☐	2
	schwer	☐	3

Zahlennachsprechen

vorwärts	rückwärts		
≥ 6	☐	0	☐
5	☐	1	☐
4	☐	2	☐
3	☐	3	☐
2	☐	4	☐
< 2	☐	5	☐

S U B S C O R E PSYCHISCHER BEFUND ☐☐

T O T A L S C O R E NEUROSTATUS ☐☐☐

ANHANG 4

Erweiterte Kurtzke-Skala (EDSS, Kurtzke, 1983)

Zu beachten:

Die Einteilungsgrade unterhalb 5 beziehen sich auf Patienten, die voll gehfähig sind, der exakte Behinderungsgrad wird durch die Graduierung in den Funktionssystemen bestimmt. Die Behinderungsgrade von Fünf aufwärts sind durch das Gehvermögen definiert und es werden übliche entsprechende Bewertungen in den Funktionssystemen mit angeführt. Grad 1 in der Bewertung der geistigen Funktionen geht nicht in die Berechnung des DSS-Score ein.

0 = normale neurologische Untersuchung (alle Funktionssyteme Grad 0)

1,0 = keine Behinderung, geringe Zeichen in einem Funktionssystem (d.h. Grad 1)

1,5 = keine Behinderung, geringe Zeichen in mehr als einem Funktionssystem (mehr als 1 Funktionssystem Grad 1)

2,0 = geringe Behinderung in einem Funktionssystem (1 Funktionssystem Grad 2, andere Grad 0 oder 1)

2,5 = geringe Behinderung in zwei Funktionssystemen (2 Funktionssysteme Grad 2, andere 0 oder 1)

3,0 = mäßige Behinderung in einem Funktionssystem (1 Funktionssystem Grad 3, andere 0 oder 1) oder leichte Behinderung in 3 oder 4 Funktionssystemen (3 oder 4 Funktionssystem Grad 2, andere 0 oder 1) obwohl voll gehfähig

3,5 = voll gehfähig, jedoch mit mäßiger Behinderung in einem Funktionssystem (1 Grad 3) und ein oder 2 Funktionssysteme Grad 2; oder 2 Funktionssysteme Grad 3 (andere 0 oder 1)

4.0 = voll gehfähig ohne Hilfe, kann sich selbständig versorgen, ist etwa 12 Stunden auf den Beinen, trotz relativ schwerer Behinderung bestehend aus 1 Funktionssystem Grad 4 (andere 0 oder 1), oder Kombinationen von geringeren Graden, welche die Grenzen der vorangehenden Schritte überschreiten. In der Lage etwa 500 m ohne Hilfe oder Pause zu gehen

4,5 = voll gehfähig ohne Hilfe, die längste Zeit des Tages auf den Beinen, könnte sonst geringe Hilfe brauchen; oder gewisse Einschränkungen bei Volltagsaktivitäten; gekennzeichnet durch relativ schwere Behinderung, normalerweise bestehend aus einem Funktionssystem Grad 4 (andere 0 oder 1) oder Kombinationen von geringeren Graden, die die Grenzen der vorangehenden Schritte übersteigen; in der Lage, etwa 300 m ohne Hilfe oder Pause zu gehen

5,0 = gehfähig ohne Hilfe oder Pause für etwa 200 m; Behinderung schwer genug, um Volltagsaktivitäten zu behindern (d.h. ohne spezielle Vorkehrungen volltags zu arbeiten). Übliche Funktionssystemäquivalente sind ein Grad 5 alleine, andere 0 oder 1 oder Kombinationen von niedrigeren Graden, welche in der Regel die Spezifikationen für Schritt 4,0 übersteigen

5,5 = gehfähig ohne Hilfe oder Pause für etwa 100 m; Behinderung schwer genug, um Volltagsaktivitäten auszuschließen (übliche Funktionssystemäquivalente sind 1 Grad 5 alleine, andere 0 oder 1; oder Kombinationen von niedrigeren Graden, welche in der Regel die Spezifikationen für Schritt 4,0 übersteigen)

6,0 = Es werden intermittierend oder einseitig dauernd Hilfsmittel (Krücke, Stock, Armunterstützung) gebraucht, um etwa 100 m zu gehen (übliche Funktionssystemäquivalente sind Kombinationen mit mehr als 2 Funktionssystemen Grad 3 oder mehr)

6,5 = Es werden dauernd beidseitig Hilfsmittel (Krücken, Stöcke, Armunterstützung) gebraucht, um etwa 20 m zu gehen (übliche Funktionssystemäquivalente wie 6,0)

7,0 = unfähig mehr als etwa 5 m - selbst mit Hilfe - zu gehen, im wesentlichen auf Rollstuhl beschränkt; kann sich selbst im Standardrollstuhl fahren, ein- und aussteigen; ist etwa 11 Stunden täglich im Rollstuhl unterwegs (übliche Funktionssystemäquivalente sind Kombinationen mit mehr als 1 Funktionssystem Grad 4 und mehr; selten alleine motorisches System Grad 5)

7,5 = unfähig mehr als wenige Treppen zu steigen; auf Rollstuhl beschränkt; könnte Hilfe beim Ein- und Aussteigen brauchen; fährt selbst, aber kann nicht den ganzen Tag im Rollstuhl bleiben, könnte motorisierten Rollstuhl brauchen (übliche Funktionssystemäquivalente sind Kombinationen mit mehr als 1 Funktionssystem Grad 4 und mehr)

8,0 = im wesentlichen auf Stuhl beschränkt oder mit Rollstuhl hin und her gefahren, aber längere Zeit pro Tag außerhalb des Better; viele Funktionen der Selbstversorgung sind erhalten; kann im allgemeinen die Arme in effektiver Weise nutzen (übliche Funktionssystemäquivalente sind Kombinationen, meistens Grad 4 und mehr in mehreren Systemen)

8,5 = im wesentlichen die meiste Zeit des Tages im Bett, hat eine gewisse Fähigkeit, die Arme effektiv zu benutzen, im Besitz von einigen Selbsthilfefunktionen (übliche Funktionssystemäquivalente sind Kombinationen, im allgemeinen Grad 4 und mehr in mehreren Systemen)

9,0 = hilfloser, bettlägeriger Patient; kann kommunizieren und essen (übliche Funktionssystemäquivalente sind Kombinationen, meistens Grad 4 und mehr)

9,5 = völlig hilfloser, bettlägeriger Patient; unfähig effektiv zu kommunizieren oder zu essen und schlucken (übliche Funktionssystemäquivalente sind Kombinationen, fast alle Grad 4 und mehr)

10 = Tod wegen MS

Grundregeln bei der Einteilung:

Die DSS-Skala sollte nicht um einen ganzen Schritt verändert werden, es sei denn es hat sich mindestens ein Funktionssystem um einen Schritt verändert. Möglicherweise gilt das auch für Differenzen um 0,5 Schritte. Halbschritte (0,5-1,5 etc.) sind noch als Teil des vorangehenden ganzen Schrittes anzusehen (0,0-1,0 etc).

Funktionssysteme (Kurtzke 1983)

(wenn entsprechende Funktionen nicht prüfbar: V)

A: Motorische Funktionen

0 = normal, 1 = abnorme Zeichen ohne Behinderung, 2 = minimale Behinderung, 3 = leichte oder mäßige Paraparese oder Hemiparese; schwere Monoparese, 4 = ausgeprägte Paraparese oder Hemiparese, mäßige Tetraparese; oder Monoplegie, 5 = Paraplegie, Hemiplegie oder deutliche Tetraparese, 6 = Tetraplegie, Paralyse von 4 Extremitäten.

B: Zerebelläre Funktionen

0 = normal, 1 = abnorme Zeichen ohne Behinderung, 2 = leichte Ataxie, 3 = mäßige Stamm- oder Extremitätenataxie, 4 = schwere Ataxie aller Glieder, 5 = unfähig koordinierte Bewegungen wegen der Ataxie durchzuführen, X = ist der Graduierung beizufügen, wenn Beeinträchtigungen des motorischen Systems (Grad 3 oder mehr) mit der Beurteilung interferieren.

C: Hirnstammfunktionen (modifiziert)

0 = normal, 1 = nur abnorme Zeichen; 2 = mäßiger Nystagmus, deutliche extraokuläre Schwäche oder mäßige Behinderung anderer Hirnnerven, 4 = deutliche Dysarthrie oder andere deutliche Behinderung, 5 = Unfähigkeit zu Schlucken oder zu Sprechen.

D: Sensibilität

0 = normal, 1 = Vibration oder Zahlenschreiben allein eingeschränkt in 1 oder 2 Gliedern, 2 = leichte Einschränkung in Berührung oder Schmerz oder Lageempfinden und/oder mäßige Einschränkung der Vibration in einem oder 2 Gliedern; oder Vibrations- (bzw. Zahlenschreiben) - Minderung allein in 3 oder 4 Gliedern. 3 = mäßige Minderung des Berührungs- oder Schmerz- oder Lageempfindens und/oder praktisch aufgehobene Vibrations in einem oder 2 Gliedern; oder leichte Minderung in Berührung- oder Schmerz und/oder mäßige Minderung in allen propriozeptiven (Lage-Bewegungs-Vibrationsempfinden) Funktionen in 3 oder 4 Gliedern, 4 = starke Minderung im Berührungs-, Schmerz- oder propriozeptiven Empfinden, allein oder kombiniert in einem oder zwei Gliedern; oder mäßige Minderung in Berührung oder Schmerz und/oder schwere Einschränkung propriozeptiver Funktionen in mehr als 2 Gliedern, 5 = Aufhebung (praktisch vollständig) der Sensibilität in einem oder 2 Gliedern; oder mäßige Minderung von Berührung oder Schmerz und/oder Aufhebung der Propriozeption für den größten Teil des Körpers unterhalb des Kopfes, 6 = Sensibilität praktisch vollständig unterhalb des Kopfes aufgehoben.

E: Darm- und Blasenfunktion

0 = normal, 1 = leichte Entleerungsverzögerung, Entleerungsdrang oder Retention, 2 = mäßige Entleerungsverzögerung, Entleerungsdrang, Retention von Blase oder Mastdarm, oder seltene Harninkontinenz, 3 = häufige Harninkontinenz, 4 = braucht fast ständige Katheterisierung, aber mit adäquater Mastdarmfunktion, 5 = Verlust der Blasenfunktion, 6 = Verlust der Blasen- und Mastdarmfunktion.

F: Visuelle Funktionen

0 = normal, 1 = Visus (korrigiert) besser als 0,67, 2 = schlechteres Auge mit Skotom mit maximalem Visus (korrigiert) von mehr als 0,34, 3 = schlechteres Auge mit großem Skotom oder mäßiger Gesichtsfeldeinschränkung, aber noch Visus zwischen 0,33 und 0,2,

4 = schlechteres Auge mit deutlicher Gesichtsfeldeinschränkung und maximalem Visus zwischen 0,1 und 0,2; Grad 3 des schlechteren Auges und maximaler Visus des besseren Auges von 0,3 oder schlechter, 5 = schlechteres Auge mit maximalem Visus von weniger als 0,1; Grad 4 plus maximaler Visus des besseren Auges von 0,3 oder schlechter, 6 = Grad 5 plus maximale Sehschärfe des besseren Auges von 0,3 und schlechter.

G: Geistige Funktionen
0 = normal, 1 = nur Stimmungsalteration, 2 = leichte Hirnleistungsschwäche, 3 = mäßige Hirnleistungsschwäche, 4 = ausgeprägte Hirnleistungsschwäche (chronisches, mäßig ausgeprägtes Hirnsyndrom), 5 = Demenz oder chronisches, schweres Hirnsyndrom oder Entmündigung.

H: Andere Funktionen
0 = keine, 1 = andere Zeichen (welche?)

ANHANG 5

Selbstbeurteilungsskala (SBÄMS)

Fragebogen

Im Rahmen dieser Therapiestudie ist es für uns sehr wichtig zu erfassen, wie Ihre eigene Einschätzung Ihres Befindens ausfällt; hierzu werden wir Ihnen in regelmäßigen Zeiträumen Fragebögen vorlegen, die Sie bitte vollständig ausfüllen sollten:

Zu jeder Frage sind verschiedene Antwortmöglichkeiten vorgegeben. Sie sollten sich bei jeder Frage für eine der angegebenen Antwortmöglichkeiten entscheiden und die entsprechende Stelle im Fragebogen ankreuzen.

Die Fragen betreffen soziale Probleme, die nur indirekt mit Ihrer Krankheit in Beziehung stehen sowie einzelne Funktionsbereiche des Nervensystems, bei denen Ihnen möglicherweise im Verlauf Ihrer Erkrankung Störungen aufgefallen sind; der Vollständigkeit halber sind auch Fragen dabei, bei denen es sehr unwahrscheinlich ist, daß sie bei Ihnen zutreffen; bitte kreuzen Sie dann die Rubrik "trifft nicht zu" an!

Es gibt keine "richtigen" oder "falschen" Antworten! Denken Sie nicht lange über eine Frage oder Aussage nach, sondern kreuzen Sie die Antwortmöglichkeit an, die für Sie beim ersten Durchlesen am ehesten zutrifft. Lassen Sie bitte keine Frage aus!

Bei den folgenden Fragen geht es um mögliche Veränderungen in Ihrem Befinden seitdem Sie diesen Bogen zum letzten Mal ausgefüllt haben (sollten Sie diesen Bogen zum ersten Mal ausfüllen, beziehen Sie sich bitte auf die letzten 3 Monate!).

Wenn Sie also Ihr Befinden in dieser Zeit mit dem entsprechenden Zeitraum zuvor vergleichen, haben Sie folgende Antwortmöglichkeiten:

Ihr Befinden bzw. die jeweilige Fähigkeit/Störung ist:

- sehr gebessert
- gebessert
- etwas gebessert
- unverändert
- etwas verschlechtert
- verschlechtert
- sehr verschlechtert
- Frage trifft nicht zu

Bitte beachten Sie:

Wenn eine Störung bei Ihnen besteht, aber sich in der letzten Zeit nichts daran geändert hat, kreuzen Sie "unverändert" an; wenn Sie bei der letzten Untersuchung noch bestanden hat, aber jetzt nicht mehr, müßten Sie je nach Ausmaß der Veränderung "etwas gebessert" oder "gebessert" oder "sehr gebessert" ankreuzen.

Projekt: MS-STUDIE Nr. 1 CyA/Aza Pat.Nr. [ ][ ][ ] Pat.Initialen [ ][ ]

SELBSTBEURTEILUNG NACH [ ][ ] MONATEN

Datum der Untersuchung (Tag/Monat/Jahr) [ ][ ][ ][ ][ ][ ]

	sehr gebessert	gebessert	etwas gebessert	unverändert	etwas verschlechtert	verschlechtert	sehr verschlechtert	trifft nicht zu
1. Allgemeinbefinden (Befinden insgesamt)								
2. Grübelei, Schwermütigkeit								
3. Energie für verschiedene Aktivitäten								
4. Sehvermögen mit rechtem Auge								
5. " mit linkem Auge								
6. Doppelbilder								
7. Ausdauer beim Gehen								
8. Gleichgewicht im Stehen/Gehen								
9. Taubes Gefühl in Armen/Händen								
10. " " in Beinen/Füssen								
11. Kribbeln in Armen/Händen								
12. " in Beinen/Füssen								
13. Schmerzhafte Missempfindungen								
14. Fähigkeit mit den Händen feine Bewegungen auszuführen								
15. Kraft in den Armen								
16. Verspannung der Beine								
17. " der Arme								
18. Stimmung								
19. Gedächtnis, Erinnerungsvermögen								
20. Innere Unruhe								
21. Fähigkeit die eigenen Gefühlsregungen (Lachen, Weinen) zu kontrollieren								
22. Sprechvermögen								
23. Gehen ohne Hilfe								

Projekt: MS-STUDIE Nr. 1 CyA/Aza Pat.Nr. [ ][ ][ ] Pat.Initialen [ ][ ]

	sehr gebessert	gebessert	etwas gebessert	unverändert	etwas verschlechtert	verschlechtert	sehr verschlechtert	trifft nicht zu.
24. Zittern des Kopfes und/oder des Körpers								
25. " der Hände								
26. Harnentleerung								
27. Stuhlgang								
28. Kraft in den Beinen								
29. Traurige Gedanken, Niedergeschlagenheit								
30. Kopfrechnen								
31. Fähigkeit, berufliche Aufgaben wahrzunehmen (bei Hausfrauen Haushalt)								
32. Gehör								
33. Schreiben								
34. Fähigkeit zu schlucken und zu kauen								
35. Sexualität								
36. Ermüdung beim Laufen								
37. Uebermässiges Schlafbedürfnis/Müdigkeit								
38. Verhältnis zu Angehörigen								
39. Neigung zum Weinen								
40. Konzentration								
41. Spannkraft für allerlei Tätigkeiten/ Schwunglosigkeit								
42. Wärme-/Hitzegefühl in Armen und Händen								
43. Fähigkeit, Hobbies nachzugehen								

Zuordnung der Items der Selbstbeurteilungsskala für Änderungen bei MS (SBÄMS) zu Funktionsbereichen

Funktionsbereich	Nummern der zugehörigen Items
Soziales:	3,31,37,38,41,43
Sensibilität:	9,10,11,12,13,42
Motorik:	7,15,16,17,23,28,36
Stimmung:	2,18,20,21,29,39
Allgemeinbefinden:	1
Koordination:	8,14,23,24,25,33
Hirnnerven:	4,5,6,32,34
geistige Fähigkeiten:	19,22,30,40
Vegetativum:	26,27,35

Von jedem Patienten werden die Punktwerte der Items eines Bereiches addiert.

sehr gebessert	+ 3
gebessert	+ 2
etwas gebessert	+ 1
unverändert oder trifft nicht zu	0
etwas verschlechtert	- 1
verschlechtert	- 2
sehr verschlechtert	- 3

Überprüfung der Glaubwürdigkeit der Beantwortung durch Addition der Differenzen

- von Item 2 und Item 29
- von Item 3 und Item 41
- von Item 7 und Item 36.

Die Summe darf 3 nicht überschreiten.

Literaturverzeichnis

Abb J, Deinhardt F, Zander H, Tenser RB, Rupp F, Goueb JM, Fudenberg HH, Vilcek J, Ho M, Merigan TC, Oldstone MBA, Jackson GG (1982) Trials of interferon therapy for multiple sclerosis. J Infect Diseases 146: 109-115

Abb L, Schaltenbrand G (1956) Statistische Untersuchungen zum Problem der Multiplen Sklerose. II. Mitteilung: Das Krankheitsbild der Multiplen Sklerose. Dtsch Z Nervenheilk 174: 199-218

Abramsky O, Teitelbaum D, Arnon R (1977) Effect of a synthetic polypeptide (cop 1) on patients with multiple sclerosis and with acute disseminated encephalomyelitis. Preliminary report. J Neurol Sci 31: 433-438

Adams CWM (1977) Pathology of multiple sclerosis: progression of the lesion. Br Med Bull 33: 15-20

Adams JM, Imagawa DT (1962) Measles antibodies in multiple sclerosis. Proc Soc Exp Biol Med 111: 562-566

Adams RD, Kubik CS (1952) The morbid anatomy of the demyelinative diseases. Am J Med 12: 510-546

Aimard G, Girard PF (1962) Traitement de la sclérose en plaques. Le Journal de Mèdicine de Lyon 43: 1657-1667

Aimard G, Girard PF, Raveau J (1966) Sclérose en plaques et processus d'autoimmunisation. Traitement par les antimitotiques. Lyon mèdicale 215: 345-353

Aimard G, Confavreux C, Trouillas P, Devic M (1979) L'Azathioprine dans le traitement de la sclèrose en plaques. Une expérience de 10 ans à propos de 77 malades. Rev Neurol (Paris) 134: 215-222

Aimard G, Confavreux C, Ventre JJ, Guillot M, Devic M (1984) Etude de 213 cas de sclèrose en plaques traitès par l'azathioprine de 1967 à 1982. Rev Neurol (Paris) 139: 509-513

Alexander L (1951) New concept of critical steps in course of chronic debilitating neurologic disease of evaluation of therapeutic response. Arch Neurol Psychiat 66: 253-271

Allen IV (1984) Demyelinating diseases. In: Adams JH, Corsellis JAN, Duchen LW (eds) Greenfield's Neuropathology, 4th ed. E. Arnold, London, p 339-384

Allen IV, Millar JHD, Hutchinson MJ(1978) General disease in 120 necropsy-proven cases of multiple sclerosis. Neuropathol Appl Neurobiol 4:279-284

Allison RS (1950) Survival in disseminated sclerosis: A clinical study of a series of cases first seen twenty years ago. Brain 73: 103-120

Alter M, Kahana E, Loewenson R (1978) Migration and risk of multiple sclerosis. Neurology 28: 1089-1093

Alvord EC (1970) Acute disseminated encephalomyelitis and "allergic" neuroencephalopathies. In: Vinken PJ, Bruyn GW (eds) Handbook of clinical neurology, Vol. 9: Multiple sclerosis and other demyelinating diseases. Elsevier, Amsterdam, p 500-571

Alvord EC (1984) The challenge: how good a model of MS is EAE today? In: Alvord EC et al. (eds) Experimental allergic encephalomyelitis: a useful model for multiple sclerosis. Alan Liss, New York, p 3-5

Alvord EC, Shaw CM, Hruby S, Kies MW (1980) Has myelin basic protein received a fair trial in the treatment of multiple sclerosis? Ann Neurol 6: 461-468

Amato Mp, Fratiglioni L, Groppi C, Siracusa G, Amaducci L (1988) Interrater reliability in assessing functional systems and disability on the Kurtzke scale in multiple sclerosis. Arch Neurol 45:746-748

Ambrosetto P (1986) MR imaging, CT scan, and clinical examination in multiple sclerosis (letter). AJNR 7: 1101-1102

Anonymous (1986) Cyclosporine for ever? (Editorial). Lancet I: 419-420

Antel JP, Weinrich M, Arnason BGW (1978) Mitogen responsiveness and suppressor cell function in multiple sclerosis: Influence of age and disease activity. Neurology 28:999-1003

Antel JP, Arnason BGW, Medof ME (1979) Suppressor cell function in multiple sclerosis: Correlation with clinical disease activity. Ann Neurol 5:338-342.

Antel JP, Bania MB, Reder A, Cashman N (1986) Activated suppressor cell dysfunction in progressive multiple sclerosis. J Immunol 137:137-141

Antel JP, Nicholas MK, Bania MB, Reder AT, Arnason BGW, Joseph L (1986) Comparison of T8+ cell-mediated suppressor and cytotoxic functions in multiple sclerosis. J Neuroimm 12:215-224

Antel JP, Freedman MS, Brodovsky S, Francis GS, Duquette P (1989) Activated suppressor cell function in severely disabled patients with multiple sclerosis. Ann Neurol 25:204-207

Arkin H, Sherman JC, Weinberg SL (1950) Tetraethylammonium chloride in the treatment of multiple sclerosis. Arch Neurol Psychiatr 64: 536-545

Armitage P (1960) Sequential medical trials. CC Thomas, Springfield

Arnason BGW (1983) Relevance of experimental allergic encephalomyelitis to multiple sclerosis. Neurol Clin 1:765-782.

Arnason BGW, Chelmicka-Szave E (1974) Peripheral nerve sequental demyelination induced by intraneural diphtheria toxin injection. I. Effect of hydrocortisone as measured by muscle twitch tension. Arch Neurol 30: 157-162

Arnason BGW, Noronha ABC, Reder AT (1988) Immunoregulation in rapidly progressive multiple sclerosis. Ann NY Acad Sci 540:4-12.

Aronson SM, Bauer HJ, Brown JR (1982) Therapeutic claims in multiple sclerosis. New York, International Federation of Multiple Sclerosis Societies

Asbury A, Herndon R, McFarland H, McDonald WI, McIllroy WJ, Paty DW, Prineas JW, Scheinberg LC, Wolinsky JS (1986) Use of magnetic resonance imaging in the diagnosis of multiple sclerosis. Magnetic Resonance in Medicine 3: 821-822

Asherson GL, Colizzi V, Zembala M (1986) An overview of T-suppressor cell circuits. Ann Rev Immunol 4:37-68.

Assini JF, Hamilton R, Strosberg JM (1986) Adverse reactions to azathioprine mimicking gastroenteritis. J Rheumatol 13: 1117-1118

Atkinson K, Boland J, Britton K, Biggs J (1983) Blood and tissue distribution of cyclosporine in humans and mice. Transplant Proc 15:2430-433

Atkinson K, Biggs J, Darveniza P, Boland J, Concannon A, Dodds A (1984) Cyclosporine associated CNS toxicity after allogenic bone-marrow transplantation. N Engl J Med 310:527-532

Austin HA, Klippel JH, Balow JE, LeRich NGH, Steinberg AD, Plotz PH, Decker JL (1986) Therapy of lupus nephritis: controlled trial of prednisone and cytotoxic drugs. N Engl J Med 314:614-619.

Bach MA (1985) Immunoregulatory T cells in multiple sclerosis: markers and functions. Springer Semin Immunopathol 8:45-56

Bader H (1984) Purinantagonisten. In: Lehrbuch der Pharmakologie und Toxikologie. Edition Medizin VCH Weinheim, p 530-533

Balachandran I, Galagan KS (1984) Cervical carcinoma in situ associated with azathioprine therapy. A case report and literature review. Acta Cytol (Baltimore) 28: 699-702

Baltus JA, Boersma JW, Hartman AP, Vandenbroucke JP (1983) The occurrence of malignancies in patients with rheumatoid arthritis treated with cyclosphosphamide: a controlled retrospective follow-up. Ann Rheum Dis 42: 368-373

Bania MB, Antel JP, Reder AT, Nicholas MK, Arnason BGW (1986) Suppressor and cytolytic cell function in MS. Effects of cyclosporin A and interleukin 2. J Clin Invest 78:582-586.

Baraitser M (1982) The genetics of neurological disorders. Oxford, New York, Toronto

Barnes D, McDonald WI, Tofts PS, Johnson G, Landon DN (1986) Magnetic resonance imaging of experimental cerebral oedema. J Neurol Neurosurg Psychiat 49: 1341-1347

Barnes D, McDonald WI, Johnson G, Tofts PS, Landon DN (1987) Quantitative nuclear magnetic resonance imaging: characterization of experimental cerebral oedema. J Neurol Neurosurg Psychiat 50: 125-133

Barnes MP, Bateman DE, Cleland PG, Dick DJ, Walls TJ, Newman PK, Saunders M, Tilley JB (1985) Intravenous methylprednisolone for multiple sclerosis in relapse. J Neurol Neurosurg Psychiatry 48: 157-159

Barnes MP, Bates D, Cartlidge NEF, French JM, Shaw DA (1985) Hyperbaric oxygen and multiple sclerosis: short term results of a placebo-controlled, double-blind trial. Lancet I: 297-300

Basten A, McLeod JG, Pollard JD, Walsh JC, Stewart GJ, Garrick R, Frith JA, van der Brink CM (1981) Transfer factor in treatment of multiple sclerosis. Lancet II: 931-934

Batchelor JR (1985) Immunological and pathological aspects. In: Matthews WB et al (eds) McAlpine's multiple sclerosis. Churchill Livingstone, Edinburgh

Bates D, Fawcett PR, Shaw DA, Weightman D (1979) Polyunsaturated fatty acids in treatment of acute remitting multiple sclerosis. Br Med J 2: 1390-1391

Bauer HJ (1979) Problems of symptomatic therapy in multiple sclerosis. Neurology 29 (9 Pt 2): 8-20

Bauer HJ (1983) Umstrittene MS-Therapie. Nervenarzt 54: 400-405

Bauer HJ (1987) Symposium report: Multiple sclerosis in Europe. J Neurol 234: 195-206

Bauer HJ, Firnhaber W (1963) Zur Leistungsprognose Multiple-Sklerose-Kranker. Dtsch Med Wschr 88: 1357-1364

Bauer HJ, Firnhaber W, Winkler W (1965) Prognostic criteria in multiple sclerosis. Ann NY Acad Sci 122: 542-551

Baum K, Schoerner W, Becker E, Braeu H, Girke W, Felix R (1985) Zur Bedeutung der Magnetischen Resonanz-Tomographie bei Encephalomyelitis disseminata. Nervenarzt 56: 666-672

Baum K, Girke W, Braeu H, Schoerner W, Felix R (1986) Erstmanifestation der Encephalomyelitis disseminata: MRT-Vergleichsstudie gegenüber gesicherter Encephalomyelitis disseminata. Nervenarzt 57: 455-460

Baum K, Girke W, Braeu H, Weiss T, Mitsch E, Felix R (1987) Erstmanifestation der Encephalomyelitis disseminata: Kernspintomographische Verlaufskontrollen. Akt Neurol 14: 5-8

Baumhefner RW, Tourtellotte WW, Ellison G et al.(1986) Multiple sclerosis. Correlation of MRI with clinical disability, quantitative evaluation of neurologic function, evoked potentials and intra-BBB-IgG-synthesis. Neurology 36(suppl I)283

Baumhefner RW, Tourtellotte WW, Syndulko K et al.(1987) Multiple sclerosis: correlation of quantified magnetic resonance imaged plaque area with clinical disability, instrumented neurologic function measurement (QENF). Neurology 37 Suppl. 1: 231

Beall SS, McFarland HF, McFarlin DE (1986) Cervical cord lesion detected by magnetic resonance imaging. Ann Neurol 20: 162-163

Belendiuk G, Solch S (1988) Cyclosporine in neurological autoimmune disease. Clin Neuropharm 11:291-302

Bellamy AS, Calder VL, Feldmann M, Davison AN (1985) The distribution of interleukin-2 receptor bearing lymphocytes in multiple sclerosis: evidence for a key role of activated lymphocytes. Clin exp Immunol 61:248-256

Benton AL (1981) Der Benton-Test. Handbuch, 5. Aufl. Huber, Bern Stuttgart Wien

Ben-Nun A, Cohen JR (1982) Experimental autoimmune encephalomyelitis (EAE) mediated by T cell lines: Process of selection of lines and characterization of the cells. J Immunol 129: 303-308

Ben-Nun A, Wekerle H, Cohen IR (1981) The rapid isolation of clonable antigen-specific T lymphocyte lines capable of mediating autoimmune encephalomyelitis. Eur J Immunol 11: 195-199

Bergmann L, Broman T, Svensson M (1981) Ability and dependence. A rating of the social consequences of impairment. Acta Neurol Scand 64 Suppl. 87: 12-23

Beringer K (1941) Die Prognose der Multiplen Sklerose. DMW 67: 461-463

Bernard CCA (1977) Suppressor T cells prevent experimental autoimmune encephalomyelitis in mice. Clin Exp Immunol 29: 100-109

Bernard CCA, Carnegie PR, Mackay IR (1983) Immunoregulatory mechanisms in experimental autoimmune encephalomyelitis and multiple sclerosis. In: Hallpike JF et al (eds) Multiple sclerosis. Chapman and Hall, London, p 479-511

Berry CC (1982) Intrathecal interferon for multiple sclerosis. Science 217: 269-270

Bertrams J (1982) Factor B alleles and multiple sclerosis. Lancet I:288

Bever CT Jr, Salazar AM, Neely E, Ferraraccio BE, Rose JW, McFarland HF, Levy HB, McFarlin DE (1986) Preliminary trial of poly ICLC in chronic progressive multiple sclerosis. Neurology 36: 494-498

Beveridge T, Krupp P, McKibbin C (1984) Lymphomas and lymphoproliferative lesions developing under cyclosporin therapy (letter). Lancet 1: 788

Bewermeyer H, Bamborschke S, Asshever J, Dreesbach HA, Buchberger G, Neveling M, Mai JK, Heiss WD (1986) Zusatzuntersuchungen zur Sicherung der Diagnose bei multipler Sklerose. Deutsche Med Wochenschr 111: 1398-1405

Bewermeyer H, Huber M, Ebhardt G (1987) Korrelation neuroradiologischer und pathologisch-anatomischer Befunde bei einem Fall von multipler Sklerose. Med Klin 82: 255-257

Beyer HK, Uhlenbrock D (1986) Use of Gd-DTPA-enhanced MRI in MS. In: Runge VM, Claussen C, Felix R, James AE (eds) Contrast agents in magnetic resonance imaging. Excerpta Medica, Amsterdam, p 141-143

Bia MJ, Flye MW (1985) Immunoblastic lymphoma in a cyclosporine-treated renal transplant recipient. Transplant 39: 673-675

Bicker U, Usadel KH (1986) Ciamexone, a highly selective immunomodulator - a tool for autoimmune diseases? Klin Wochenschr 64: 1261-1266

Biefang S, Koepcke W, Schreiber MA (1979) Manual für die Planung und Durchführung von Therapiestudien. Reihe Medizinische Informatik und Statistik, Bd. 13. Springer, Berlin Heidelberg New York

Biton V, Abramsky O (1987) Newer study fails to support environmental factors in etiology of MS. Neurology 36 Suppl 1: 184

Blin O, Desnuelle C, Pellissier JF, Pouget J, Serratrice G, Vielettes B, Bory M (1989) Neuropathie peripherique et ciclosporine. A propos de deux cas. Therapie 44:55-57

Blume B, Rabe F, Theuring F (1984) Urothelkarzinom der Harnblase nach Cyclophosphamidtherapie. Z Urol Nephrol 77: 7-9

Bogousslavsky J, Fox AJ, Carey LS, Vinitski S, Bass B, Noseworthy JH, Ebers GC, Barnett HJ (1986) Correlates of brain-stem oculomotor disorders in multiple sclerosis. Magnetic resonance imaging. Arch Neurol 43: 460-463

Bonduelle M, Bouygues P, Degos CF, Gauthier C (1979) Les formes benignes de la sclèrose en plaques - rèèvaluation. Rev Neurol 135: 593-604

Boos J, Esiri MM, Tourtellotte WW, Mason DY (1983) Immunohistological analysis of T lymphocyte subsets in the central nervous system in chronic progressive multiple sclerosis. J Neurol Sci 62: 219-232

Borel JF, Gunn HC (1986) Cyclosporine as a new approach to therapy of autoimmune diseases. Ann NY Acad Sci 475: 307-318

Borel JF, Ryffel B (1985) The mechanism of action of cyclosporine: A continuing puzzle. In: Schindler R (ed) Cyclosporine in autoimmune diseases. Springer, Berlin, p 24-32

Borel JF, Feurer C, Gubler HU et al (1976) Biological effects of cyclosporine A: A new anti-lymphocyte agent. Agents and Actions 6: 468-475

Borgel F, Hommel M, Pollak P, Gaio JM, Crouzet G, Lebas JF, Pellat J, Perret J (1986) L'imagerie par rèsonance magnètique dans la slèrose en plaques. Rev Neurol (Paris) 142: 598-606

Bories J, Carpena JP, Chiras J, Tamraz T, Iba-Zizen MT (1984) Nuclear magnetic resonance: first results in multiple sclerosis. J Neuroradiol 11: 307-314

Bornstein MB, Miller AI, Teitelbaum D, Arnon R, Sela M (1982) Multiple sclerosis: trial of a synthetic polypeptide. Ann Neurol 11: 317-319

Bornstein MB, Miller A, Slagle S et al (1987) A pilot trial of COP I in exacerbating-remitting multiple sclerosis. N Engl J Med 317: 408-414

Bradley WR, Waluch V, Brant-Zawadzki M (1984) Patchy periventricular white matter lesions in the elderly: a common observation during NMR imaging. Noninvasive Med Imaging 1: 35-41

Braeu H, Baum K, Schoerner W (1986) EEG-Veränderungen bei Encephalomyelitis disseminata im Vergleich mit den Befunden der zerebralen magnetischen Resonanztomographie. EEG EMG 17: 20-26

Brain WR (1936) Prognosis of disseminated sclerosis. Lancet II: 866-867

Bramwell B (1903) On the relative frequency of disseminated sclerosis in this country (Scotland and the North of England) and in America. Rev Neurol Psychiat (Edinburgh) 1: 12-17

Bramwell B (1917) The prognosis of disseminated sclerosis. Edinb Med J 18: 16-23

Brant-Zawadzki M, Norman D (1987) Magnetic resonance imaging of the central nervous system. New York, Raven Press

Brautbar C, Cohen I, Kahana E, Alter M, Jörgensen F, Lamb L (1977) Histocompatibility determinants in israeli jewish patients with multiple sclerosis. Tissue antigens 10:291

Breslow NE (1974) Covariance analysis of censored survival data. Biometrics 30: 89-100

Breslow NE (1975) Analysis of survival data under the proportional hazards model. Int Stat Rev 43: 45-58

Brines R, Lehner T (1988) Characterization of human T8+ suppressor and contrasuppressor cells, separated by the lectin vicia villosa. Immunol 63:247-254.

Brinkman CJ, ter Laak HJ, Hommes OR (1985) Modulation of experimental allergic encephalomyelitis in Lewis rats by monoclonal anti-T cell antibodies. J Neuroimmunol 7: 231-238

Brinkman CJ, terLaak HJ, Hommes OR, Poppema S, Delmotte P (1982) T-lymphocyte subpopulations in multiple sclerosis lesions. N Engl J Med 307: 1644-1645

British and Dutch Multiple Sclerosis Azathioprine Trial Group (1988) Double-masked trial of azathioprine in multiple sclerosis. Lancet II:179-183

Broman T, Bergmann L, Fog T, Gilland Q, Hyllested K, Lindberg-Broman AM, Pedersen E, Presthus J (1965) Aspects on classification methods in multiple sclerosis. Acta Neurol Scand 41 Suppl. 13

Brown JR (1980) Problems in evaluating new treatments for multiple sclerosis. Neurology 30 (7 Pt 2): 8-11

Brown JR, Beebe GW, Kurtzke JF, Loewenson RB, Silberberg DH, Tourtellotte WW (1979) The design of clinical studies to assess therapeutic efficacy in multiple sclerosis. Neurology 29 (9 Pt 2): 3-23

Buonanno FS, Kistler JP, Lehrich JR, Noseworthy JH, New PFJ, Brady TJ (1983) 1H nuclear magnetic resonance imaging in multiple sclerosis. Neurologic Clinics 1: 757-764

Burks JS, Dewald BL, Jankovsky LD, Gerdes JS (1980) Two coronaviruses isolated from central nervous system tissue of two multiple sclerosis patients. Science 209:933-934

Burns J, Littlefield K (1988) Isolation of human lymphocyte cell lines reactive with whole human myelin. Ann NY Acad Sci 540:367-368.

Burns JA, Rosenzweig A, Zweimann B, Lisak RP (1983) Isolation of myelin basic protein reactive T cell lines from normal human blood. Cell Immunol 81:435-440.

Calder V, Owen S, Watson C, Feldman M, Davison A (1989) MS: a localized immune disease of the central nervous system. Immunol Tod 10:99-103

Calne RY (1986) Pancreas transplantation. Prog Allergy 38:395-403

Calne RY, Alexandre GPJ, Murray JE (1962) A study of the effects of drugs in prolonging survival of homologous renal transplants in dogs. Ann NY Acad Sci 99: 743-761

Camenga DC, Johnson KP, Alter M, Engelhardt CD, Fishman PS, Greenstein JI et al. (1986) Systemic recombinant '-2 interferon therapy in relapsing multiple sclerosis. Arch Neurol 43: 1239-1246

Cammisuli S, Feurer C (1984) The effect of cyclosporin-A and dihydrocyclosporin D on the therapy and prophylaxis of experimental allergic encephalomyelitis. In: Alvord EC et al (eds) Experimental allergic encephalomyelitis. Alan Liss, New York, p 415-421

Carswell R (1838) Pathological anatomy: illustrations on the elementary forms of disease. Longman, Orme, Brown and Green, London

Carter JI, Dawson DM, Hafler DA, Fallis RJ, Stazzone L, Hauser SL, Weiner HL (1986) Five-year experience with intensive immunosuppression in progressive multiple sclerosis using high-dose IV cyclophosphamide plus ACTH. Neurology 36 Suppl.I: 284

Carter S, Sciarra D, Merritt HH (1950) The course of multiple sclerosis as determined by autopsy proven cases. Assoc Res Nerv Dis Proc 28: 471-511

Castaigne P, Lhermitte F, Escourolle R, Hauw JJ, Gray F, Lyon-Caen O (1981) Les scléroses en plaques asymptomatiques. Rev Neurol 137: 729-739

Castor CW, Bull FE (1985) Review of United States data on neoplasms in rheumatoid arthritis. Am J Med 78: 33-38

Cazzullo CL, Caputo D, Ghezzi A, Zaffaroni M (1987) The role of lymphocyte subset analysis in defining the clinical evolution of multiple sclerosis. Eur Neurol 27:5-12

Cendrowski W (1974) A preliminary trial of treatment of patients with multiple sclerosis with intravenous hydrocortisone hemisuccinate in combination with cyclophosphamide or cytosine arabinoside. Neurol Neurochir Pol 8: 47-52

Charcot JM (1868) Histologie de la sclérose en plaques. Gaz Hop 41: 554-566

Charcot JM (1868) Sèance du 14 mars. C R Soc Biol (Paris) 20: 13-14
Chevassut K (1930) The aetiology of disseminated sclerosis. Lancet I:552-560
Chofflon M, Weiner HL, Morimoto C, Hafler DA (1988) Loss of functional suppression is linked to decreases in circulating suppressor inducer (CD4+2H4+) T cells in multiple sclerosis. Ann Neurol 24:185-191.
Clark VA, Detels R, Visscher BR, Valdiviezo NL, Malmgren RM, Dudley JP (1982) Factors associated with a malignant or benign course of multiple sclerosis. JAMA 248: 856-860
Cleary MC, Sklar J (1984) Lymphoproliferative disorders in cardiac transplant recipients and multiclonal lymphomas. Lancet 2: 489-493
Cohen JR (1986) Regulation of autoimmune disease physiological and therapeutic. Immunol Rev 94:5-21
Collins RC, Espinoza LR, Plank CR, Ebers GC, Rosenberg RA, Zabriskie JB (1987) A double-blind trial of transfer factor vs placebo in multiple sclerosis patients. Clin Exp Immunol 33: 1-11
Colover J (1986) Magnetic resonance imaging to detect optic nerve lesions in multiple sclerosis. Lancet II: 160
Compston DAS (1986) Genetic factors in the aetiology of multiple sclerosis. In: Mc Donald WI, Silberberg DH(eds) Multiple sclerosis. London Butterworths pp56-73
Compston DAS, Vakarelis BN, Paul E, Mc Donald WI, Batchelor JR, Mims CA(1986) Viral infection in patients with multiple sclerosis and HLA-DR matched controls. Brain 109:325-344
Compston DAS, Milligan NM, Hughes PJ et al (1987) A double blind controlled trial of high dose methylprednisolone in patients with multiple sclerosis: 2.laboratory results. J Neurol Neuros Psychiat 50:517-522
Confavreux C (1983) Essais therapeutiques au long cours et sclèrose en plaques: une gagenre? Rev Neurol 130: 431-437
Confavreux C, Aimard G, Devic M (1980) Course and prognosis of multiple sclerosis assessed by the computerized data processing of 349 patients. Brain 103: 281-300
Confavreux C, Aimard G, Devic M eds (1988) Trends in European multiple sclerosis research. Amsterdam New York Oxford, Excerpta Medica
Cook SD, Devereux C, Troiano R et al (1986) Effect of total lymphoid irradiation in chronic progressive multiple sclerosis. Lancet II: 1405-1409
Costantino A, Black SE, Carr T, Nicholson RL, Noseworthy JH (1986) Dorsal midbrain syndrome in multiple sclerosis with magnetic resonance imaging correlation. Can J Neurol Sci 13: 62-65
Creasey H, Schwartz M, Frederickson H, Haxby JV, Rapoport SI (1986) Quantitative computed tomography in dementia of the Alzheimer type. Neurology 36: 1563-1568
Creasy H, Rumsey JM, Schwartz M, Duara R, Rapoport JL. Rapoport SI (1986) Brain morphometry in autistic men as measured by volumetric computed tomography. Arch Neurol 43: 669-672
Cruveilhier J (1829-1842) Anatomie pathologique du corps humain. Bailli-re,Paris

Cuchural GJ, Levey AS, Pauker SG (1984) Kidney failure or cancer. Should immunosuppression be continued in a transplant patient with malignant melanoma? Med Decis Making 4: 82-107

Curtius F (1933) Multiple Sklerose und Erbanlage. Zbl ges Neurol 68: 552

Cutler JR, Aminoff MJ, Brant-Zawadzki M (1986) Evaluation of patients with multiple sclerosis by evoked potentials and magnetic resonance imaging: a comparative study. Ann Neurol 20: 645-648

Dachsel R, Wieczorek V, Voigt W (1982) Klinische Längsschnittuntersuchungen unter immunsuppressiver Therapie bei Multipler Sklerose. Dtsch Gesundh-Wesen 37: 2087-2091

Dal Canto MC, Lipton H (1979) Recurrent demyelination in chronic central nervous system infection produced by Theiler's murine encephalomyelitis virus. J Neurol Sci 42: 391-405

Dal Canto MC, Rabinowitz SG (1982) Experimental models of virus-induced demyelination of the central nervous system. Ann Neurol 11: 109-127

Damle NK (1986) Suppressor T lymphocytes in man. Facts and views. Year Immunol 2:60-67.

Damle NK, Engleman EG (1983) Immunoregulatory T-cell circuits in man. Alloantigen primed inducer T cells activate alloantigen-specific suppressor T cells in the absence of the initial antigenic stimulus. J Exp Med 158:159-173.

Darnell J, Lodisch H, Baltimore D (1986) Molecular cell biology. Scientific American Books, New York

Dau PC, Petajan JH, Johnson KP, Panitch HS, Bornstein MB (1981) Plasmapheresis in multiple sclerosis: preliminary findings. Neurology 30: 1023-1028

Davenport CD (1922) Multiple sclerosis from the standpoint of geographic distribution and race. Arch Neurol Psychiat 8: 51-58

Davison AN, Cuzner ML (1980) The suppression of experimental allergic encephalomyelitis and multiple sclerosis. Academic Press, London

DeFreitas EC, Sandberg-Wollheim M, Schonely K, Bonfal M, Koprowski H (1986) Regulation of interleukin 2 receptors on T cells from MS patients. PNAS USA 83:3637-2641.

Dean G (1988) Was there an epidemic of multiple sclerosis in the Faroe islands? Neuroepidemiology 7:165-167

Dean G, Kurtzke JF (1971) On the risk of multiple sclerosis according to age at immigration to South Africa. Br Med J 3: 725-729

Debaene A, Lavielle J, Vion-Dury J, Stanoyevitch JF, Saint-Jean JC, Legre J (1986) Contribution of MRI to the diagnosis of multiple sclerosis. J Neurorad 13: 1-10

Decker JL (1983) Azathioprine and cyclophosphamide as slow-acting drugs for rheumatoid arthritis. Am J Med 75: 74-78

Dejaegher L, Bruyere de M, Ketelaer P, Carton H(1983) HLA antigens and progression of multiple sclerosis. Part II. J Neurol 229:167-174

Dejong RN (1970) Multiple sclerosis. History, definition and general considerations. In: Vinken PJ, Bruyn GW (eds) Handbook of clinical neurology Vol. 9. Elsevier, Amsterdam, p 45-62

Delank HW, Lambert J (1982) Korrelation von HLA-Antigenen zu klinischem Erscheinungsbild und Liquorbefund bei Multipler Sklerose. Akt Neurol 9:182-185

Delmotte P, Hommes OR, Gonsette R (1977) Immunosuppressive treatment in multiple sclerosis. Gent, European Press

Dennin RH, Schulz E, Sack K, Dalhoff K, Hoyer J(1985) Influence of immunosuppressive therapy with azathioprine and prednisolone on serum-immunoglobuline concentration in renal transplanted patients. Klin Wochenschr 63:1110-1116

Detels R, Brody JA, Edgar AH (1972) Multiple sclerosis among american, japanese and chinese migrants to California and Washington. J Chron Dis 25: 3-10

Detels R, Visscher BR, Malmgren RM, Coulson AH, Lucia MV, Dudley JP (1977) Evidence of lower susceptibility to multiple sclerosis in japanese-americans. Am J Epidemiol 105: 303-310

Detels R, Visscher BR, Haile RW, Malmgren RM, Dudley JP, Coulson AH (1978) Multiple sclerosis and age at migration. Amer J Epidemiol 108: 386-393

Detels R, Clark VA, Valdiviczo NL, Visschen BR, Malmgren RM, Dudley JP (1982) Factors associated with a rapid course of multiple sclerosis. Arch Neurol 39: 337-341

Dörries R, Watanabe R, Wege H, ter Meulen V (1987) Analysis of the intrathecal humoral response in Brown-Norway (BN) rats, infected with the murine coronavirus JHM. J Neuroimmunol 14: 305-316

Dommasch D, Lurati M, Albert F, Mertens HG (1980) Long-term azathioprine therapy in multiple sclerosis. In: Bauer HJ, Poser S, Ritter G (eds) Progress in multiple sclerosis research. Springer, Berlin, Heidelberg, New York, p 381-387

Donatsch P, Abisch E, Homberger M, Traber R, Trapp M, Voges R (1981) A radioimmunoassay to measure cyclosporine A in plasma and serum samples. J Immunoassay 2: 19-32

Dorr FA, Coltman CA (1985) Second cancers following antineoplastic therapy. Curr Probl Cancer 9: 1-43

Drachman DA, Paterson PY, Schmidt RT, Spehlmann RF (1975) Cyclophosphamide in exacerbation of multiple sclerosis. Therapeutic trial and a strategy for pilot drug studies. J Neurol Neurosurg Psychiat 38: 592-597

Draper NR, Smith H (1966) Applied regression analysis. John Wiley, New York

Drayer BP, Barrett L (1984) Magnetic resonance imaging and CT scanning in multiple sclerosis. Ann NY Acad Sci 436: 294-314

Drayer BP, Burger P, Hurwitz B, Dawson D, Cain J (1987) Reduced signal intensity on MR images of thalamus and putamen in multiple sclerosis: increased iron content? AJNR 8: 413-419

Drobnes S (1937) Katamnese über 103 Fälle von multipler Sklerose. Nervenarzt 10: 394-399

Durelli L, Cocito D, Riccio A, Barile C, Bergamasco B, Baggio GF, Perla F, Delsedime M et al (1986) High-dose intravenous methylprednisolone in the treatment of multiple sclerosis: clinical-immunologic correlations. Neurology 36: 238-243

Ebers GC (1983) Genetic factors in multiple sclerosis. Neurol Clin 1:645-654

Ebers GC, Paty DW, Stiller CR, Nelson RF, Seland TP, Larsen B (1982) HLA-typing in multiple sclerosis sibling pairs. Lancet II:88-90

Ebers GC, Paty DW, Sears ES (1984) Imaging in multiple sclerosis. In: Poser CM (ed) The diagnosis of multiple sclerosis. Thieme-Stratton, New York, p 185-204

Ebers GC, Bulman DE, Sadovnik AD, Paty DW, Warren S et al (1986) A population-based study of multiple sclerosis in twins. N Engl J Med 315:1638-1642

Editorial (1980) Immunological treatment in multiple sclerosis. Lancet 2: 953-954

Editorial (1983) Treatment of multiple sclerosis. Lancet 1: 909-910

Edwards MK, Farlow MR, Stevens JC (1986a) Cranial MR in spinal cord MS: diagnosing patients with isolated spinal cord symptoms. AJNR 7: 1003-1005

Edwards MK, Farlow MR, Stevens JC (1986b) Multiple sclerosis: MRI and clinical correlation. AJR 147: 571-574

Eisen A, Odusote K, Li D, Robertson W, Purvis S, Eisen K, Paty DW (1987) Comparison of magnetic resonance imaging with somatosensory testing in MS suspects. Muscle and Nerve 10: 385-390

Elion GB, Hitchings GH (1975) Azathioprine. In: Eichler O, Farrah A, Heiken H, Welch AD (eds) Handbook of experimental pharmacology Vol. 38 No 2. Springer, Berlin, p 404-425

Ellerman KE, Powers JM, Brostoff SW (1988) A suppressor T-lymphocyte cell line for autoimmune encephalomyelitis. Nature 331:265-267

Elliott JF, Lin Y, Mizel SB, Bleackley R, Harnish DG, Paetkau V (1984) Induction of interleukin 2 messenger RNA inhibited by cyclosporine A. Science 226: 1439-1441

Elliott RW, Essenhigh DM, Morley AR (1982) Cyclophosphamide treatment of systemic lupus erythematosus: risk of bladder cancer exceeds benefit. Br Med J (Clin Res) 284: 1160-1161

Ellison GW, Myers LW (1979) A review of systemic nonspecific immunosuppressive treatment of multiple sclerosis. Neurology 29 (9 Pt 2): 132-139

Ellison GW, Myers LW (1980) Immunosuppressive drugs in multiple sclerosis: pro and con. Neurology 30 (7 Pt 2): 28-32

Ellison GW, Myers LW, Mickey MR, Frane MV, Tourtellotte WW, Spina CA, Fahey JL (1984) Therapeutic trials in multiple sclerosis: Azathioprine. Ann NY Acad Sci 436: 361-365

Ellison GW, Myers LW, Mickey MR, Graves MC, Tourtellotte WW, Nuwer MR (1988) Clinical experience with azathioprine: The pros. Neurology 38(suppl 2)20-23

Emmrich F (1987) Empfehlungen für die Herstellung und Prüfung in vivo applizierbarer monoklonaler Antikörper. DMW 112: 194-198

Engell T, Raun NE, Thomsen M, Platz P (1982) HLA and heterogeity of multiple sclerosis. Neurology 32:1043-1046

Espinoza LR, Ebers GC, Mountcastle W, Zabriskie JB(1977) Cell mediated immunity in multiple sclerosis. Act Neurol Scand Suppl55:123-131

Farlow MR, Markand ON, Edwards MK, Stevens JC, Kolar OJ (1986) Multiple sclerosis: magnetic resonance imaging, evoked responses, and spinal fluid electrophoresis. Neurology 36: 828-831

Farlow MR, Edwards MK, Kolar OJ, Stevens JC, Yu PJ (1987) Magnetic resonance imaging in multiple sclerosis: Analysis of correlations to peripheral blood and spinal fluid abnormalities. Neurology 37: 1527-1530

Fassl H (1981) Systematische Analyse von Veröffentlichungen über klinische Studien. In: Victor N (ed) Therapiestudien. Springer, Berlin, p 97-104

Felgenhauer K, Schaedlich HJ, Nekic M, Ackermann R (1985) Cerebrospinal fluid virus antibodies. A diagnostic indicator for multiple sclerosis? J Neurol Sci 71: 291-299

Fierz W, Endler B, Reske K, Wekerle H, Fontana A (1985) Astrocytes as antigen-presenting cells. I. Induction of Ia-antigen expression on astrocytes by T cells via immune interferon, and its effect on antigen-presentation. J Immunol 134: 3785-3793

Firth D (1948) The case of Augustus d'Estè. Cambridge University Press, London

Fischbeck KH, Utermohlen V, Berkowitz M (1983) Immunosuppression for multiple sclerosis (letters). N Engl J Med 309: 239-241

Fischer BH, Marks M, Reich T (1983) Hyperbaric-oxygen treatment of multiple sclerosis. A randomized, placebo-controlled, double-blind study. New Engl J Med 308: 181-186

Fischer RA (1935) The design of experiments. Oliver and Boyd, Edinburgh

Fischer W (1975) Aspekte der immunosuppressiven Therapie der Multiplen Skelrose. Psychiatr Neurol Med Psychol (Leipz) (20-21): 23-26

Fish EN, Tobin SM, Cooter NB, Papsin FR (1982) Update on the relation of herpesvirus hominis type II to carcinoma of the cervix. Obstet Gynecol 59: 220-224

Fleischer B, Marquardt P, Poser S, Kreth HW (1984) Phenotypic markers and functional characteristics of T lymphocyte clones from cerebrospinal fluid in multiple sclerosis. J Neuroimmunol 7:151-162.

Fleiss JL (1986) The design and analysis of clinical experiments. J. Wiley, New York

Fog T (1965) A scoring system for neurological impairment in multiple sclerosis. Acta Neurol Scand 41 Suppl. 13: 551-555

Fog T (1980) Interferon treatment of multiple sclerosis patients. A pilot study. In: Boese A (ed) Search for the cause of multiple sclerosis and other chronic diseases of the nervous system. Verlag Chemie, Weinheim, p 490-493

Fog T (1980) Quantitation and assessment of the course of multiple sclerosis. In: Bauer HJ, Poser S, Ritter G (eds) Progress in multiple sclerosis research. Springer, Berlin, Heidelberg, New York, p. 599-602

Fog T, Linnemann F (1970) The course of multiple sclerosis in 73 cases with computer-designed curves. Acta Neurol Scand 46 Suppl 47: 1-175

Fog T, Pedersen L, Raun NE, Kam-Hansen S, Mellerup E, Platz P, Ryder LP, Jakobsen BK, Grob P (1978) Long-term transfer-factor treatment for multiple sclerosis. Lancet I: 851-853

Forsythe GE (1957) Generation and use of orthogonal polynomials for data-fitting with digital computer. J Soc Industr Appl Math 5: 2

Fox DA, Hussey RE, Fitzgerald KA, Acuto O, Poole C, Palley L, Daley JF, Schlossman S, Reinherz EL (1984) Ta1, a novel 105 KD human T cell activation antigen defined by a monoclonal antibody. J Immunol 133:1250-1256

Francis DA, Batchelor JR, McDonald WI et al(1987) Multiple sclerosis in north-east scotland. An association with HLA DQw1. Brain 110:181-196

Franklin GM, Heaton RK, Filley CM, Seibert CE, Nelson LM, Walford DR (1986) Correlation of neuropsychological and magnetic resonance imaging (MRI) findings in chronic/progressive MS. Neurology 36 Suppl. I: 185

Fraser NW, Lawrence WC, Wrobleska Z, Gilden DH, Koprowski H (1981) Herpes simplex type I DNA in human brain tissue. Proc Nat Acad Sci 78: 6461-6465

Fraumeni JF (1982) Epidemiologic approaches to cancer etiology. Annu Rev Public Health 3: 85-100

Frazer IH, MacKay IR(1982) T lymphocyte subpopulations defined by two sets of monoclonal antibodies in chronic active hepatitis and systemic lupus erythematosus. Clin Exp Immunol 50:107-114

Freedman MS, Antel JP (1988) Immunoregulatory circuits in MS: is there a 'short'. Ann Neurol 24:183-184.

Frerichs (1849) Über Hirnsklerose. Häsers Ach 10:334

Freund J, Bonanto MV (1944) The effect of paraffin oil, lanolin-like substances and killed tubercle bacilli on immunization with diphtheritic toxoid and bact. typhosum. J Immunol 48: 325-334

Frick E (1976) Zur immunsuppressiven Behandlung der Multiplen Sklerose. Nervenarzt 47: 424-428

Frick E, Angstwurm H, Späth G (1971) Immunosuppressive Therapie der multiplen Sklerose. 1. Vorläufige Mitteilung der Behandlungsergebnisse mit Azathioprin und Antilymphozytenglobulin. Münch Med Wochenschr 112: 221-231

Frick E, Angstwurm H, Strauss G (1974a) Immunsuppressive Therapie der multiplen Sklerose. 2. Mitteilung: Kritischer Bericht über allgemeine Erfahrungen. Münch Med Wochenschr 116: 1987-1992

Frick E, Angstwurm H, Strauss G (1974b) Immunsuppressive Therapie bei multipler Sklerose. 3. Mitteilung: Eigene Behandlungsergebnisse mit Azathioprin und Antilymphozytenglobulin. Münch Med Wochenschr 116: 2105-12

Frick E, Angstwurm H, Blomer R, Strauss G (1977) Immunsuppressive Therapie der Multiplen Sklerose. 4. Mitteilung: Behandlungsergebnisse mit Azathioprin und Antilymphozytgenglobulin. Münch Med Wochenschr 119: 1111-1114

Frick G, Preussner S, Perlberg KW (1979) Anwendung von Antilymphozytenglobulin bei autoimmun bedingten Nervenerkrankungen. Folia Haematol (Leipz) 106: 53-64

Frizzeva G, Hauto DW, Gajl-Peczalska KJ (1981) Polymorphic diffuse B-cell hyperplasias and lymphomas in renal transplant recipients. Cancer Res 41: 4262-4279

Fuchs S, Pogglitsch H, Ladurner G, Lechner H (1984) Plasmapherese bei multipler Sklerose. Wien Klin Wochenschr 96: 67-69

Garbern J, Spence AM, Alvord EC (1986) Balo's concentric demyelination diagnosed premortem. Neurology 36: 1610-1614

Gavarret J (1840) Principes gènéraux de statistique médicale. Paris (zit. n. Schneider B)

Gebarski SS, Gabrielsen TO, Gilman S, Knake JE, Latack JT, Aisen AM (1985) The initial diagnosis of multiple sclerosis: clinical impact of magnetic resonance imaging. Ann Neurol 17: 469-474

Gendelman HE, Wolinsky JS, Johnson RT, Pressman NJ, Pezeshpour GH, Boisset GF (1984) Measles encephalomyelitis-lack of evidence of viral invasion of the central nervous system and quantitative study on the nature of demyelination. Ann Neurol 15: 353-360

Gherardi R, Salama J, Gray F, Kemeny JL, Delaporte P, Poirier J, Cambier J (1985) Lymphome cerebral associe a des lesions de sclerose en plaques. Rev Neurol (Paris) 141: 456-463

Ghezzi A, Zaffaroni GA, Caputo D, Guaschino R, Alesso D, Gasco P, Montanini R, Cazzullo CL (1986) Lymphocytoplasmapheresis in multiple sclerosis: one-year results in 6 patients. Ital J Neurol Sci 7: 119-123

Giesser BS, Kurtzberg D, Arezzo JC, Vaughan HG, Aisen ML, Smith CR, Scheinberg LC (1986) Trimodal evoked potentials compared with magnetic resonance imaging in the diagnosis of multiple sclerosis. Neurology 36 Suppl. I: 158

Giordana MT, Mauro A, Soffietti R, Leone M (1982) Association between multiple sclerosis and oligodendroglioma. Case report. Ital J Neurol Sci 2: 403-409

Giordano GF, Masland W, Ketchel SJ, Holland K, Tilmann K, Wallace BA, Jones RM (1982) An investigation of lymphocytopheresis in multiple sclerosis. Plasma Ther Trans Technol 3: 417-422

Girard PF, Aimard G, Pellet H (1967) Les immuno-dépresseurs. Thérapeutique immunodépressive en neurologie. Presse médicale 75: 967-969

Golden GS, Woody RC (1987) The role of nuclear magnetic resonance imaging in the diagnosis of MS in childhood. Neurology 37: 689-693

Gonsette RE, Demonty L (1986) Immunosuppression with cyclophosphamide in multiple sclerosis patients. In: Hommes OR (ed) Multiple sclerosis research in Europe. MTP Press, Lancaster, Boston, the Hague, Dordrecht, p 45-48

Gonsette RE, Demonty L, Delmotte P (1977) Intensive immunosuppression with cyclophosphamide in multiple sclerosis. Follow up of 110 patients for 2-6 years. J Neurol 214: 173-181

Gonsette RE, Delmotte P, Demonty L (1978) Failure of basic protein therapy for multiple sclerosis. J Neurol 216: 27-31

Gonsette RE, Demonty L, Delmotte P, Decree J, de Cock W, Verhaegen H, Symoens J (1982) Modulation of immunity in multiple sclerosis: A double-blind levamisole-placebo controlled study in 85 patients. J Neurol 228: 65-72

Gonzalez RL, Dau PC, Spitler LE (1979) Altered regulation of mitogen responsiveness by suppressor cells in multiple sclerosis. Clin exp Immunol 36:78-84

Gonzalez-Scarano F, Spielman RS, Nathanson N (1986) Epidemiology. In: McDonald WJ, Silberberg DH (eds) Multiple sclerosis. Butterworths, London, p 37-55

Gonzalez-Scarano F, Grossman RJ, Galetta S, Atlas SW, Silberberg OH (1987) Multiple sclerosis disease activity correlates with Gadolinium-enhanced MRI. Ann Neurol 21: 300-306

Goodkin DE, Plencner S, Palmer-Saxerud J, Teetzen M, Hertsgaard D (1987) Cyclophosphamide in chronic progressive multiple sclerosis. Maintenance vs nonmaintenance therapy. Arch Neurol 44:823-827

Gore M, Buckman R, Stern G (1979) Intrathecal cytarabine in multiple sclerosis (Letter). Lancet II: 204

Gowin W, Mariss G (1986) Differentialdiagnosen zum Erscheinungsbild der multiplen Sklerose im MR-Tomogramm. Digitale Bilddiagn 6: 111-117

Gowin W, Weihe W, Appel C, Mariss G (1986) Die magnetische Resonanztomographie bei der nichtakuten Multiplen Sklerose vor und nach Kontrastmittelgabe (Gd-DTPA). Röntgenpraxis 39: 367-377

Graaf de J, Minderhoud JM, Teelken AW (1986) T-lymphocyte subpopulations in peripheral blood of patients with multiple sclerosis, patients with other neurological diseases and healthy controls. Clin Neurol Neurosurg 88:181-187

Graffenried von B, Harrison WB (1985) Cyclosporine in autoimmune diseases - side effects (with emphasis on renal dysfunction) and recommendations for use. In: Schindler R (ed) Cyclosporine in autoimmune diseases. Springer, Berlin, p 59-63

Graffenried von B, Krupp P(1985) Nebenwirkungen von Ciclosporin nach Nierentransplantation und bei Patienten mit Autoimmunerkrankungen. Internist 26:542-548

Granelli-Piperno A, Inaba K, Steinman RM (1984) Stimulation of lymphokine release from T lymphoblasts. J Exp Med 160: 1792-1802

Gratwohl A, Speck B(1986) Bone marrow transplantation with ciclosporin. Prog Allergy 38:404-431

Groen de PC, Aksamit AJ, Rakela J, Forbes GS, Krom RAF (1987) Central nervous system toxicity after liver transplantation. The role of cyclosporine and cholesterol. N Engl J Med 317: 861-866

Grossman RI, Gonzalez-Scarano F, Atlas SW, Galetta S, Silberberg DH (1986) Multiple sclerosis: gadolinium enhancement in MR imaging. Radiology 161: 721-725

Gruenwald HW, Rosner F (1979) Acute leukemia and immunosuppressive drug use (A review of patients undergoing immunosuppressive therapy for non-neoplastic disorders). Arch Intern Med 139: 461-466

Grynderup V (1969) A comparison of some rating systems in multiple sclerosis. Acta Neurol Scand 45: 611-622

Gudmundsson KR (1971) Clinical studies of multiple sclerosis in Iceland. Acta Neurol Scand 47 Suppl. 48: 1-78

Gudnadottir M, Helgadottir H, Bjarnason O, Josdottir S(1964) Virus isolated from the brain of a patient with multiple sclerosis. Exp Neurol 9:85-95

Haas JF, Kittelmann B, Mehnert WH, Staneczek W, Mühner M, Kaldor JM, Day NE (1987) Risk of leukaemia in ovarian tumour and breast cancer patients following treatment by cyclophosphamide. Br J Cancer 55: 213-218

Haas J, Patzold U (1982) Ueber die Blutbildveränderungen bei langfristiger Behandlung der Multiplen Sklerose und Myasthenie mit Azathioprin. Nervenarzt 53: 105-109

Haase AT, Ventura P, Gibbs CJ, Tourtellotte WW (1981) Measles virus nucleotide sequences: detection by hybridization in situ. Science 212: 672-674

Haase AT, Stowring L, Ventura P, Burks J, Ebers G, Tourtellotte W, Warren K (1984) Detection by hybridization of viral infection of the human central nervous system. Ann NY Acad Sci 436: 103-108

Hacke W, Stoehr M, Diener HCW, Buettner U (1985) Empfehlung zur Untersuchungsmethodik evozierter Potentiale in der Routinediagnostik. EEG-EMG 16: 162-164

Haerer AF, Currier RD, Files JC, Morrison FS (1987) Monthly intravenous cyclophosphamide for MS works, but it doesn't last. Neurology 37 Suppl. 1: 289

Hafler DA, Weiner HL (1987) T cells in multiple sclerosis and inflammatory CNS diseases. Immunol Rev 100:307-332.

Hafler DA, Weiner HL (1989) MS: a CNS and systemic autoimmune disease. Immunol Tod 10:104-107

Hafler DA, Fallis RJ, Dawson DM, Schlossman SF, Reinherz EL, Weiner HL (1986) Immunologic responses of progressive multiple sclerosis patients treated with an anti-T-cell monoclonal antibody, anti-T12. Neurology 36: 777-784

Hafler DA, Benjamin DS, Burks J, Weiner HL (1987) MBP and PLP reactivity of brain and CSF derived T cell clones in MS and postinfectious encephalomyelitis. J Immunol 139:68-72.

Haile RW, Hodge SE, Iselius L(1983) Genetic susceptibility to multiple sclerosis:a review. Internat J Epidemiol 12:8-16

Hakalinen T, Isomaki M, Knekt P (1985) Rheumatoid arthritis and cancer studies based on linking nationwide registries in Finland. Am J Med 78 (Suppl.11): 29-32

Hallpike JF, Adams CWM, Tourtellotte WW (1983) Multiple sclerosis. Pathology, diagnosis and management. Chapman and Hall, London

Hammond SR, McLeod JG, Millingen KS, Stewart-Wynne EG, English D, Holland JT, McCall MG (1988) The epidemiology of multiple sclerosis in three Australian cities: Perth, Newcastle and Hobart. Brain 111:1-25

Handelsman DJ McDowell IFW, McDowell W, Caterson ID (1984) Ovarian function after renal transplantation: comparison of cyclosporine A with azathioprine and combination regimens, Br J Obstet Gynaecol 91:802-807

Handelsman DJ, McDowell IFW, McDowell W, Caterson ID(1984) Testicular function after renal transplantation: comparison of Cyclosporin A with azathioprine and prednisone combination regimens. Clin Nephrol 22:144-148

Harpur GO, Suke R, Bass BM et al (1986) Hyperbaric oxygen therapy in chronic stable multiple sclerosis: double-blind study. Neurology 36: 988-991

Hashim GA, Carvalho EF, Sharpe RD (1978) Definiton and synthesis of the essential amino acid sequence for experimental allergic encephalomyelitis in Lewis rats. J Immunol 121:665-670

Hashimoto SA, Paty DW (1986) Multiple sclerosis. Disease-a-month 32: 519-589

Hauser SL, Dawson DM, Lehrich JR, Beal MF, Kevy SV, Propper RD, Mills JA, Weiner HL (1983) Intensive immunosuppression in progressive multiple sclerosis. N Engl J Med 308: 173-180

Hauser SL, Reinherz EL, Hoban CJ, Schlossman SF, Weiner HL (1983) CSF cells in MS: monoclonal antibody analysis and relationship to peripheral blood T-cell subsets. Neurology 33:575-579

Hauser Sl, Reinherz El, Hoban CJ, Schlossman SF, Weiner HL (1983) Immunoregulatory T-cells and lymphocytotoxic antibodies in active multiple sclerosis: weekly analysis over a six-month period. Neurology 33:418-425

Hauser SL, Dawson DM, Lehrich JR, Beal MF, Kevy SV, Weiner HL (1984) Immunosuppression and plasmapheresis in chronic progressive multiple sclerosis. Design of a clinical trial. Arch Neurol 40: 687-690

Hauser SL, Fosburg M, Kevy SV, Weiner HL (1984) Lymphocytapheresis in chronic progressive multiple sclerosis: immunologic and clinical effects. Neurology 34: 922-926

Hauser SL, Bhan AK, Gilles F, Kemp M, Kerr C, Weiner HL (1986) Immunohistochemical analysis of the cellular infiltrate in multiple sclerosis lesions. Ann Neurol 19: 578-587

Hauto DW, Gajl-Peczalska KJ, Firzzen G (1983) Epstein-Barr virus induced polyclonal and monoclonal B-cell lymphoproliferative diseases occuring after renal transplantation. Ann Surg 198: 356-369

Hawthorne V, Muniozguren N, Port F, Ragheb N, Schwartz AG (1986) Cancer risk in immunosuppressed patients with end stage renal disease: a population-based study in metropolitan Detroit, Michigan. Am J Epid 124: 502

Hayashi T, Burks JS, Hauser SL (1988) Expression and cellular localization of MHC antigens in active MS lesions. Ann NY Acad Sci 540:301-305.

Hayes GM, Woodroofe MN, Cuzner ML (1988) Microglia express MHC class II in normal and demyelinating human white mater. Ann NY Acad Sci 540:501-503.

Hazleman B (1982) The comparative incidence of malignant disease in rheumatoid arthritics exposed to different treatment regimens. Ann Rheum Dis 41 Suppl 1: 12-17

Hazleman B (1985) Incidence of neoplasms in patients with rheumatoid arthritis exposed to different treatment regimens. Am J Med 78: 39-43

Henderson WG, Tourtellotte WW, Potvin AR, Rose AS (1978) Methodology for analyzing clinical neurological data: ACTH in multiple sclerosis. Clin Pharmacol Ther 24: 146-153

Hengst JCD, Kempf RA (1984) Immunomodulation by cyclophosphamide. Clin Immunol All 4:199-216

Henne T, Schmähl D (1985) Occurrence of second primary malignancies in man - a second look. Cancer Tr Rev 12: 77-94

Herndon RM, Murray TJ (1983) Proceedings of the international conference on therapeutic trials in multiple sclerosis, Grand Island, NY, April 23-24, 1982. Arch Neurol 40: 663-710

Herzenberg LA, Sweet RG, Herzenberg LA (1976) Fluorescence-activated cell sorting. Scientific American 234:108-117

Hess AD, Colombani PM (1986) Mechanism of action: in vitro studies. Prog Allergy 38: 198-221

Hess AD, Tutschka PJ, Santos GW (1982) The effect of cyclosporin A on T-lymphocyte subpopulations. In: White DJG (ed) Cyclosporin A. Elsevier, Amsterdam, p 220-231

Heun R, Kappos L, Bittkau S, Städt D, Rohrbach E, Schuknecht B (1988) Magnetic resonance imaging and early diagnosis of multiple sclerosis. Lancet II:1202-1203.

Hiestand PC, Mekler P (1986) Mechanism of action: ciclosporin- and prolactin mediated control of immunity. Prog Allergy 38:239-246

Hitchings GH, Elion GB (1959) Activity of heterocyclic derivatives 6-mercaptopurine and 6-thioguanine in adenocarcinoma. Proc Amer Ass Cancer Res 3:27 (Zitiert nach Spina 1984)

Ho HZ, Tiwari JL, Haile RW, Terasaki PI, Morton NE(1982) HLA-linked and unlinked determinants of multiple sclerosis. Immunogenetics 15:509-517)

Ho KL, Wolfe DE (1981) Concurrence of multiple sclerosis and primary intracranial neoplasms. Cancer 47: 2913-2919

Ho M, Wajszczuk CP, Hardy A et al (1983) Infections in kidney, heart, and liver transplant recipients on cyclosporine. Transplant Proc 15: 2768-2770

Hoaglin OC, Mosteller F, Tukey JW (1985) Exploring data tables, trends and shapes. J Wiley, New York

Hoecker P, Stellamor V, Summer K, Mann M (1984) Plasma exchange (PE) and lymphocytapheresis (LCA) in multiple sclerosis (MS). Int J Artif Organs 7: 39-42

Hoelzel D, Ueberla K (1984) Grundsätze der Versuchsplanung. In: Kuemmerle H-P (ed) Methoden der klinischen Pharmakologie. Urban und Schwarzenberg, München, p III-1.2.1

Hoelzel D, Lange H-J, Ueberla K (1982) Kontrollierte klinische Studien: Prinzip-Indikation-Alternativen. Internist 23: 187-194

Hof H (1986) Infektrisiko bei Behandlung mit Cyclosporin A. DMW 111: 1770-1775

Hofman FM, Hanwehr RI, Dinarello CA, Mizel S, Hinton D, Merrill JE (1986) Immunoregulatory molecules and IL2 receptors in MS brain. J Immunol 136:3239-3245.

Hohlfeld R, Michels M, Heininger K, Besinger U, Toyka KV (1988) Azathioprine toxicity during long-term immunosuppression of generalized myasthenia gravis. Neurology 38:258-261

Hommes OR, Prick JJ, Lamers KJ (1975) Treatment of the chronic progressive form of multiple sclerosis with a combination of cyclophosphamide and prednisone. Clin Neurol Neurosurg 78: 59-72

Hommes OR, Lamers KJ, Reekers P (1980) Effect of intensive immunosuppression on the course of chronic progressive multiple sclerosis. J Neurol 223: 177-190

Hommes OR, Aerts F, Bahr U, Schulten HR (1983) Cyclophosphamide levels in serum and spinal fluid of multiple sclerosis patients treated with immunosuppression. J Neurol Sci 58: 297-303

Honer WG, Hurwitz TR, Li DKB, Palmer M, Paty DW (1987) Temporal lobe involvement in multiple sclerosis patients with psychiatric disorders. Arch Neurol 44: 187-190

Honig LS, Ramsay RE, Sheremata WA, Resillez M, Wong P, Sazant A (1986) Magnetic resonance imaging (MRI), cognitive impairment, and the P300 event-related potential (ERP) in patients with multiple sclerosis (MS) Neurology 36 Suppl. I: 157

Honig LS, Sheremata WA, Shapiro L, Kagan RL (1986) Spinal cord abnormalities without cerebral lesions: a magnetic resonance imaging study of demyelinating disease. Ann Neurol 20: 152

Hoover R, Fraumeni JF (1973) Risk of cancer in renal-transplant recipients. Lancet II: 55-57

Hornig CR, Busse O, Dorndorf W, Kaps M, Schuetz HJ, Broschek P, Agnoli AL, Meves M, Rinck PA (1984) CT mit hochdosierter Kontrastmittelgabe und verzögerter Ableitung und NMR-Tomographie in der Diagnostik der Multiplen Sklerose. Nervenarzt 55: 419-421

Hughes RA (1984) Immunological treatment of multiple sclerosis. J Neurol 230: 73-80

Hughes RA (1986) Immunological treatment of multiple sclerosis. II. J Neurol 233: 66-68

Huskisson EC (1984) Azathioprine. Clin Rheum Dis 10: 325-332

Hyllessted K (1961) Letality, duration and mortality of disseminated sclerosis in Denmark. Acta Psychiatr Neurol Scand 36: 553-564

IFMSS (1985) Minimal record of disability for multiple sclerosis. National Multiple Sclerosis Society, New York

Ikuta F, Zimmerman HM (1976) Distribution of plaques in seventy autopsy cases of multiple sclerosis in the United States. Neurology 26,2: 26-28

Ipsen J (1950) Life expectancy and probable disability in multiple sclerosis. N Engl J Med 243: 909-913

Isaac C, Li DKB, Genton M, Jardine C, Grochowski E, Palmer M, Kastrukoff LF, Oger J, Paty DW (1988) Multiple sclerosis: a serial study using MRI in relapsing patients. Neurology 38:1511-1515

Isaacs A, Lindenmann J (1957) Virus interference. I. The interferon. Proc R Soc Lond (Biol) 147: 258-267

Isomaki HA, Hakulinen T, Joutsenlatti V (1978) Excess of lymphomas, leukemia and myeloma in patients with rheumatoid arthritis. J Chron Dis 31: 691-696

Izquierdo G, Hauw JJ, Lyon-Caen O, Marteau R, Escourolle R, Buge A, Castaigne P, Lhermitte F (1985) Analyse clinique de 70 cas neuropathologiques de sclerose en plaques. Rev Neurol 141: 546-552

Jackson JA, Leake OR, Schneiders NJ, Rolak LA, Kelley GR, Ford JJ, Appel SH, Bryan RN (1985) Magnetic resonance imaging in multiple sclerosis: results in 32 cases. AJNR 6: 171-176

Jackson JA, Schneiders NJ, Ford JJ, Bryan RN (1985) Improvements in the clinical utility of calculated T2 images of the human brain. Magn Reson Imaging 3: 131-143

Jacobs L, O'Malley JA, Freeman A, Ekes R (1982) Intrathecal interferon reduces exacerbations of multiple sclerosis. Science 214: 1026-1028

Jacobs L, O'Malley J, Freeman A, Murawski J, Ekes R (1982) Intrathecal interferon in multiple sclerosis. Arch Neurol 39: 609-615

Jacobs L, O'Malley JA, Freeman A, Ekes R, Reese PA (1985) Intrathecal interferon in the treatment of multiple sclerosis. Patient follow-up. Arch Neurol 42: 841-847

Jacobs L, Kinkel PR, Kinkel WR (1986) Silent brain lesions in patients with isolated idiopathic optic neuritis. A clinical and nuclear magnetic resonance imaging study. Arch Neurol 43: 452-455

Jacobs L, Kinkel WR, Polachini I, Kinkel RP (1986) Correlations of nuclear magnetic resonance imaging, computerized tomography, and clinical profiles in multiple sclerosis. Neurology 36: 27-34

Jacobs L, Salazar AM, Herndon R, Reese PA, Freeman A, Josefowicz R et al. (1986) Multicenter double blind study of effect of intrathecally administered natural human fibroblast interferon on exacerbations of multiple sclerosis. Lancet II: 1411-1413

Johns K, Lavin P, Elliot JH, Partain CL (1986) Magnetic resonance imaging of the brain in isolated optic neuritis. Arch Ophthalmol 104: 1486-1488

Johnson KP (1984) Systemic interferon therapy for multiple sclerosis. Design of a trial. Arch Neurol 40: 681-682

Johnson KP, Santos GW (1984) Choice of therapeutic agents for trial. Arch Neurol 40: 695-696

Johnson KP, Belendiuk G (1985) Use of cyclosporine in neurological autoimmune disease? (Editorial). Arch Neurol 42: 1043-1044

Johnson MA, Li DK, Bryant DJ, Payne JA (1984) Magnetic resonance imaging: serial observations in multiple sclerosis. AJNR 5: 495-499

Johnson RT (1982) Viral infections of the nervous system. New York, Raven Press

Johnson RT (1985) Viral aspects of multiple sclerosis. In: Koetsier JC (ed) Handbook of Clinical Neurology, Vol. 47: Demyelinating diseases. Elsevier, Amsterdam, p 319-336

Johnson RT, Narayan O, Weiner CP, Greenlee JE (1977) Progressive multifocal leukoencephalopathy. In: ter Meulen V, Katz M (eds) Slow virus infections of the CNS. Springer, New York, Heidelberg, Berlin

Johnson RT, Griffin DE, Hirsch RL, Wolinsky JS, Roedenbeck S, Lindo de Soriano J, Vaisberg A (1984) Measles encephalomyelitis - clinical and immunological studies. N Engl J Med 310: 137-141

Jordan D (1983) Intensive Immunsuppression mit Cytosinarabinosid (Alexan) bei Multipler Sklerose. Inaug. Diss. Würzburg

Joseph R, Pullicino P, Goldberg CD, Rose FC (1985) Bilateral pontine gaze palsy. Nuclear magnetic resonance findings in presumed multiple sclerosis. Arch Neurol 42: 93-94

Kabat EA, Wolf A, Bezer AE (1946) Rapid production of acute disseminated encephalomyelitis in rhesus monkeys by injection of brain tissue with adjuvants. Science 104: 362-363

Kahan BD (1985) Individualization of cyclosporine therapy using pharmaco-kinetic and pharmakodynamic parameters. Transplant 40: 457-476

Kahan BD(1987) Immunosuppressive therapy with cyclosporine for cardiac transplantation. Circulation 75:40-56

Kahan BD, Kerman RH, Agortino G, Friedman A, Legrue SJ (1982) The action of cyclosporin A on human lymphocytes. In: White DJG (ed) Cyclosporin A. Elsevier, Amsterdam, p 281-294

Kahn MF, Arlet J, Bloch-Michel H, Caroit M, Chaonat J, Renier JC (1979) Leucémies aigues apres traitement par agents cytotoxiques en rheumatologie. Nouv Presse Med 8: 1393

Kaplan EJ, Meier P (1958) Nonparametric estimation for incomplete observations. J Am Stat Ass 53: 457-481

Kappos L (1983) New methods of self-assessment for MS patients. In: Max-Planck-Society Clinical Research Unit for MS. Annual Report Würzburg, p 25-27

Kappos L (1983) Selbstbeurteilungsskala für Befindlichkeitsveränderungen bei Multipler Sklerose (SBÄMS). Psycho 9: 362-363

Kappos L (1985) Gangstörungen durch Rückenmarkserkrankungen im Alter. Schriftenreihe Bayer Landesärztek 65: 96-102

Kappos L (1987) Cyclosporin A in der Behandlung von multipler Sklerose und Myasthenie. Verh Dtsch Ges Neurol 4:29-37

Kappos L (1987) Neuere Entwicklungen in der Therapie der Multiplen Sklerose. Notabene Medici 17: 246-250

Kappos L (1988) Clinical trials of immunosuppression and immunomodulation in multiple sclerosis. J Neuroimmunol 20:261-268

Kappos L, Mertens HG (1987) Corticosteroide bei neurologischen Erkrankungen. In: Kaiser H (ed) Cortisonderivate in Praxis und Klinik. Thieme, Stuttgart New York, p 164-178

Kappos L, Mertens HG (1989) Immunsuppression und -modulation bei neurologischen Erkrankungen. Nervenarzt 60:135-140

Kappos L, Dommasch D, Heun R, Haubitz I (1984) Quantitative assessment of the clinical status in multiple sclerosis: a comparative study of grading systems. In: Max-Planck-Society Clinical Research Unit for Multiple Sclerosis Annual Report 2, p 13-17

Kappos L, Städt D, Keil W(1986) Cerebral and spinal MRI in the evaluation of treatment in MS-patients. In: Reiser T, Binder H, Deisenhammer E(eds) Advances in clinical neuroimaging. Wien, Verlag der Wiener Medizinischen Akademie, pp 347-350

Kappos L, Städt D, Keil W et al. (1987) A six-month magnetic resonance imaging (MRI) follow-up study comparing the effects of cyclosporin A (Cs) and azathioprine (Aza) in the treatment of multiple sclerosis (MS) Neurology 37 Suppl I: 231

Kappos L, Städt D, Keil W (1987) Magnetische Resonanztomographie mit Gadolinium - eine Möglichkeit zur Erkennung aktiver Plaques bei Multipler Sklerose. Psycho 13: 386-389

Kappos L, Patzold U, Dommasch D, Poser S, Haas J, Krauseneck P, Malin J-P, Fierz W, von Graffenried B, Gugerli US (1988) Cyclosporine vs azathioprine in the long-term treatment of MS - results of the German multicenter study. Ann Neurol 23:56-63

Kappos L, Pfeuffer B, Städt D, Rohrbach E, Heun R, Haubitz I, Keil W (1988) Quantitative MRI of the MS brain: Localization rather than total volume of lesions correlates with CSF IgG level and vissual evoked response abnormalities. Ann Neurol 24:169

Kappos L, Städt D, Hennes A, Rohrbach E, Keil W (1988) Gd-DTPA-enhanced MRI in multiple sclerosis. Diagn Im Int 4,6 part 2:36-39.

Kappos L, Städt D, Ratzka M, Keil W, Schneiderbanger-Grygier S, Heitzer T, Poser S, Nadjmi M (1988) Magnetic resonance imaging in the evaluation of treatment in multiple sclerosis. Neuroradiol 30:299-302

Kappos L, Städt D, Rohrbach E, Keil W (1988) Gadolinium-DTPA-enhanced magnetic resonance imaging in the evaluation of different disease courses and disease activity in MS. Neurology 38: Suppl 3,1:255

Kappos L, Städt D, Rohrbach E, Keil W, Clauss W (1988) Time course of gadolinium enhancement in MRI of patients with multiple sclerosis: effects of corticosteroid treatment. J Neurol 235:10.

Karlik SJ, Gilbert JJ, Noseworthy JH (1986) NMR studies of CNS and MBP induced acute EAE in the Hartley Guinea pig. Can J Neur Sci 13: 376

Karlik SJ, Strejan G, Gilbert JJ, Noseworthy JH (1986) NMR studies in experimental allergic encephalomyelitis (EAE): normalization of T1 and T2 with parenchymal cellular infiltration. Neurology 36: 1112-1114

Kasai H, Kiniwa M, Kamisaki T, Abe t, Yanagihara Y (1986) Effects of cyclosporine A on immunoglobuline production by human tonsillar lymphocytes . Japan J Pharmacol 40:162

Kastrukoff LF, Paty DW(1984) Aserial study of peripheral blood T-lymphocyte subsets in relapsing-remitting multiplesclerosis. Ann Neurol 15:250-256

Kastrukoff LF, McLean DR, McPherson TA (1978) Multiple sclerosis treated with antithymocyte globulin - a five year follow-up. Can J Neurol Sci 5: 175-178

Katusic S., Beaud CM, Kurland CT, Weis JW, Bergstralh E (1985) Occurence of malignant neoplasms in the Rochester, Minnesota, rheumatoid arthritis cohort. Am J Med 78 (suppl. 11): 50-55

Keown PA, Stiller CR, Ulan RA, Sinclair NR, Wall WJ, Carruthers G, Howson W (1981) Immunological and pharmacological monitoring in the clinical use of cyclosporin A. Lancet I: 686-689

Keown PA, Stiller CR, Stawecki M, McMichael J, Howson W (1985) Pharmacokinetics and interactions of ciclosporin. In: Schindler R (ed) Ciclosporin in autoimmune diseases. Berlin,Heidelberg, New York,Tokyo Springer pp.39-42

Keown PA, Stiller CR, Wallace AC(1987) Nephrotoxicity of cyclosporin A. In: Williams GM, Burdich JF, Solez K (eds) Kidney transplantation rejection. New York,Basel Marcel Dekker pp 423-457

Kerman Rh, Wolinsky JS, Nelson FW, Sears ES (1986) Serial immune evaluation of chronic progressive multiple sclerosis patients. Ann Neurol 20:166

Ketelaer P, Michiels R, Rillaerts MR (1978) Evaluation en ergothérapie appliqué chez des patients atteints de sclérose en plaques. J Belge Med Phys Rehabil 1: 253-264

Ketelaer P, van Diest R, van Muysewinkel A et al(1980) Evaluatie en resultaten van de revalidatie bij multipele sclerose. J Belge Med Phys Rehabil 1: 227-245

Khatri BO, Harrington GJ, Schmoll D, McQuillen MP (1984) Immunosuppressive drug therapy with plasmapheresis in chronic progressive multiple sclerosis: a controlled study. J Clin Apheresis 2: 135-137

Khatri BO, Koethe SM, McQuillen MP (1984) Plasmapheresis with immunosuppressive drug therapy in progressive multiple sclerosis. A pilot study. Arch Neurol 41: 734-738

Khatri BO, McQuillen MP, Harrington GJ, Schmoll D, Hoffmann RG (1985) Chronic progressive multiple sclerosis: double-blind controlled study of plasmapheresis in patients taking immunosuppressive drugs. Neurology 35: 312-319

Kies MW, Alvord EC(1959) Encephalitogenic activity in guinea pigs of water soluble protein fractions of nervous tissue. In: Kies MW, Alvord EC(eds) Allergic encephalomyelitis. Springfield Ill CC Thomas Publishers pp 293-299

Kies MW, Alvord EC, Roboz E (1958) The production of experimental allergic encephalomyelitis in guinea pigs with fractions isolated from bovine cord and killed tubercle bacilli. Nature 182: 104-106

Kilgore DP, Breger RK, Daniels DL, Pojunas KW, Williams AL, Haughton VM (1986) Cranial tissues: normal MR appearance after intravenous injection of Gd-DTPA. Radiology 160: 757-761

Killen JA, Swanborg RH (1982) Autoimmune effector cells. III. Role of adjuvant and accessory cells in the in vitro induction of autoimmune encephalomyelitis. J Immunol 129: 759-763

Killian JM, Bressler RB, Armstrong RM, Huston DP (1988) Controlled pilot trial of monthly intravenous cyclophosphamide in MS. Arch Neurol 45:27-30

Kimmey MB, Silverstein FE, Haggit RC, Schuman WP, Mack LA, Rohrmann CA et al. (1987) Cross-sectional imaging method. A system to compare ultrasound, computed tomography, and magnetic resonance with histologic findings. Investig Radiol 22: 227-231

Kinkel WR, Jacobs L, Polachini I, Kinkel RP (1984) Computerized tomography (CT) and nuclear magnetic resonance (NMR) in multiple sclerosis (MS): a comparative study. Neurology 34 Suppl. I: 136

Kinlen LJ (1982) Immunosuppressive therapy and cancer. Cancer Surveys 1:565-584

Kinlen LJ (1985) Incidence of cancer in rheumatoid arthritis and other disorders after immunosuppressive treatment. Am J Med 78: 44-49

Kinlen LJ, Sheil AGR, Peto J, Doll R (1979) Collaborative United Kingdom - Australian study of cancer in patients treated with immunosuppressive drugs. Br Med J 2: 1461-1466

Kirshner HS, Tsai SI, Runge VM, Price AC (1985) Magnetic resonance imaging and other techniques in the diagnosis of multiple sclerosis. Arch Neurol 42: 859-863

Kirsner AB, Farber SJ, Sheon RP, Finkel RI (1982) The incidence of malignant disease in patients receiving cytotoxic therapy for rheumatoid arthritis. Ann Rheum Dis 41 Suppl 1: 32-33

Kissel JT, Levy RJ, Mendell JR, Griggs RC (1986) Azathioprine toxicity in neuromuscular disease. Neurology 36: 35-39

Kitze B, Pette M, Wekerle H, Rohrbach E, Städt D, Kappos L (1988) T-lymphocytes reacting with myelin autoantigen in MS patients and healthy individuals. J Neuroimmunol 20:237.

Klein FA, Smith MJ (1983) Urinary complications of cyclophosphamide therapy: etiology, prevention, and management. South Med J 76: 1413-1416

Knobler RL, Lublin FD, Krain L, Streletz LJ (1986) Structural and functional correlations of cerebral lesions in multiple sclerosis. Neurology 36 Suppl. I: 177

Knobler RL, Panitch HS, Braheny SL, Sipe JC, Rice GP, Huddlestone JR, Francis GS, Hooper CK, Kamin-Lewis RM, Johnson KP et al (1984) Systemic alpha-interferon therapy of multiple sclerosis. Neurology 34: 1273-1279

Köhler E, Kappos L, Kitze B, Rohrbach E, Rösch D, Skirde J (1988) Con-A induced suppressor activity in MS: Methodical considerations and correlations with clinical and MRI data. Intern MS Conf Rome I/16.

Koelle G (1969) Knochenmarksschädigung bei immunsuppressiver Therapie der juvenilen rheumatischen Arthritis und des Still Syndroms mit Azathioprin. DMW 94: 2268-2273

Koepcke W (1984) Zwischenauswertungen und vorzeitiger Abbruch von Therapiestudien. Reihe Medizinische Informatik und Statistik, Bd. 53. Springer, Berlin

Koller S (1981) Kriterien zur Beurteilung von Veröffentlichungen über Therapieerfolge und -nebenwirkungen. In: Victor N (ed) Therapiestudien. Springer, Berlin, p 87-96

Koopmans RA, Li DKB, Grochowski E, Cutler PJ, Paty DW (1989) Benign vs chronic progressive multiple sclerosis: magnetic resonance imaging features. Ann Neurol 25:74-81

Kornhuber HH, Mauch E (1986) Immunsuppressive Cyclophosphamid-Therapie der Multiplen Sklerose mit wenig Nebenwirkungen. DMW 111: 1778

Kovarsky J (1983) Clinical pharmacology and toxicology of cyclophosphamide: emphasis on use in rheumatic diseases. Semin Arthritis Rheum 12: 359-372

Kronke M, Leonard WJ, Depper JM, Arya SK, Wong Staal F, Gallo RC (1984) Cyclosporine A inhibits T cell growth factor gene expression at the level of mRNA transcription. Proc Natl Acad Sci USA 81: 5214-5218

Krupp P, Timonen P, Guelich A (1985) Side effects and safety of Sandimmun in long-term treatment of transplant patients. In: Schindler R (ed) Cyclosporine in autoimmune diseases. Springer, Berlin Heidelberg New York Tokyo

Kunzendorf U, Brockmoller J, Jochimsen F, Keller F, Walz G, Offermann G (1988) Cyclosporin metabolites and CNS toxicity. Lancet I:1223

Kuroiwa Y, Shibasaki H, Ikeda M (1983) Prevalence of multiple sclerosis and its north to south gradient in Japan. Neuroepidemiology 2: 62-69

Kurtzke JF (1961) On the evaluation of disability in multiple sclerosis. Neurology 11: 686-694

Kurtzke JF (1965) Further notes on disability evaluation in multiple sclerosis, with scale modifications. Neurology 15: 654-661

Kurtzke JF (1970) Symptomatology of multiple sclerosis. In: Vinken PJ, Bruyn GW (eds) Handbook of clinical neurology Volume 9: Multiple sclerosis and other demyelinating diseases. Elsevier, Amsterdam, p 161-216

Kurtzke JF (1981) A proposal for a uniform minimal record of disability in multiple sclerosis. Acta Neurol Scand 64 Suppl. 87: 110-129

Kurtzke JF (1982) On the role of clinicians in the use of drug trial data. Neuroepidemiology 1: 124-136

Kurtzke JF (1983) Epidemiology of multiple sclerosis. In: Hallpike JF (ed) Multiple sclerosis. Chapman and Hall, London, p 47-95

Kurtzke JF (1983) Rating neurologic impairment in multiple sclerosis: an expanded disability status scale (EDSS) Neurology 33: 1444-1452

Kurtzke JF (1985) Epidemiology of multiple sclerosis. In: Koetsier JC (ed) Handbook of clinical neurology Vol. 47: Demyelinating diseases. Elsevier, Amsterdam, p 259-287

Kurtzke JF (1986) Clinical trials relating to multiple sclerosis. In: Poeck K, Freund HJ, Gaenshirt H (eds) Neurology. Springer, Berlin Heidelberg, p 349-357

Kurtzke JF (1986) Neuroepidemiology. Part II: Assessment of therapeutic trials. Ann Neurol 19: 311-319

Kurtzke JF (1988) Multiple sclerosis: what's in a name? Neurology 38:309-316

Kurtzke JF (1989) The Disability Status Scale for multiple sclerosis: Apologia pro DSS sua. Neurology 39:291-302

Kurtzke JF, Hyllested K (1986) Multiple sclerosis in the Faroe Island. II. Clinical update, transmission, and the nature of MS. Neurology 36: 307-328

Kurtzke JF, Lux WE Jr (1985) In defense of death data: an example with multiple sclerosis. Neurology 35: 1787-1790

Kurtzke JF, Beebe GW, Nagler B, Nefzger MD, Auth T, Kurland LT (1970) Studies on the natural history of multiple sclerosis. V. Long-term survival in young men. Arch Neurol 22: 215-225

Kurtzke JF, Beebe GW, Norman JE Jr (1985) Epidemiology of multiple sclerosis in US veterans: III. migration and the risk of MS. Neurology 35: 672-678

LaRocca N (1984) Psychosocial factors in multiple sclerosis and the role of stress. Ann NY Acad Sci 436: 435-442

LaRocca N, Kalb R, Kendall P, Scheinberg L (1982) The role of disease and demographic factors in the employment of patients with multiple sclerosis. Arch Neurol 39: 256

Lacomis D, Osbakken M, Gross G (1986) Spin-lattice relaxation (T1) times of cerebral white matter in multiple sclerosis. Magn Reson Med 3: 194-202

Lamoureux G, Cosgrove J, Duquette P, Lapierre Y, Jolicoeur R, Vanderland F (1982) A clinical and immunological study of the effects of transfer factor on multiple sclerosis patients. Clin Exp Immunol 43: 557-564

Lance EM, Kremer J, Abbosch J, Jones VE, Knight S, Medawar PB (1975) Intensive immunosuppression in patients with disseminated sclerosis. Clin Exp Immunol 21: 1-12

Landis JR, Koch GG (1977) The measurement of observer agreement for categorical data. Biometrics 33: 159-174

Lando Z, Teitelbaum D, Arnon R (1979) Effect of cyclophosphmide on suppressor cell activity in mice unresponsive to EAE. J Immunol 123:2156-2160

Lane RJM, Roche SW, Leung AAW, Greco A, Lange LS (1988) Cyclosporin neurotoxicity in cardiac transplant recipients. J Neurol Neuros Psychiatr 51:1434-1437

Larson DF (1986) Mechanism of action: Antagonism of the prolactin receptor. Prog Allergy 38: 222-238

Lassmann H (1983) Chronic relapsing experimental allergic encephalomyelitis: Its value as an experimental model for multiple sclerosis. J Neurol 229: 207-220

Lassmann H (1983) Comparative neuropathology of chronic experimental allergic encephalomyelitis and multiple sclerosis. Springer, Berlin Heidelberg New York Tokyo

Lawson DH, Lovatt GE, Gurton CS, Hennings RC (1984) Adverse effects of azathioprine. Adv Drug React Ac Pois Rev 3: 161-171

Lee ET (1980) Statistical methods for survival data analysis. Lifetime Learning Publications, Belmont, California

Lehrl S, Merz J, Erzigkeit H, Galster V (1974) Der MWT-A - ein wiederholbarer Intelligenz-Kurztest der weitgehend unabhängig von seelisch-geistigen Störungen ist. Nervenarzt 45: 364-369

Leibowitz U, Halpern L, Alter MC (1967) Clinical studies of multiple sclerosis in Israel. Neurology 17: 988-992

Leibowitz U, Kahana E, Alter M (1969) Survival and death in multiple sclerosis. Brain 92: 115-130

Levin VA et al. (1974) Peripheral segmental demyelination induced by intraneural diphtheria toxin injection. II. Sodium Na-24 and carbon-14 labelled insulin kinetics in diphtheria toxin injected nerve and effect of hydrocortisone. Arch Neurol 30: 163-168

Levine S, Sowinsky R (1973) Experimental allergic encephalomyelitis in inbred and outbred mice. J Immunol 110: 139 -143

Levine S, Wenk EJ (1966) Exacerbation and transformation of allergic encephalomyelitis by pertussis vaccine. Proc Soc exp Biol 122:115-118

Lhermitte F, Lyon-Caen O (1983) La sclèrose en plaques - ètat actuel des recherches. Rev Neurol (Paris) 139: 323-333 et 395-406

Lhermitte F, Marteau R, de Saxce H (1980) Traitement des formes graves de sclèrose en plaques par le sèrum antilymphocytaire: Rèsultats d'une ètude pilote de 50 malades suivis 4 ans. Rev Neurol (Paris) 135: 389-400

Lhermitte F, Marteau R, Roullet E (Letter) (1984) Not so benign long-term immunosuppression in multiple sclerosis? Lancet 1: 276-277

Lhermitte F, Marteau R, Roullet E, de Saxce H, Loridan M (1984) Traitement prolonge de la sclerose en plaques par l'azathioprine a doses moyennes. Bilan de quinze annees d'experience. Rev Neurol (Paris) 140: 553-558

Lhermitte F, Marteau R, de Saxcè H (1987) Traitement des formes èvolutives et graves de sclèrose en plaques par l'association sèrum antilymphocytaire, azathioprine, prednisone. Rev Neurol (Paris) 143: 98-107

Li D, Mayo J, Fache S, Robertson W, Kastrukoff LF, Oger J, Paty DW (1984) Lack of correlation between clinical manifestations and lesions of MS as seen by NMR. Neurology 34 Suppl I: 136

Lider O, Reshef T, Beraud E, Ben-Nun A, Cohen IR (1988) Anti-idiotypic network induced by T-cell vaccination against experimental autoimmune encephalomyelitis. Science 239:181-183.

Likosky WH, Fireman B, Griffin C (1987) Intensive cyclophosphamide immunosuppression in multiple sclerosis: a randomized blinded multicenter clinical trial. Neurology 37 Suppl. 1: 108

Linington C, Bradl M, Lassmann, Brunner C, Vass K (1988) Augmentation of demyelination in rat acute allergic encephalomyelitis by circulating mouse monoclonal antibodies directed against a myelin/oligodendrocyte glycoprotein. Am J Pathol 130:443-454

Lisak RP (1986) Immunological abnormalities. In: McDonald WJ, Silberberg DH (eds) Multiple Sclerosis. Butterworths, London, p 74-98

Lisak RP (1986) Interferon and multiple sclerosis (letter). Ann Neurol 20: 273

Lorber MI (1986) Cyclosporine action in blockade of cellular immune responses. The year in immunol 2:279-288

Lublin FD (1985) Relapsing experimental allergic encephalomyelitis. An autoimmune model of multiple sclerosis. Springer Semin Immunopathol 8: 197-208

Lukes SA, Crooks LE, Aminoff MJ (1983) Nuclear magnetic resonance imaging in multiple sclerosis. Ann Neurol 13: 592-601

Lumsden CE (1970) The pathology of multiple sclerosis. In: Vinken PJ, Bruyn GW (eds) Handbook of Clinical Neurology Vol. 9. Elsevier, Amsterdam, p 217-309

Lutz NW, Schultz E (1987) Phantomsubstanzen zur quantitativen Auswertung von MRT-Aufnahmen. III. Der Einfluß verschiedener Protonenkonzentrationen auf die MRT-Intensitätswerte. Digit Bilddiagn 7: 1-4

Lutz NW, Schultz E, Fiegler W (1986) Phantomsubstanzen zur quantitativen Auswertung von MRT-Aufnahmen. I. Paramagnetische Agargele zur optimalen Stimulation von gewebsspezifischen MRT-Parametern. Digit Bilddiagn 6: 97-100

Lyon-Caen O, Iba-Zizen MT, Tamraz J, Bousser MG, Cabanis EA, Lhermitte F (1985) Les formes medullaires de la sclerose en plaques. Interet et critique de l'examen par la resonance magnetique cephalique. A propos de 4 cas. Rev Neurol (Paris) 141: 793-801

Lyon-Caen O, Izquierdo G, Marteau R, Lhermitte F, Castaigne P, Hauw JJ (1985) Late onset multiple sclerosis. A clinical study of 16 pathologically proven cases. Acta Neurol Scand 72: 56-60

MacLean AR, Berkson J (1951) Mortality and disability in multiple sclerosis. A statistical estimate of prognosis. JAMA 146: 1367-1369

Maida E, Summer K (1979) Serum cortisol levels of multiple sclerosis patients during ACTH treatment. J Neurol 220: 143-148

Maida E, Hoecker P, Mann E (1986) Long-term lymphocytapheresis therapy in multiple sclerosis. Preliminary observations. Eur Neurol 25: 225-232

Malko JA, McClees EC, Braun JF, Davis PC, Hoffman JC (1987) A nonplanimetric technique for measuring fluid volumes using MR imaging-phantom results. AJNR 8: 267-269

Mann U (1987) Neuropsychologische Untersuchungsbefunde bei Multipler Sklerose: Eine prospektive Verlaufsbeobachtung im Rahmen der Cyclosporin-Azathioprin-Studie

Maravilla KR, Weinreb JC, Suss R, Nunnally RL (1985) Magnetic resonance demonstration of multiple sclerosis plaques in the cervical cord. AJR 144: 381-385

Marburg O (1936) Multiple Sklerose (Encephalomyelitis periaxialis sclerotticans disseminata). In: Bumke O, Foerster O (eds) Handbuch der Neurologie Bd. 13. Springer, Berlin, p 546-693

Martini P (1932) Methodenlehre der therapeutischen Untersuchung. Springer, Berlin

Massa P, Dörries R, ter Meulen V (1986) Viral particles induce Ia antigen expression on astrocytes. Nature 320: 543-546

Mastaglia FL, Cala LA (1982) Nuclear magnetic resonance imaging (NMR) and computerized tomography (CT) in multiple sclerosis. Lancet I: 850

Matias-Guiu J, Sanz M, Gili J, Molins A, Bonaventura I, Capdevila A (1986) Correlation of MRI with the clinical status of patients with multiple sclerosis (letter). Neurology 36: 1626

Matthews WB (1985) Course and prognosis. In: Matthews WB et al (eds) McAlpine's multiple sclerosis. Churchill Livingstone, Edinburgh, p 49-72

Matthews WB, Acheson ED, Batchelor JR, Weller RO (1985) McAlpine's multiple sclerosis. Churchill Livingstone, Edinburgh

Mauch E, Schroth G, Gawehn J, Grundl W, Zimmermann CW (1987) Die Bedeutung der magnetischen Resonanztomographie für die Diagnostik der spinalen MS. Akt Neurol 14: 76-80

Mauch E, Kornhuber HH, Pfrommer U, Hahnel A, Laufen H, Krapf H (1989) Effective treatment of chronically progressive MS with low-dose cyclophosphamide with minor side-effects. Eur Arch Psychiatr Neurol Sci 238:115-117

McAlpine D (1961) The benign form of multiple sclerosis. A study based on 241 cases seen within three years of onset and followed up until the tenth year or more of the disease. Brain 84: 186-203

McAlpine D, Compston N (1952) Some aspects of the natural history of disseminated sclerosis: I. The incidence, course and prognosis. II. Factors affecting the onset and course. Q J Med 21: 135-167

McAlpine D, Lumsden ChE, Acheson ED (1972) Multiple sclerosis. A reappraisal. Churchill Livingstone, Edinburgh

McDonald WI (1984) Multiple sclerosis: Epidemiology and HLA associations. Ann NY Acad Sci 436: 109-117

McDonald WI (1986) The mystery of the origin of multiple sclerosis. J Neurol Neuros Psychiat 49: 113-123

McDonald WI, Silberberg DH (1986) Multiple sclerosis. Butterworths, London

McFarland HF, Eldridge R, McFarlin DE (1983) Studies of multiple sclerosis in twins. Trends in Neuroscience 9: 378-380

McFarland H, Patronas N, McFarlin DE et al (1985) Studies of multiple sclerosis in twins, using nuclear magnetic resonance. Neurology 35Suppl:137

McFarlin DE (1983) Treatment of multiple sclerosis. N Engl J Med 308: 215-217

McFarlin DE (1985) Use of interferon in multiple sclerosis (editorial). Ann Neurol 18: 432-433

McFarlin DE, McFarland HF (1982) Multiple sclerosis. Part 1+2. N Engl J Med 307: 1183-1188 and 1246-1251.

McFarlin DE, Mingioli ES (1984) Evaluation of leukocyte surface antigens in patients with multiple sclerosis. Ann NY Acad Sci 436:254-265

McGregor CGA, Oyer P, Shumway NE (1986) Heart and heart-lung transplantation. Prog Allergy 38:346-365

McIntosch KR, Drachman DB (1986) Induction of suppressor cells specific for acetylcholine receptor in EAMG. Science 232:401-403.

McLeod JG (1985) Hyperbaric oxygen in the treatment of multiple sclerosis. Med J Aust 143: 240-241

Meanwell CA, Cox MF, Blackledge G, Maitland NJ (1987) HPV-16-DVA in normal and malignant cervix epithelium: Its relevance for the etiology and behavior of cervical neoplasia. Lancet I: 703-707

Medaer R (1979) Does the history of multiple sclerosis go back as far as the 14th century? Acta Neurol Scand 60: 189-192

Medaer R, Eeckhout C, Gautama K, Vermijlen C (1984) Lymphocytapheresis therapy in multiple sclerosis, a preliminary study. Acta Neurol Scand 70: 111-115

Mellerup E, Fog T, Rann N, Colville P, deRham B, Hannah B, Kurtzke J (1981) The socio-economic scale. Acta Neurol Scand 64 Suppl. 87: 130-138

Melnick JL, Seidel E, Inoue YK, Nishibe Y (1982) Isolation of virus from the spinal fluid of three patients with multiple sclerosis and one with amyotrophic lateral sclerosis. Lancet I:830-833

Merion RM, White DJG, Thirn S, Evans DB, Calne RY (1984) Cyclosporine. Five years experience in cadaveric renal transplantation. New Engl J Med 310: 148-154

Merrill JE, Kagan JM, Schmid I, Strom SR, Quan SG, Chen ISY (1989) T cell lines established from multiple sclerosis CSF T cells using human retroviruses. J Neuroimmunol 21:213-226.

Mertens HG (1955) Welche therapeutischen Maanahmen haben sich bei der Multiplen Sklerose wirklich bewährt? DMW 80: 1668-1669

Mertens HG (1980) Immunsuppressiva. Med Welt 31: 1440-1443

Mertens HG, Dommasch D (1977) Long term study of immunosuppressive therapy in multiple sclerosis. In: Delmotte P, Hommes OR, Gousette R (eds) Immunosuppressive treatment in multiple sclerosis. European Press, Gent, p 198-210

Mertens HG, Hertel G, Reuther P, Ricker K (1981) Effect of immunosuppressive drugs (azathioprine). Ann NY Acad Sci 377: 691-698

Mertin J (1985) Drug treatment of patients with multiple sclerosis. In: Koetsier JC (ed) Handbook of Clinical Neurology 3 (47). Elsevier, Amsterdam, p 187-212

Mertin J, Mertin LA (1987) Experimental allergic encephalomyelitis and immunosuppression. Verh Dtsch Ges Neurol 4:38-48

Mertin J, Knight SC, Rudge P, Thompson EJ, Healy MJ (1981) Double-blind, controlled trial of immunosuppression in treatment of multiple sclerosis. Lancet 2: 949-951

Mertin J, Rudge P, Kremer M, Healey MJ, Knight SC (1982) Double-blind controlled trial of immunosuppression in the treatment of multiple sclerosis: final report. Lancet 2: 351-354

Meulen ter V (1988) Autoimmune reactions against myelin basic protein induced by corona and measles virus. Ann NY Acad Sci 540:202-209.

Meulen ter V, Hall WW (1978) Slow virus infections of the nervous system: virological immunological and pathogenetic considerations. J Gen Virol 41: 1-25

Meulen ter V, Stephenson JR (1983) The possible role of viral infections in multiple sclerosis and other related demyelinating diseases. In: Hallpike JF et al (eds) Multiple sclerosis. Chapman and Hall, London, p 241-274

Meulen ter V, Koprowski H, Iwasaki Y, Kackell YM, Muller D (1972) Fusion of cultured multiple sclerosis brain cells with indicator cells - presence of nucleocapsides and virions and isolation of parainfluenza-type virus. Lancet II:1-5

Meulen ter V, Carter MJ, Wege H, Watanabe R (1984) Mechanisms and consequences of viral persistence in the human nervous system. Ann NY Acad Sci 436: 86-97

Meyer-Rienecker HJ, Wegener S, Hitzschke B, Richter KV (1982) Multiple sclerosis - relation between HLA haplotype A25, B18 and disease progression. Act neurol Scand 66:709-712

Mickey MR, Ellison GW, Myers LW (1984) An illness severity score for multiple sclerosis. Neurology 34: 1343-1347

Mihatsch M (1988) Cyclosporine nephrotoxicity - Histopathology. Transplant Proc 20:3 (suppl. 4)

Mihatsch M, Thiel G, Ryffel B (1985) Ciclosporin-associated nephropathy. In: Schindler R (ed) Ciclosporin in autoimmune diseases. Springer, Berlin Heidelberg New York, p 50-58

Millar JHD, Vas CJ, Noronha MJ, Liversedge LA, Rawson MD (1967) Long term treatment of multiple sclerosis with corticotrophin. Lancet II: 429-431

Millar JHD, Zilkha UJ, Langman MJS et al (1973) Double-blind trial of linoleate supplementation of the diet in multiple sclerosis. Brit med J 1: 765-768

Miller A, Drexler E, Keilson M, Slagle S, Bornstein M, Rolak L, Appel S (1988) Spontaneous stabilization in patients with chronic progressive MS. Neurology 38 (Suppl 3,1):194

Miller DH, Johnson G, McDonald WI, MacManus O, duBoulay EPG, Kendall BE, Moseley IF (1986) Detection of optic nerve lesions in optic neuritis with magnetic resonance imaging. Lancet II: 1490
Miller DH, Rudge P, Johnson G, et al (1988) Serial gadolinium enhanced magnetic resonance imaging in multiple sclerosis. Brain 11:927-939.
Miller HG, Stanton JB, Gibbons JL (1956) Parainfectious encephalomyelitis and related syndromes. Q J Med 25:427-505
Miller HJ, Newell DJ, Ridley A (1961) MS: Treatment of acute exacerbations with ACTH. Lancet II: 1120-1122
Miller RG, Filler-Katz A, Kiprov DD (1985) More on plasmapheresis in chronic progressive MS (letter). Neurology 35: 1261
Milligan NM, Newcombe R, Compston DAS (1987) A double-blind controlled trial of high dose methylprednisolone in patients with multiple sclerosis: 1. Clinical effects. J Neurol Neurosurg Psychiatry 50: 511-516
Miska RM, Pojunas KW, McQuillen MP (1987) Cranial magnetic resonance imaging in the evaluation of myelopathy of undetermined etiology. Neurology 37: 840-843
Miyawaki T, Taga K, Nagaoki T, Seki H, Suzuki Y, Tanigucki N (1984) Circadian changes of T-lymphocyte subsets in human peripheral blood. Clin Exp Immunol 55:618-622
Moody DJ, Fahey JL, Grable E, Ellison GW, Myers LW (1987) Administration of monthly pulses of cyclophosphamide in MS patients. Delayed recovery of several immune parameters following discontinuation of long-term treatment. J Neuroimm 14:175-182
Moody DJ, Kagan J, Liao D, Ellison GW, Myers LW (1987) Administration of monthly-pulse cyclophosphamide in MS patients. Effects of long-term treatment on immunologic parameters. J Neuroimm 14:161-173
Morimoto C, Hafler DA, Weiner HL, Letvin NL, Hagan M, Daley J, Schlossman SF (1987) Selective loss of the suppressor-inducer T-cell subset in progressive multiple sclerosis. Analysis with anti-2H4 monoclonal antibody. N Engl J Med 316: 67-72
Moseley I (1983) Computed tomography and nuclear magnetic resonance imaging of the brain in multiple sclerosis: a review. Bull Soc Belge Ophtalmol 208 (Pt 2) 63-76
Moses LE, Emerson JD, Hosseini H (1984) Analyzing data from ordered categories. N Engl J Med 311: 442-448
Müller HR (1961) Die Prognose der Multiplen Sklerose. Dtsch med Wschr 86: 1800-1808
Müller HR (1966) Zur Frage von Krankheitsdauer und Invalidität bei der Multiplen Sklerose. DMW 91:996-998
Mueller J, Ullmann M (1982) Arbeitsfähigkeit und Multiple Sklerose. Psychiatr Neurol Med Psychol (Leipz) 33: 543-548
Mueller J, Kreiner R, Sauermann W (1977) Vorläufige Erfahrungen mit der Imurek-Behandlung bei multipler Sklerose. Psychiatr Neurol Med Psychol (Leipz) 28: 755-761
Mueller J, Sauermann W, Kreiner R (1982) Weitere Erfahrungen mit der Imurek-Behandlung bei multipler Sklerose. Psychiatr Neurol Med Psychol (Leipz) 33: 527-531

Mueller R (1949) Studies on disseminated sclerosis with special reference to symptomatology, course and prognosis. Acta Med Scand 133, Suppl. 222: 1-124

Multiple sclerosis study group (1988) The efficacy and toxicity of cyclosporine immunosuppression in MS: a preliminary report of a randomized blinded, placebo controlled clinical trial. Ann Neurol 24:169

Murray RS, MacMillan B, Burks JS (1987) Detection of coronavirus genome in the CNS of MS patients and control patients. Neurology 27: 109

Myers LW (1987) The use of cyclophosphamide to treat multiple sclerosis. Clin Neuropharmacol 10: 155-161

Myers LW, Ellison GW (eds) (1988) Rationale for immunomodulating therapies of multiple sclerosis. Neurology 38(suppl 2) 1-89.

Myers LW, Fahey JL, Moody DJ, Mickey MR, Frane MV, Ellison GW (1987) Cyclophosphamide 'pulses' in chronic progressive MS. A preliminary clinical trial. Arch Neurol 44:828-832

Myrianthopoulos NC (1985) Genetic aspects of multiple sclerosis. In: Koetsier JC(ed) Handbook of clinical neurology, 47:289-317

Nagashima K, Wege H, Meyermann R, ter Meulen V (1978) Coronavirus induced subacute demyelinating encephalomyelitis in rats: A morphological analysis. Acta Neuropathol 44: 63-70

Nagashima K, Wege H, Meyermann R, ter Meulen V (1979) Demyelinating emcephalomyelitis induced by a long term corona virus infection in rats. Acta Neuropathol 45: 205-213

Nagington J, Gray J (1980) Cyclosporin immunosuppression, Epstein-Barr antibody and lymphoma. Lancet 1: 536-537

Naito S, Tabira T, Kuroiwa Y (1982) HLA studies of multiple sclerosis in Japan. In: Kuroiwa Y, Kurland LT(eds) Multiple sclerosis east and west. Basel Karger pp215-222

Nakauchi H, Ohno I, Kim M, Okumura K, Tada T (1984) Establishment and functional analysis of a cloned, antigen-specific suppressor effector T cell line. J Immunol 132:88-94.

Neiman J, Nilsson BY, Barr PO, Perrins DJ (1985) Hyperbaric oxygen in chronic progressive multiple sclerosis: visual evoked potentials and clinical effects. J Neurol Neurosurg Psychiatry 48: 497-500

Neiss A, Koepcke W, Ueberla KK (1982) Fallzahlschätzungen und Zwischenauswertungen. Internist 23: 195-200

Neubauer RA (1978) Treatment of multiple sclerosis with monoplace hyperbaric oxygenation. J Fla med Assoc 65: 101

Neumann HG (1987) Antimetaboliten. In: Forth W, Henschler D, Rummel W (Hrsg) Allgemeine und Spezielle Pharmakologie und Toxikologie. Bibliographisches Institut, Mannheim, p 733

Neumann JW, Ziegler DK (1972) Therapeutic trial of immunosuppressive agents in multiple sclerosis. Neurology 22: 268-271

NIH Consensus Development (1986) The utility of therapeutic plasmapheresis for neurological disorders. JAMA 256: 1333-1337

Noort van den S (1984) Therapeutic fads and quack care. Arch Neurol 40: 673-674

Noort van den S, Waksman BH (1981) Plasma exchange: aid to therapy of multiple sclerosis? Neurology 30: 1111

Norman JE, Kurtzke JF, Beebe GW (1983) Epidemiology of multiple sclerosis in United States veterans. II. Latitude, climate and the risk of multiple sclerosis. J Chron Dis 8: 551-559

Norrby E (1978) Viral antibodies in multiple sclerosis. Prog Med Virol 24: 1-39

Norusis MJ (1985) SPSSX - Advanced statistics guide. McGraw-Hill, New York

Noseworthy JH, Paty D, Wonnacott T, Feasby T, Ebers G (1983) Multiple sclerosis after age 50. Neurology 33: 1537-1544

Noseworthy JH, Buonanno F, Kistler JP, deWitt LD, Rosen B, New PFJ, Pykett LL, Brady TJ (1984) True three-dimensional quantitative nuclear magnetic resonance neuroimaging in multiple sclerosis. Neurology 34 Suppl 1: 135-136

Noseworthy JH, Paty DW, Ebers GC (1984) Neuroimaging in multiple sclerosis. Neurol Clin 2: 759-777

Noseworthy JH, O'Brien JT, Gilbert JJ, Karlik SJ (1986) Nuclear magnetic resonance changes in experimental allergic encephalomyelitis (EAE) precede clinical and pathological events. Can J Neur Sci 13: 162

Nussenblatt RB, Gunn HC, Ryffel B, Borel JF (1986) Experimental autoimmunity. Prog Allergy 38: 159-180

Nuwer MR, Myers LW, Ellison GW (1986) The initial diagnosis of multiple sclerosis. Ann Neurol 19: 414

Nyberg G, Eriksson O, Westberg NG (1981) Increased incidence of cervical atypia in women with systemic lupus erythematosus treated with chemotherapy. Arthritis Rheum 24: 648-650

Nyland H, Matre R, Mörk S, Bjerke J-R, Naess A (1982) T-lymphocyte subpopulations in multiple sclerosis lesions. N Engl J Med 307: 1643-1644

Nyland H, Mörk S, Matre R (1982) In-situ characterization of mononuclear cell infiltrates in lesions of multiple sclerosis. Neuropath Appl Neurol 8: 403-411

O'Brien PC, Fleming TR (1979) A multiple testing procedure for clinical trials. Biometrics 35: 549-556

Offner H, Jones R, Vandenbark AA (1988) Attenuated T-lymphocyte lines as vaccinating agents against experimental autoimmune encephalomyelitis. Ann NY Acad Sci 540:540-542.

Oger J, Antel J, Arnason BGW (1982) Effects of imuran therapy on in vitro immune function of MS patients. Ann Neurol 11:177-182

Oger J, Deugnier Y, Hinault P, Sabouraud O (1977) Experience of long term immunosuppressive therapy in multiple sclerosis. In: Delmotte P, Hommes OR, Gonsette R (eds) Immunosuppressive treatment in multiple sclerosis. European Press, Gent, p 100-112

Oger J, Roos R, Antel JP (1983) Immunology of multiple sclerosis. Neurol Clin 1: 655-679

Oger J, Kastrukoff L, O'Gorman M, Paty DW (1986) Progressive multiple sclerosis: Abnormal immune functions in vitro and aberrant correlation with enumeration of lymphocyte subpopulations. J Neuroimmunol 12:37-48.

Olitsky PK (1939) Viral effect produced by intestinal contents of normal mice and of those having spontaneous encephalomyelitis. Proc Soc Exp Biol Med 72: 434-437

Opelz G (1986) Multicenter impact of ciclosporin on cadaver kidney graft survival. Prog Allergy 38: 329-345

Oppenheimer DR (1978) The cervical cord in multiple sclerosis. Neuropathol Appl Neurobiol 4: 151-162

Ormerod IE (1986) Origin of abnormal magnetic resonance imaging signal in multiple sclerosis (letter). Lancet II: 338

Ormerod IEC, duBoulay EPGH, Callahan MM, Johnson G, Logsdail SJ, Moseley IS, Rudge P, Roberts RC, McDonald WI, Halliday AM, Kendall BE, Macmanus DG, Ron MA, Zilkha KJ (1984) NMR in multiple sclerosis and cerebral vascular disease. Lancet II: 1334-1335

Ormerod IEC, Bronstein A, Rudge P, Johnson G, MacManus D, Halliday AM, Barratt H, duBoulay EP, Kendal BE, Moseley IF et al. (1986) Magnetic resonance imaging in clinically isolated lesions of the brain stem. J Neurol Neurosurg Psychiatry 49: 737-743

Ormerod IEC, duBoulay GH, McDonald WI (1986) Imaging in multiple sclerosis. IN: McDonald WI, Silberberg DH (eds) Multiple sclerosis. Butterworths, London, p 11-36

Palestine AG, Nussenblatt RB, Chou C-C (1984) Side effects of systemic cyclosporine in patients not undergoing transplantation. Am J Med 77: 652-656

Palestine AG, Nussenblatt RB, Chou C-C (1985) Cyclosporine penetration into the anterior chamber and cerebrospinal fluid. Am J Opthalmol 99: 210-211

Palo J, Duchesne J, Wikstroem J (1978) Malignant diseases among patients with multiple sclerosis. J Neurol 216: 217-222

Pandey JP, Goust J-M, Salier J-P, Fudenberg HH (1981) Immunoglobulin G heavy chain (Gm) allotypes in multiple sclerosis. J Clin Invest 67:1797-1800

Panelius M (1969) Studies on epidemiological, clinical and etiological aspects of multiple sclerosis. Acta Neurol Scand 45 Suppl. 39: 1-82

Panitch HS (1987) Systemic alpha-interferon in multiple sclerosis. Long-term patient follow-up. Arch Neurol 44: 61-63

Panitch HS, Hirsch RL, Haley AS, Johnson KP (1987) Exacerbations of multiple sclerosis in patients treated with gamma interferon. Lancet I: 893-895

Pasteur L (1885) Mèthode pour prèvenir la rage après morsure. Comptes rendus des sèances de l'acadèmie des sciences 101: 765-774

Paterson PY (1960) Transfer of allergic encephalomyelitis in rats by means of lymph node cells. J Exp Med 111: 119

Paterson PY (1976) Experimental autoimmune (allergic) encephalomyelitis: Induction, pathogenesis and suppression. In: Miescher PA, Mueller-Eberhard JJ (eds) Textbook of immunopathology, 2nd edition. Grune and Stratton, New York, p 179-213

Paty DW (1984) Double-blind trial of linoleic acid in multiple sclerosis. Arch Neurol 40: 693-694

Paty DW (1988) Magnetic resonance imaging in the assessment of disease activity in multiple sclerosis. Can J Neurol Sci 15:266-272

Paty DW (1989) Biologic vs clinical MS (letters). Neurology 39:151-153

Paty DW, Davis FA (1983) Patient selection and criteria. Arch Neurol 40: 701

Paty DW, Isaac CD, Grochowski E et al. (1986) Magnetic resonance imaging (MRI) in multiple sclerosis (MS): a serial study in relapsing and remitting patients with quantitative measurements of lesion size. Neurology 36 Suppl. I: 177

Paty DW, Palmer DW, Bergstrom M et al. (1986) Magnetic resonance imaging (MRI) in multiple sclerosis (MS): quantitative changes in the size of lesions over 6 months in the placebo limb of a therapeutic trial. Can J Neurol Sci 13: 168

Paty DW, Oger JJf, Kastrukoff LF, Hashimoto SA, Hooge JP, Eisen AA, Eisen KA, Purves SJ, Low MD, Brandejs V, Robertson WD, Li DKB (1988) MRI in the diagnosis of MS: A prospective study with comparison of clinical evaluation, OB and CT. Neurology 38:180-5

Patzold U (1985) Multiple Sklerose: Verlauf und Therapie. Ergebnisse einer prospektiven Untersuchung. Thieme, Stuttgart New York

Patzold U, Pocklington P (1980) Azathioprine in multiple sclerosis - a 3 year controlled study of its effectiveness. J Neurol 223: 97-117

Patzold U, Pocklington P (1982) Course of multiple sclerosis. First results of a prospective study carried out of 102 MS patients from 1976-1980. Acta Neurol Scand 65: 248-266

Patzold U, Weinrich W (1975) Vorschlag einer neurologischen Befunddokumentation mittels Markierungsbeleg. Nervenarzt 46: 550-556

Patzold U, Haller P, Haas J, Pocklington P, Deicher H (1978) Therapie der multiplen Sklerose mit Levamisol und Azathioprin. Vergleich der Wirksamkeit einer "immunstimulierenden" und "immunsuppressiven" Behandlung. Nervenarzt 49: 285-294

Patzold U, Hecker H, Pocklington P (1982) Azathioprine in treatment of multiple sclerosis. Final results of a 41/2-year controlled study of its effectiveness covering 115 patients. J Neurol Sci 54: 377-394

Pedersen E (1965) A rating system for neurological impairment in multiple sclerosis. Acta Neurol Scand 41 Suppl. 13: 557-558

Pedersen-Bjergaard J, Ersboll J, Sorensen HM, Keiding N, Larsen SO, Philip P, Larsen MS (1985) Risk of acute nonlymphocytic leukemia and preleukemia in patients treated with cyclophosphamide for non-Hodgkin's lymphomas. Ann Intern Med 103: 195-200

Penn I (1982) The occurrence of cancer in immune deficiencies. Curr Probl Cancer 6: 1-64

Penn I (1986) The occurrence of malignant tumors in immunosuppressed states. Prog Allergy 37:259-300

Penn I (1987) Cancer following cyclosporine therapy. Transplant 43: 32-35

Percy AK, Nobrega FT, Okazaki H, Glattre E, Kurland LT (1971) Multiple sclerosis in Rochester, Minn. Arch Neurol 25: 105-111

Pèrier O, Grègoire A (1965) Electron microscopic features of multiple sclerosis lesions. Brain 88: 937-952

Petcher TJ, Weber HP, Ruegger A (1976) Crystal and molecular structure of an iododerivative of the cyclic undecapeptide cyclosporine A. Helvetia Chimica Acta 59: 1480-1488

Peters G (1958) Multiple Sklerose. In: Lubarsch O, Henke F, Roessle R (eds) Handbuch der speziellen pathologischen Anatomie und Histologie Band 13,2A. Springer, Berlin, p 525-602

Peto R, Pike MC, Armitage P, Breslow NE, Cox DR, Howard SV, Mantel N, McPherson K, Peto J, Smith PG (1976) Design and analysis of randomized clinical trials requiring prolonged observation of each patient. Part I. Br J Cancer 34: 585-612

Peto R, Pike MC, Armitage P, Breslow NE, Cox DR, Howard SV, Mantel N, McPherson K, Peto J, Smith PG (1977) Design and analysis of randomized clinical trials requiring prolonged observation of each patient. Part II. Br J Cancer 35: 1-39

Pette M, Fujita K, Kitze B, Whitaker JN, Kappos L, Rohrbach E, Heun R, Wekerle H (1989) Cytotoxic CD4+ human MBP specific T lymphocyte lines isolated from MS patients and healthy donors. Neurology 39, Suppl 3,1

Phadke JG (1987) Survival pattern and cause of death in patients with multiple sclerosis: results from an epidemiological survey in north east Scotland. J Neurol Neurosurg Psychiat 50: 523-531

Phadke JG, Best PV (1983) Atypical and clinically silent multiple sclerosis: a report of 12 cases discovered unexpectedly at necropsy. J Neurol Neurosurg Psychiat 46: 414-420

Pichler WJ, Emmendörffer A, Peter HH, Deicher HRG, Fontana A, Weck de AL (1985) Analyse von T-Zell-Subpopulationen. Pathophysiologisches Konzept und Bedeutung für die Klinik. Schweiz med Wschr 115:534-550

Poeck K, Markus P (1964) Gibt es eine gutartige Verlaufsform der Multiplen Sklerose? Münch Med Wschr 106: 2190-2197

Porterfield JS (1977) Multiple sclerosis. Brit Med Bull 33: 1-86

Poser CM (1984) The diagnosis of multiple sclerosis. Thieme-Stratton, New York

Poser CM (1985) MRI and CT scan in multiple sclerosis (letter). JAMA 253: 3250

Poser CM, Paty DW, Scheinberg L, McDonald WJ, Davis FA, Ebers GC, Johnson KP, Sibley WA, Silberberg DH, Tourtellotte WW (1983) New diagnostic criteria for multiple sclerosis: guidelines for research protocols. Ann Neurol 13: 227-231

Poser CM, Kleefield J, O'Reilly GV, Jolesz F (1987) Neuroimaging and the lesion of multiple sclerosis. AJNR 8: 549-552

Poser CM, Hibberd PL, Benedikz J, Gudmundsson G (1988) Analysis of the "epidemic" of multiple sclerosis in the Faroe Islands. Neuroepidemiology 7:168-180

Poser S (1978) Multiple sclerosis: An analysis of 812 cases by means of electronic data processing. Springer, Berlin Heidelberg New York

Poser S (1982) Die Prognose der Multiplen Sklerose. Akt Neurol 9: 165-169

Poser S, Ritter G (1980) Multiple Sklerose in Forschung und Praxis. Schattauer, Stuttgart New York

Poser S, Wikström J, Bauer HJ (1981) Multiple Sklerose und verwandte Krankheiten. In: Hopf HC, Poeck K, Schliack H (Hrsg) Neurologie in Praxis und Klinik, Bd. II. Thieme, Stuttgart, p 5.1-5.31

Poser S, Bauer HJ, Poser W (1982) Prognosis of multiple sclerosis. Results from an epidemiological area in Germany. Acta Neurol Scand 65: 347-354

Poser S, Poser W, Schlaf G, Firnhaber W, Lauer K, Wolter M, Evers P (1986) Prognostic indicators in multiple sclerosis. Acta Neurol Scand 74: 387-392

Potvin AR, Tourtellotte WW (1976) The neurological examination: advancements in its quantification. Arch Phys Med Rehabil 56: 425-437

Potvin AR, Tourtellotte WW (1985) Quantitative examination of neurologic functions Vol. I and II. CRC Press, Boca Raton, Florida

Potvin AR, Tourtellotte WW, Dailey JS, Albers JW, Walker JE, Pew RW, Henderson WG, Snyder DN (1972) Simulated activities of daily living examination. Arch Phys Med Rehabil 53: 476-486

Powell HC, Lampert PW (1983) Pathology of multiple sclerosis. Neurol Clin 1: 631-644

Prior P (1985) Cancer and rheumatoid arthritis: epidemiologic considerations. Am J Med 78: 15-21

Puri ML, Sen PK (1971) Nonparametric methods in multivariate analysis. John Wiley, New York

Pykett IL, Buonano FS, Brady TJ (1983) Measurement of spin-lattice relaxation times in nuclear resonance imaging. Phys Med Biol 28: 723-729

Qin Y, Sun D, Goto M, Meyermann R, Wekerle H (1989) Resistance to experimental autoimmune encephalomyelitis induced by tolerization to MBP: Clonal elimination vs. regulation of autoaggressive lymphocytes. Eur J Immunol 19:(in press)

Quesniaux V, Tees R, Schreier MH, Maurer G, van Regenmortel MHV (1987) Potential of monoclonal antibodies to improve therapeutic monitoring of cyclosporine. Clin Chem 33: 32-37

Rabins PV, Brooks BR, O'Donnell P, Pearlson GD, Moberg P, Jubelt B, Coyle P, Dalos N, Folstein MF (1986) Structural brain correlates of emotional disorder in multiple sclerosis. Brain 109: 585-597

Raine CS (1985) Experimental allergic encephalomyelitis and experimental allergic neuritis. In: Koetsier JC (ed) Handbook of clinical neurology, Vol. 47: Demyelinating diseases. Elsevier, Amsterdam, p 429-466

Raine CS, Traugott U (1983) Chronic relapsing EAE-ultrastructure of the central nervous system of animals treated with combinations of myelin compounds. Labor Invest 48: 275-284

Raine CS, Traugott U, Stone SH (1978) Suppression of chronic allergic encephalomyelitis: Relevance to multiple sclerosis. Science 201: 445-448

Rao SM, Leo GJ, Haughton VM, St.Aubin-Faubert P, Bernardin L (1989) Correlation of magnetic resonance imaging with neuropsychological testing in multiple sclerosis. Neurology 39:161-166

Raymond CA (1986) MS prevalence-genes vs geography. JAMA 256:810-815

Reder AT, Arnason BGW (1985) Immunology of multiple sclerosis. In: Koetsier JC (ed) Handbook of clinical neurology Vol. 47: Demyelinating diseases. Elsevier, Amsterdam, p 337-395

Reder AT, Antel JP, Arnason BGW (1984) T regulator cell surface antigens in multiple sclerosis. Ann NY Acad Sci 436:247-253

Reese L, Carr TJ, Nicholson RL, Lepp EK (1986) Magnetic resonance imaging for detecting lesions of multiple sclerosis: comparison with computed tomography and clinical assessment. Can Med Assoc J 135: 639-643

Reiber H, Suckling AJ (1986) Cyclosporin A treatment of experimental allergic encephalomyelitis: changes in immunological regulation and blood-CSF barrier function. J Neuroimmunol 12:121-130

Reimer RR, Hoover R, Fraumeris JF, Young RC (1977) Acute leukemia after alkylating-agent therapy of ovarian cancer. N Engl J Med 297: 177-182

Reinherz EL, Weiner HL, Hauser SL, Cohen JA, Distaso JA, Schlossman SF (1980) Loss of suppressor T cells in active multiple sclerosis: Analysis with monoclonal antibodies. N Engl J Med 303: 125-129

Reitz BA, Wallwork JL, Hunt SA et al (1982) Heart-lung transplantation: successful therapy for patients with pulmonary vascular disease. N Engl J Med 306:557-564

Resch J (1982) Die multiple Sklerose als Mortalitätsdiagnose in der Bundesrepublik Deutschland. Fortschr Neurol Psychiatr 50: 52-63

Reuther P, Wiebecke D, Rohkamm R, Mertens HG (1983) Plasmaaustausch-Behandlung bei neurologischen Krankheiten. Nervenarzt 54: 167-170

Rice GP, Sipe JC, Braheny SL, Knobler RL, Finney DA, Oldstone MBA (1984) The failure of monoclonal antibody-defined lymphocyte subsets to monitor disease activity in patients with multiple sclerosis. Ann NY Acad Sci 436: 271-280

Rice GP, Woelfel EL, Talbot PJ, Braheny SL, Sipe JC, Knobler RL, Merigan TC, Oldstone MB (1985) Immunological complications in multiple sclerosis patients receiving interferon. Ann Neurol 18: 439-442

Rice GP, Weinshenker BG, Bass B, Ebers GC (1988) Adverse effects of orthoclone OKT3 in progressive MS: a preliminary trial. J Neurol 235(Suppl) S42

Rich RR, ElMasry MN, Fox EJ(1986) Human suppressor Tcells: induction, differentiation and regulatory functions. Hum Immunol 17:369-387.

Richert JR, Reuben-Burnside CA, Deibler GE, Kies MW (1988) Peptide specificities of myelin basic protein-reactive human T-cell clones. Neurology 38:739-742.

Ried M, Gibbons S, Kwok D, van Buren CT, Flechner S, Kahan BD (1983) Cyclosporine levels in human tissues of patients treated for one week to one year. Transpl Proc 15 (Suppl 4,1): 2424-2427

Rinck PA, Bieler EU, Meves M, Schuetz HJ, Hornig CR, Pfannenstiel P (1985) Einsatz von langen Spinechosequenzen zur Darstellung demyelinisierender Erkrankungen. RÖFO 142: 42

Rinck PA, Petersen SB, Muller RN (1986) Magnetresonanz-Imaging und -Spektroskopie in der Medizin. Thieme, Stuttgart, New York

Riser M, Gèraud J, Rascol A, Benazet AM, Segria MG (1971) L'evolution de la sclèrose en plaques (ètude de 203 observations suivies an-del de 10 ans). Rev Neurol 124: 479-484

Ritchie AWS, Oswald I, Micklem HS (1983) Circadian variation of lymphocyte subsets identified by monoclonal antibodies. Br med J 286:1713-1715.

Ritter G, Poser S (1982) Epidemiologie der Multiplen Sklerose. Akt Neurol 9: 161-164

Rivers TM, Sprunt DH, Berry GP (1933) Observations on attempts to produce acute disseminated encephalomyelitis in monkeys. J Exp Med 58: 39-53

Robinson WT, Schran HF, Barry EP (1983) Methods to measure cyclosporine levels, high-pressure liquid chromatography, radioimmunoassay and correlation. Transplant Proc 15 (4,Suppl 1/2): 2403-2408

Rodeck U, Kuwert E, Scharafinski HW, Lehmann HJ (1985) T lymphocyte populations in multiple sclerosis. Eur Arch Psychiatry Neurol Sci 235:119-121

Rogers AJ, Kahan BD (1984) Mechanisms of action and clinical application of cyclosporine in organ transplantation. Clin Immunol All 4: 217-258

Roitt IM, Brostoff J, Male DK (1985) Immunology. Mosby, St. Louis Toronto

Romberg ME (1840) Lehrbuch der Nervenkrankheiten des Menschen. Alexander Duncker, Berlin

Rose AS, Kuzma JW, Kurtzke JF, Sibley WA, Tourtellotte WW (1968) Cooperative study in the evaluation of therapy in multiple sclerosis; ACTH vs placebo in acute exacerbations. Neurology 18 (6 Pt 2): 1-10

Rose AS, Kuzma JW, Kurtzke JF, Namerow NS, Sibley WA, Tourtellotte WW et al(1970) Cooperative study in the evaluation of therapy in multiple sclerosis: ACTH vs placebo. Final report. Neurology 20 (5 Pt 2): 1-59

Rose J, Klein H, Greenstein J, McFarlin D, Gerber L,McFarland H (1984) Lymphocytapheresis in chronic progressive multiple sclerosis: results of a preliminary trial (letter). Ann Neurol 14: 593-594

Rose LM, Ginsberg AH, Rothstein TL, Ledbetter JA, Clark EA (1985) Selective loss of a subset of T helper cells in active MS. PNAS USA 82:7389-7393

Rose LM, Ledbetter JA, Ginsberg AH, Clark EA, Rothstein TL (1987) Suppressor-inducer T cells in MS. N Engl J Med 317:118-119

Rosen JA (1979) Prolonged azathioprine treatment on non-remitting multiple sclerosis. J Neurol Neurosurg Psychiatry 42: 338-344

Rosen JA (1980) Further observations on the effect of azathioprine on chronic nonremitting multiple sclerosis. Trans Am Neurol Assoc 103: 209-212

Rosenthal E (1986) Azathioprine shock. Postgr Med J 62: 677-678

Rothfelder U, Neu I, Pelka R (1982) Therapie der Multiplen Sklerose mit Immunglobulin G. MMW 124: 74-78

Rudge P (1985) The use of cyclosporine (CyA) in multiple sclerosis - trial design and tolerance. In: Schindler R (ed) Cyclosporine in autoimmune diseases. Springer, Berlin Heidelberg New York Tokyo, p 83-87

Rudge P, Koetsier JC, Mertin J, Mispelblom Beyer JO, van Walbeek HK, Clifford Jones R, Timonen P (1989) Randomised double blind controlled trial of cyclosporin in multiple sclerosis. J Neurol Neuros Psychiatr 52:559-565.

Rudick RA, Jacobs L, Kinkel PR, Kinkel WR (1986) Isolated idiopathic optic neuritis. Analysis of free k-light chains in cerebrospinal fluid and correlation with nuclear magnetic resonance findings. Arch Neurol 43: 456-458

Rumbach L, Caires MC, Warter JM, Collard M et al. (1985) Contribution a l'etude de l'imagerie par resonance magnetique nucleaire du proton dans la sclerose en plaques. Apport d'une sequence spin echo multiples. Rev Neurol (Paris) 141: 583-586

Runge VM, Price AC, Kirshner HS, Allen JH, Partain CL, James AE Jr (1984) Magnetic resonance imaging of multiple sclerosis: a study of pulse-technique efficacy. AJR 143: 1015-1026

Runge VM, Claussen C, Felix R, James AE (1986) Contrast agents in magnetic resonance imaging. Excerpta Medica, Amsterdam

Ruutiainen J, Panelius M, Cantell K (1983) Toxic effects of interferon administered intrathecally. Br Med J (Clin Res) 286: 940

Saariskoski S, Seppälä M (1973) Immunosuppression during pregnancy: Transmission of azathioprine and its metabolites from the mother to the fetus. Am J Obstet Gynecol 115: 1100-1106

Sabouraud O, Oger J, Darcel F, Madigand M, Merienne M (1984) Immunosuppression au long cours dans la sclèrose en plaques: evaluation des traitements commences avant 1972. Rev Neurol (Paris) 140: 125-130

Sadovnick Ad, Macleod PMJ (1981) The familial nature of multiple sclerosis: empiric recurrence risks for first, second- and third-degree relatives of patients. Neurology 31:1039-1041

Saellstroem TC (1942) Das Vorkommen und die Verbreitung der multiplen Sklerose in Schweden. Acta med Scand Suppl. 137

Salk J et al. (1980) Myelin basic protein studies in experimental allergic encephalomyelitis and multiple sclerosis. In: Davison AN, Cuzner MC (eds) The suppression of experimental allergic encephalomyelitis and multiple sclerosis. Academic Press, London

Salmi A, Reunanen M, Ilonen J, Panelius M (1983) Intrathecal antibody synthesis to virus antigens in multiple sclerosis. Clin Exp Immunol 52: 241

Samra Y, Hertz M, Lindner A (1985) Urinary bladder tumors following cyclophosphamide therapy: a report of two cases with a review of the literature. Med Pediatr Oncol 13: 86-91

Sanders ME, Makgola MW, Shaw SW (1988) Human naive and memory T cells: Reinterpretation of helper-inducer and supprssor-inducer subsets.

Santoli D, DeFreitas EC, Sandberg-Wollheim M, Francis MK, Koprowski H (1984) Phenotypic and functional characterization of T cell clones derived from the CSF of MS patients. J Immunol 132: 2386-2392

Sauter A, Rudin M (1986) Calcium antagonists reduce the extent of infarction in rat middle cerebral artery occlusion model as determined by quantitative magnetic resonance imaging. Stroke 17: 1228-1234

Schapiro RT, Noort van den S, Scheinberg L (1984) The current management of multiple sclerosis. Ann NY Acad Sci 436: 425-434

Scheinberg LC, Van den Noort S (1986) Editorial on multiple sclerosis treatments. Neurology 36: 703-704

Schleselman JJ (1982) Case-control studies. Design, conduct, analysis. Oxford University Press, New York Oxford

Schlesinger H (1909) Zur Frage der akuten multiplen Sklerose und der Encephalomyelitis disseminata im Kindesalter. Arch Neurol Inst Wien 17: 410-432

Schluesener HJ, Sobel RA, Linington C, Weiner HL (1987) A monoclonal antibody against a myelin oligodendrocyte glycoprotein induces relapses and demyelination in central nervous system autoimmune disease. J Immunol 139:4016-4021

Schmähl D, Habs M, Lorenz M, Wagner I (1982) Occurrence of second tumors in man after anticancer drug treatment. Canc Tr Rev 9: 167-194

Schmitz-Schumann M (1986) Interim report of clinical studies presented at the international symposium on ciclosporin in auto-immune disease. Prog Allergy 38: 436-446

Schneck SA, Penn I (1971) De-novo brain tumours in renal transplant recipients. Lancet I: 983-986

Schneider B (1986) Kontrollierte Arzneimittel Studien in Klinik und Praxis. In: Kleinsorge H (ed) Kontrollierte Arzneimittelstudien und ihre Alternativen. Gustav Fischer, Stuttgart, p 7-27

Schoenberg H (1983) Bladder and sexual dysfunction in multiple sclerosis. Neurol Clin 1: 601-614

Schoerner W, Koehler D, Baum K, Girke W, Weiss T, Felix R (1985) Das Erscheinungsbild der multiplen Sklerose im magnetischen Resonanztomogramm. RÖFO 142: 487-494

Schorr J, Roström B, Link H (1981) Antibodies to viral and nonviral antigens in subacute sclerosing panencephalitis and multiple sclerosis demonstrated by thin-layer polyacrylamide gel isoelectric focusing, antigen immunofixation. J Neurol Sci 49: 99-108

Schröder R, Zander H, Andreas A Mauff G (1983) Multiple sclerosis: immunogenetic analyses of sib-pair double case families. II Studies on the association of multiple sclerosis with C2, C4, Bf,C3,C6 and GLO polymorphisms. Immunobiol 164:160-170

Schuller E, Govaerts A (1987) First results of immunotherapy with immunoglobulin G in multiple sclerosis patients. Eur Neurol 22: 205-212

Schumacher GA, Beebe G, Kibler RF, Kurland LT et al. (1965) Problems of experimental trials of therapy in multiple sclerosis: report by the panel on the evaluation of experimental trials of therapy in multiple sclerosis. Ann NY Acad Sci: 552-568

Schwartz M, Creasey H, Grady CL, DeLeo JM, Frederickson HA, Cutler NR, Rapoport SJ (1985) Computed tomographic analysis of brain morphometrics in 30 healthy men, aged 21 to 81 years. Ann Neurol 17: 146-157

Schwartz RS (1984) Twenty-five years of immunosuppression. Springer Semin Immunopathol 7: 3-7

Scotti G, Scialfa G, Biondi A, Landoni L, Caputo D, Cazzullo CL (1986) Magnetic resonance in multiple sclerosis. Neuroradiology 28: 319-323

Sears ES (1984) Plasmapheresis in MS (letter). Neurology 34: 400

Selbmann HK (1984) Statistische Auswertungsverfahren in der klinisch-therapeutischen Forschung. In: Kuemmerle H-P (ed) Methoden der klinischen Pharmakologie, 4. Aufl. Urban und Schwarzenberg, München, p III-1.2.2

Sheldon JJ, Siddharthan R, Tobias J, Sheremata WA, Soila K, Viamonte M Jr (1985) MR imaging of multiple sclerosis: comparison with clinical and CT examinations in 74 patients. AJR 145: 957-964
Shen S, Weir M, Dagher F et al (1986) Effect of cyclosporine on total lymphocyte and T-cell counts in renal-transplant recipients. N Engl J Med 314:447-448
Sheremata W, Brown SB, Curless RR et al. (1981) Childhood multiple sclerosis: A report of 12 cases. Ann Neurol 10: 304-311
Shisnant JK, Pelkey J (1982) Rheumatoid arthritis: treatment with azathioprine (IMURAN (R)). Clinical side-effects and laboratory abnormalities. Ann Rheum Dis 41 Suppl 1: 44-47
Shokri-Tabibzadeh S, Koss LG, Molnar J, Romney S (1981) Association of human papilloma virus with neoplastic processes in the genital tract of four women with impaired immunity. Gynecol Oncol 12: 129-140
Sibley WA (1970) Drug treatment in multiple sclerosis. In: Vinken PJ, Bruyn CW (eds) Handbook of Clinical Neurology Vol. 9. Elsevier, Amsterdam, Oxford, p 383-407
Sibley WA (1988) Therapeutic claims in multiple sclerosis. New York, Demos
Sibley WA, Heustis DW, Griffith MM (1979) Leukapheresis in multiple sclerosis. Neurol Neurocir psiquiatr 18: 521-525
Sibley WA, Bamford CR, Clark K (1985) Clinical viral infections and multiple sclerosis. Lancet 1: 1313-1315
Sigurdsson B, Palsson PA, Grimsson H (1957) Visna. A demyelinating transmissible disease of sheep. J Neuropathol Exp Neurol 16: 389-403
Silberberg DH (1986) Pathogenesis of demyelination. In: McDonald WI, Silberberg DH (eds) Multiple Sclerosis. Butterworths, London, p 99-111
Silberberg DH (1988) Azathioprine in multiple sclerosis: the cons. Neurology 38(suppl 2) 24-27
Silberberg DH, Lisak R, Zweiman B (1973) Multiple sclerosis unaffected by azathioprine in pilot study. Arch Neurol 28: 210-212
Simon JH, Holtas SL, Schiffer RB, Rudick RA, Herndon RM, Kido DK, Utz R (1986) Corpus callosum and subcallosal-periventricular lesions in multiple sclerosis: detection with MR. Radiology 160: 363-367
Singer RB, Levinson L (1976) Medical risks: patterns of mortality and survival. Lexington Books, Lexington, Massachusetts Toronto
Sipe JC, Knobler RL, Braheny SL, Rice GPA, Panitch HS, Oldstone MBA (1984) A neurologic rating scale (NRS) for use in multiple sclerosis. Neurology 34:1368-1372
Slater RJ (1983) Scoring techniques and problems in the evaluation of change in patients. Arch Neurol 40: 675-677
Slater RJ, Raun NE (1984) Symposium on a minimal record of disability for multiple sclerosis. Acta Neurol Scand 70 Suppl. 101: 1-217
Smith RC, Baumgartner R, Calderon M (1987) Magnetic resonance imaging studies of the brains of schizophrenic patients. Psychiat Res 20: 33-46
Snedecor GW, Cochran WG (1980) Statistical methods, 7th ed. Iowa State University Press, Ames Iowa

Sobel RA, Hafler DA, Castro EE, Morimoto C, Weiner HL (1988) Immunohistochemical analysis of suppressor-inducer and helper-inducer T cells in MS brain tissue. Ann NY Acad Sci 540:306-308.

Spaar FW, Wikstroem J (1978) Multiple sclerosis and malignant neoplasms in the central nervous system: a clinical anatomical report of three cases. J Neurol 218: 23-33

Spielman Rs, Nathanson N (1982) The genetics of susceptibility to multiple sclerosis. Epidemiol Rv 4:45-65

Spina CA (1984) Azathioprine as an immune modulating drug: clinical applications. Clin Imm All 4: 415-446

Starzl TE, Iwatsuki S, Thiel van DH et al (1982) Evolution of liver transplantation. Hepatology 2:614-636

Starzl TE, Nalesnik MA, Porter KA (1984) Reversibility of lymphoma and lymphoproliferative lesions developing under cyclosporin-steroid therapy. Lancet 1: 583-587

Starzl TE, Iwatsuki S, Shaw BW, Gordon Rd, Esquivel C (1986) Liver transplantation in the ciclosporin era. Prog Allergy 38:366-394

Statistisches Amt des Saarlandes (1985) Krebsregister des Saarlandes 1972 - 1983

Staugaitis SM, Shapshak P, Myers LW, Ellison GW, Tourtellotte WW, Lee M (1985) Azathioprine and steroids are not more effective in decreasing multiple sclerosis intra-blood-brain-barrier IgG synthesis than steroids alone. Ann Neurol 18: 356-357

Stazio A, Kurland LT, Ball LG et al. (1964) Multiple sclerosis in Winnipeg, Manitoba: Methodological considerations of epidemiologic survey. J Chron Dis 17: 415-438

Stefoski D, Schauf CL, McLeod BC, Haywood CP, Davis FA (1982) Plasmapheresis decreases neuroelectric blocking activity in multiple sclerosis. Neurology 32: 904-907

Stevens JC, Farlow MR, Edwards MK, Yu PL (1986) Magnetic resonance imaging. Clinical correlation in 64 patients with multiple sclerosis. Arch Neurol 43: 1145-1148

Stewart GJ, Kirk RL (1983) The genetics of multiple sclerosis: The HLA system and other genetic markers. In: Hallpike JF et al(eds) Multiple sclerosis. London, Chapman and Hall pp97-128

Stewart GJ, Basten A, Kirk RL (1979) Strong linkage disequilibrium between HLA-DW2 and BfS in multiple sclerosis and the normal population. Tissue Antigens 14: 86-97

Stewart JM, Houser OW, Baker HL, O'Brien PC, Rodriguez M (1987) Magnetic resonance imaging and clinical relationships in multiple sclerosis. Mayo Clin Proc 62: 174-184

Stewart WA, Hall LD, Berry K, Paty DW (1984) Correlation between NMR scan and brain slice data in multiple sclerosis. Lancet I:412

Stewart WA, Alvord EC, Hruby S, Hall LD, Paty DW (1985) Early detection of experimental allergic encephalomyelitis by magnetic resonance imaging (letter) Lancet II: 898

Stone SH, Lerner EM (1965) Chronic disseminated allergic encephalomyelitis in guinea pigs. Ann NY Acad Sci 122:227-241

Suckling AJ, Baron PW, Reiber H (1986) Chronic relapsing allergic encephalomyelitis: cyclosporin A treatment of relapsing and remitting disease. J Clin Lab Immunol 21:173-176

Sumaya CV, Myers LW, Ellison GW, Ench Y (1985) Increased prevalence and titer of Epstein-Barr virus antibodies in patients with multiple sclerosis. Ann Neurol 17: 371-377

Summer K (1983) Plasmapherese- und Lymphozytopheresebehandlung bei multipler Sklerose. In: Schnaberth G, Pateisky K (eds) Fortschritte der klinischen Neurologie. Thieme, Stuttgart, p 190-199

Sun D, Ben-Nun A, Wekerle H (1988) Regulatory circuits in autoimmunity: Recruitement of counterregulatory CD8+ T cells by encephalitogenic CD4+ T line cells.

Sun D, Qin Y, Chluba J, Epplen J Wekerle H (1988) Suppression of experimentally induced autoimmune encephalomyelitis by cytolytic T-T cell interactions. Nature 332:843-845.

Swinburn WR, Liversedge LA (1973) Azathioprine in multiple sclerosis. J Neurol Neurosurg Psychiat 36: 124-126

Symons MJ, Taulbee JD (1984) Statistical evaluation of the risk of cancer mortality among industrial populations. In: Cornell RG (ed) Statistical methods for cancer studies. Dekker, Basel, p 25-90

Tabira T (1988) Autoimmune demyelination in the central nervous system. Ann NY Acad Sci 540:187-201.

Takeuchi T, Schlossman SF, Morimoto C (1988) Development of an antigen-specific CD8 suppressor effector clone in man. J Immunol 141:3010-3015.

Tarone RE (1975) Tests for trend in life table analysis. Biometrika 62: 679-682

Theys P, Gosseye-Lissoir F, Ketelaer P, Carton H (1981) Short-term intensive cyclophosphamide treatment in multiple sclerosis. A retrospective controlled study. J Neurol 225: 119-133

Thies K, Kessler C, Biedert S, Löke S (1982) Plasma exchange in the treatment of multiple sclerosis. Immunobiol 162: 432

Thiru S, Calne RY, Nagington J (1981) Lymphomas in renal allograft patients treated with cyclosporin-A as one of the immunosuppressive agents. Transplant Proc 13: 359-364

Thomas Y, Rogovinski L, Iriguyen OH et al (1981) Functional analysis of human t-cell subsets determined by monoclonal antibodies. IV, Induction of suppressor cells with the OKT4 population. J exp Med 154:459-467

Thompson AJ, Hutchinson M, Martin EA, Mansfield M, Whelan A, Feighery C (1985) Suspected and clinically definite multiple sclerosis: the relationship between CSF immunoglobulins and clinical course. J Neurol Neurosurg Psychiatry 48: 989-994

Thompson AJ, Hutchinson M, Brazil J, Feighery C, Martin EA (1986) A clinical and laboratory study of benign multiple sclerosis. Q J Med 58: 69-80

Thompson CB, June CH, Sullivan UM, Thomas ED (1984) Association between cyclosporin neurotoxicity and hypomagnesaemia. Lancet II:1116-1120

Thygesen P (1953) The course of disseminated sclerosis: a closeup of 105 attacks. Rosenkilde and Bagger, Copenhagen

Tindall RSA, Walker JE, Ehle AC, Near L, Rollins J, Becker D (1982) Plasmapheresis in multiple sclerosis: prospective trial of pheresis and immunosuppression versus immunosuppression alone. Neurology 32: 739-743

Tournier-Lasserve E, Hashim GA, Bach MA (1988) Human T-cell response to MBP in MS patients and healthy subjects. J Neurol Sci 19:149-156

Tournier-Lasserve E, Jacque C, Fradelizi D. Bach M-A (1986) Anti-MBP autoreactive T lymphocytes in healthy subjects and MS patients. Ann NY Acad Sci 475:404-406.

Tourtellotte WW, Haerer AF (1965) Use of oral corticosteroids in the treatment of multiple sclerosis: A double-blind study. Arch Neurol 12: 536-545

Tourtellotte WW, Haerer AF, Simpson JF, Kuzma JW, Sikorski J (1965) Quantitative clinical neurological testing. Ann NY Acad Sci 122: 480-505

Tourtellotte WW, Potvin AR, Mendez M, Baumhefner RW, Potvin JH, Ma B, Syndulko K (1981) Failure of intravenous and intrathecal cytarabine to modify central nervous system IgG synthesis in multiple sclerosis. Ann Neurol 8: 402-408

Traugott U (1985) Characterization and distribution of lymphocyte subpopulations in multiple sclerosis plaques versus autoimmune demyelinating lesions. Springer Semin Immunopathol 8: 71-95

Traugott U, Lebon P (1988) Demonstration of alpha, beta and gamma onterferon in active chronic multiple sclerosis lesions. Ann NY Acad Sci 540: 309-311.

Traugott U, Raine CS (1985) Multiple sclerosis. Evidence for antigen presentation in situ by endothelial cells and astrocytes. J Neurol Sci 69: 365-370

Traugott U, Reinherz EL, Raine CS (1983) Multiple sclerosis: distribution of T-cell subsets within active chronic lesions. Science 219: 308-310

Troiano R, Cook SD, Dowling PC (1987) Steroid therapy in MS, point of view. Arch Neurol 44:803-807

Trotter JL, Garvey WF (1980) Prolonged effects of large-dose methylprednisolone infusion in multiple sclerosis. Neurology 30 (7 Pt 1): 702-708

Trotter JL, Rodey GE, Gebel HM (1982) Azathioprine decreases suppressor T-cells in patients with multiple sclerosis. N Engl J Med 306:365-366

Trotter JL, Clifford DB, Montgomery EB, Ferguson TB (1985) Thymectomy in multiple sclerosis: a 3-year follow-up. Neurology 35: 1049-1051

Trotter JL, Clifford DB, McInnis JE, Griffeth RC, Bruns UA, Perlmutter MS, Anderson CB, Collins KG, Banks G, Hicks BC (1989) Correlation of immunologic studies and disease progression in chronic progrssive multiple sclerosis. Ann Neurol 25:172-178.

Uhlenbrock D, Seidel D, Gehlen W, Beyer HK, Haan J,Dickmann E, Zeit T, Herbe E (1988) MR imaging in MS: Comparison with clinical, CSF, and visual evoked potential findings. AJNR 9:59-67

Urowitz MB, Smythe HA, Able T, Norman CS, Travis C (1982) Long-term effects of azathioprine in rheumatoid arthritis. Ann Rheum Dis 41 Suppl 1: 18-22

Valbonesi M, Garelli S, Mosconi L, Zerbi D, Forlani G (1982) Plasma exchange in the management of patients with multiple sclerosis: preliminary observations. Vox Sang 41: 68-73

Valentine JL, Yamanashi WS, Patil AA, Paulsen R, Hill DL, Lester PD, Filip OF (1986) Noninvasive tumor volume measurement using magnetic resonance (MR) imaging and an open sided saddle coil. Physiol Chem Phys Med NMR 18: 103-108

Varriale S, Bèraud E, Braudli D, Barbaria J, Golstein MM, Bernard D (1989) Regulation of EAE. Specificity of the 'recovery-associated' suppressor cells. J Neuroimmunol 22:31-40

Vartdal F, Vandvik B, Norrby E (1979) Viral and bacterial antibody responses in multiple sclerosis. Ann Neurol 8: 248-255

Vaughan JH (1985) Immune system in rheumatoid arthritis: possible implications in neoplasms. Am J Med 78: 6-11

Ventre JJ, Guillot M, Confavreux C, Evreux JC, Aimard G (1985) Les effects indesirables de l'azathioprine (imurel). A propos de 313 malades traites pour une sclerose en plaques. Revue de la litterature. Therapie 40: 195-202

Victor N, Dudeck J, Broszio EP (1981) Therapiestudien. Proceedings der 26. GMDS Jahrestagung. Reihe Medizinische Informatik und Statistik, Bd. 33. Springer, Berlin Heidelberg New York

Vollenweider A, Largiadèr F, Uhlschmid G et al (1982) Maligne Tumoren bei Nierentransplantatempfängern unter immunsuppressiver Therapie. Schweiz med Wschr 112: 102-111

Waksman BH (1984) Rationales of current therapies for multiple sclerosis. Arch Neurol 40: 671-672

Waksman BH (1985) Mechanisms in multiple sclerosis (news). Nature 318: 104-105

Waksman BH (1987) A multiple sclerosis therapy? Nature 328:664-665

Waksman BH (1988) Autoimmunity in demyelinating diseases. Ann NY Acad Sci 540:13-24.

Waksman BH (1989) Multiple sclerosis: relationship to a virus? Nature 337:599.

Waksman BH, Reingold SC (1986) Viral etiology of multiple sclerosis: where does the truth lie? Trends NeuroSci 9: 388-391

Walder BK, Robertson MR (1971) Skin cancer and immunosuppression. Lancet II: 1282-1283

Walker PG, Singer A, Dyson JL, Shah KV, To A, Coleman DV (1983) The prevalence of human papillomavirus antigen in patients cervical intraepithelial neoplasia. Br J Cancer 48: 99-101

Wanghe van P, Dequeker J (1982) Compliance and long-term effect of azathioprine in 65 rheumatoid arthritis cases. Ann Rheum Dis 41 Suppl 1: 40-43

Warren KG, Gordon PA, McPherson TA (1982) Plasma exchange of malignant multiple sclerosis. Can J Neurol Sci 9: 27-30

Wartburg A von, Traber R (1986) Chemistry of the natural cyclosporin metabolites. Prog Allergy 38: 28-45

Watanabe R, Wege H, ter Meulen V (1983) Adoptive transfer of EAE-like lesions from rats with coronavirus-induced demyelinating encephalomyelitis. Nature 305: 150-153

Weber WEJ, Buurman WA (1989) In vitro functional blocking of MBP-specific cytolytic human lymphocyte clones by immunosuppressive drugs and monoclonal antibodies. J Neuroimmunol 22:1-9.

Weber WEJ, Buurman WA, Vandermeeren MMBP, Medaer RHJ, Raus JCM (1987) Fine analysis of cytolytic and natural killer T lymphocytes in the CSF in MS and other neurological diseases. Neurology 37:419-425.

Weber WEJ, Buurman W, Jingwu Z, Does R (1988) Human MBP-specific cytotoxic T-lymphocyte clones are HLA class II restricted. Transpl Proc 20:320-321.

Wege H, Watanabe R, ter Meulen V (1984) Relapsing subacute demyelinating encephalomyelitis in rats during the course of coronavirus JHM infection. J Neuroimmunol 6: 325-336

Wegener M, Neuhausen P, Börsch G, Ricken D (1986) Bedeutung der Serumimmunglobuline für die Diagnose alkohol-induzierter Lebererkrankungen. DMW 11:1716-1720

Wehrli FW, Breger RK, MacFall JR, Daniels DL, Haughton VM, Charles HC, Williams AL (1985) Quantification of contrast in clinical MR brain imaging at high magnetic field. Invest Radiol 20: 360-369

Weihe W, Gowin W, Appel C, Maria G, Nieber D (1987) Zur diagnostischen Wertigkeit der magnetischen Resonanztomographie bei Encephalomyelitis disseminata. Nervenarzt 58: 158-164

Weiner HL (1987) COP I therapy for multiple sclerosis. NEJM 317: 442-444

Weiner HL, Dawson DM (1981) Plasmapheresis in multiple sclerosis: preliminary study. Neurology 30: 1029-1033

Weiner HL, Ebers GC (1984) Development of simple trial protocols. Arch Neurol 40: 700

Weiner HL, Ellison GW (1984) A working protocol to be used as a guideline for trials in multiple sclerosis. Arch Neurol 40: 704-710

Weiner HL, Hafler DA (1988) Immunotherapy of multiple sclerosis. Ann Neurol 23:211-222

Weiner HL, Dau P, Birnbaum G, Feldstein M, Khatri B, Petajan J, McQuillen MP (1984) Plasma exchange in acute multiple sclerosis. Design of a cooperative study. Arch Neurol 40: 691-692

Weiner HL, Hafler DA, Fallis RJ, Johnson D, Ault KA, Hauser SL (1984) T cell subsets in patients with multiple sclerosis: an overview.Ann NY Acad Sci 436:281-290

Weiner HL, Hauser SL, Hafler DA, Fallis RJ, Lehrich JP, Dawson DM (1984) The use of cyclophosphamide in the treatment of multiple sclerosis. Ann NY Acad Sci 436: 373-381

Weiner HL, Fallis RJ, Aoun M, Hafler DA (1986) Immunologic effects in progressive MS patients treated with anti-T11 and anti-T4 monoclonal antibodies. Neurology 36 Suppl.I: 284-285

Weinmann HJ, Laniado M, Mützel W (1984) Pharmacokinetics of GdDTPA/Dimeglumine after intravenous injection into healthy volunteers. Physiol Chem Physics Med NMR 16: 167-172

Weinshenker BG, Bass B, Rice GPA, Noseworthy J, Carriere W, Baskerville J, Ebers GC (1989) The natural history of MS: a geographically based study. I.Clinical course and disability; II.Predictive value of early clinical course. Brain 112:133-146;in press

Weiss W, Dambrosia JM (1984) Common problems in designing therapeutic trials in multiple sclerosis. Arch Neurol 40: 678-680

Weitkamp LR(1983) Multiple sclerosis susceptibility - interaction between sex and HLA. Arch Neurol 40:399-401

Wekerle H (1984) Immunospecific therapy of central nervous system autoaggression with an antigen-specific T cell line. In: Alvord EC, Kies MW, Suckling AJ (eds) Experimental allergic encephalomyelitis. Alan Liss, New York, p 435-441

Wekerle H (1988) Intercellular interactions in myelin-specific autoimmunity. J Neuroimm 20:211-216

Wekerle H, Fierz W (1985) T cell approach to demyelinating diseases. Springer Semin Immunopathol 8: 97-110

Wekerle H, Fierz W (1985) T lymphocyte autoimmunity in experimental autoimmune encephalomyelitis. Conc Immunopath 2: 102-127

Wekerle H, Linington C, Lassmann H, Meyermann R (1986) Cellular immune reactivity within the CNS. Trends in Neurosciences 9: 271-277

Welch AM, Holda JH, Swanborg RH (1980) Regulation of experimental allergic encephalomyelitis. II. Appearance of suppressor cells during the remission phase of the disease. J Immunol 125: 186-189

Weller RO (1985) Pathology of multiple sclerosis. In: Matthews WB et al (eds) McAlpine's multiple sclerosis. Ch. Livingstone, Edinburgh, London Melbourne New York, p 301-343

Whisnant JK, Pelkey J (1982) Rheumatoid arthritis: Treatment with azathioprine (Imuran). Clinical side-effects and laboratory abnormalities. Ann Rheum Dis 41 Suppl 1: 44-47

Whitacre CC, Mattson DH, Day EO, Peterson DJ, Paterson PY, Roos RP, Arnason BGW (1982) Oligoclonal IgG in rabbits with experimental allergic encephalomyelitis: Non-reactivity of the bands with sensitizing neural antigens. Neurochem Res 7: 1209-1221

White DJG (1982) Cyclosporin A - Proceedings of an international conference on cyclosporin A, Cambridge, September 1981. Elsevier, Amsterdam New York Oxford

Whitham RH, Bourdette DN, Offner H, Meshul CK, Vandenbark AA (1988) Suppressor cell regulation of chronic relapsing experimental allergic encephalomyelitis. Ann NY Acad Sci 540:530-536.

WHO (1981) Azathioprine. In: Evaluation of the carcinogenic risks to humans. Some antineoplastic and immunosuppressive agents. IARC monographs, Vol. 26, Lyon, p 47-78

Wickramasinghe SM, Dodsworth H, Rault RMJ, Hulme B (1974) Observations on the incidence and cause of macrocytosis in patients on azathioprine therapy following renal transplantation. Transplantation 18: 443-446

Wiesinger D, Borel JF (1979) Studies on the mechanism of action of cyclosporine A. Immunobiology 156: 454-463

Wiles CM, Clarke CR, Irwin HP, Edgar EF, Swan AV (1986) Hyperbaric oxygen in multiple sclerosis: A double blind trial. Br Med J (Clin Res) 292: 367-371

Willoughby EW, Paty DW (1988) Scales for rating impairment in multiple sclerosis: a critique. Neurology 38:1793-1798

Willoughby EW, Grochowski E, Li DKB, Oger J, Kastrukoff LF, Paty DW (1989) Serial magnetic resonance scanning in MS: A second prospective study in relapsing patients. Ann Neurol 25:43-49

Wilms H, Kirste G, Neumann-Häfelin D (1985) Häufigkeit und klinische Relevanz von CMV-Erkrankungen unter Cyclosporin im Gegensatz zur konventionellen Immunsuppression. Immun Infekt 13: 220-223

Wisniewski HM, Keith AB (1877) Chronic relapsing experimental allergic encephalomyelitis - an experimental model of multiple sclerosis. Ann Neurol 1:144-147

Witte AS, Cornblath OR, Schatz NJ, Lisak RP (1986) Monitoring azathioprine therapy in myasthenia gravis. Neurology 36: 1533-1534

Wonigeit K (1985) Pharmakokinetik von Ciclosporin A und Bedeutung der Blutspiegelmessung für die Therapie. Internist 26: 534-542

Wood AJ, Maurer G, Niederberger W, Beveridge T (1983) Cyclosporine: pharmacokinetics, metabolism and drug interactions. Transplant Proc 15(Suppl1):2409-2412

Wood J, Stell R, Unsworth I, Lance JW, Skuse N (1985) A double-blind trial of hyperbaric oxygen in the treatment of multiple sclerosis. Med J Aust 143: 238-240

Woodroofe MN, Bellamy AS, Feldmann M, Davison AN, Cuzner ML (1986) Immunocytochemical characterisation of the immune reaction in the central nervous system in multiple sclerosis. Possible role for microglia in lesion growth. J Neurol Sci 74: 135-152

Wynn DR, Lodd MB, Kurland LT, Rodriguez M (1987) Multiple sclerosis: A population-based investigation of the association with neoplastic disorders. Neurology 37 Suppl.1: 151

Young IR, Hall AS, Pallis CA (1981) Nuclear magnetic resonance imaging of the brain in multiple sclerosis. Lancet II: 1063-1066

Zaltzman M, Kallenbach J, Shapiro T, Lewis M, Fritz V, Reef H, Zwi S (1984) Life-threatening hypotension associated with azathioprine therapy. A case report. S Afr Med J 65: 306

Zeeberg IE (1986) Azathioprine assessment in progressive multiple sclerosis. Clinical aspects. In: Hommes OR (ed) MS research in Europe. Lancaster, MTP Press pp.61-70

Zeeberg IE, Heltbery A, Fog T (1985) Follow-up evaluation after at least two years' treatment with azathioprine in a double-blind trial. Eur Neurol 24: 433-441

Zeidler H, Langer H-E (1986) Editorial: Krebsrisiko der chronischen Polyarthritis und Therapie mit Immunsuppressiva. Akt Rheumatol 11: 137-139

Zimmerman HM, Netsky MG (1950) Pathology of multiple sclerosis. Ass Res nerv Dis Proc. 28:271-312 (zit. n. Lumsden 1970)

Zweiman B, Lisak RP (1986) Editorial: Lymphocyte phenotypes in the multiple sclerosis lesion - what do they mean? Ann Neurol 19: 588-589

Stichwortverzeichnis